ゴルフとからだ
健康科学へのApproach

編著者：平尾 磨樹／渡會 公治／只隈 伸也／栗山 哲／杉森 裕樹

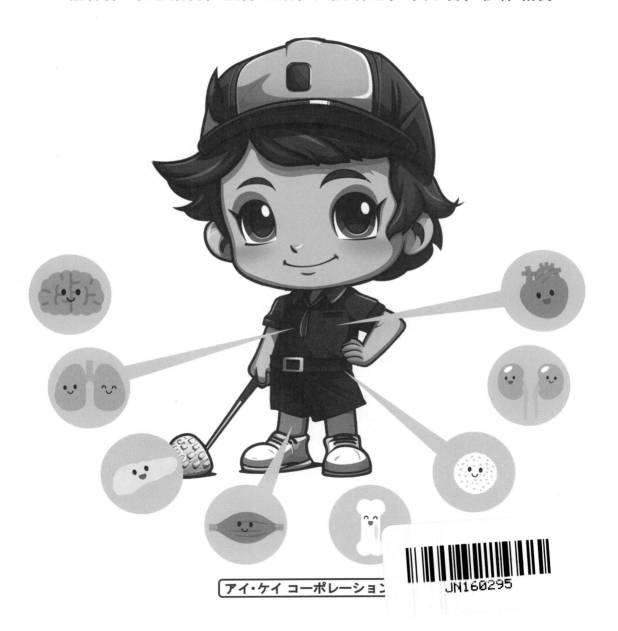

アイ・ケイ コーポレーション

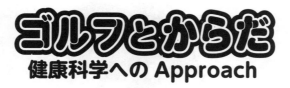

この本に関するアップデート情報は，右のQRコードから確認できます。

https://www.ik-publishing.co.jp/hondana/404/update_info/index.html

はしがき

　私は大学でスポーツ医学を教えているが，スナッグゴルフを取り入れたところ，学生からゴルフの楽しさに驚いたという感想が寄せられ，大きな手応えを感じた。ゴルフは，単なるスポーツの枠を超え，健康づくりや人生を豊かにする生涯スポーツとして大きな魅力がある。

　本書は，そのようなゴルフの魅力を科学的な視点で掘り下げ，「楽しみながら健康になる」ための具体的なヒントを多数紹介している。一般ゴルファー，学生，医療関連職，スポーツ医学・健康科学を専攻する方々など，幅広い読者を対象とし，ゴルフがもたらす健康増進と生涯スポーツとしての意義を多角的に解説することを目的とした。

　総論では，スポーツ医学・生理学の視点から健康とウェルビーイング，さらには身体的・心理的・社交的な面における運動の効用を紐解く。加えて，ゴルフならではのスイング動作や歩行，コースマネジメントなどを踏まえ，運動と脳・心・腎・免疫・血液・代謝・骨と関節・筋肉の生理学，および病態生理学について解説する。また，パフォーマンス向上のための筋力トレーニングの方法やスポーツ障害・外傷に対する理学療法的アプローチにも言及し，安全かつ効率的にゴルフを楽しむための基盤知識を示している。

　各論では，ゴルフに関連する身体部位と機能について解説する。下半身・体幹・上半身の筋肉の役割やバランス能力など，動きの根幹となる要素を取り上げ，さらにゴルフが血圧，心血管疾患，骨の健康などに及ぼす影響と健康増進効果をまとめている。けがの予防，心理的アプローチ，認知機能との関連についても詳説し，後半では障害者や高齢者を対象とした治療・リハビリテーションにゴルフを取り入れる事例を紹介する。また，ゴルフ場の現状と今後の展望など社会的課題にも触れたうえで，最後にスナッグゴルフやゴルフのためのピラティスなど新たな楽しみ方を提案し，Additional Information（追加情報）としてゴルフルールやマナー，ゴルフ場での行動規範，クラブの扱い・アドレス・スイングの基礎なども解説している。

　巻末にはワークシートを設け，読者が学習過程で得た新たな知見や抱いた疑問点を整理しながら読み進められるよう工夫している。また，本書全体に多数のQRコードを掲載し，スイング動作やエクササイズやルールおよびマナーに関する動画を随時参照できるよう配慮した。さらに，QRコードのリンク先には多くの文献情報を盛り込み，英文文献を中心にしつつも，日本語文献を組み合わせることで，多面的に学習できるようにした。総論で示されるゴルフの多面的な恩恵を理解し，各論の具体的な方法を活用することで，ゴルフを通じた心身の健康づくりをさらに深めていただきたい。本書が読者の学習と実践に寄与し，豊かなゴルフライフを築く一助となることを願っている。

　編著者らの知る限り，ゴルフ関連の書籍において，本書のように科学性・専門性・多様性・公平性を踏まえた解説書は，わが国では他に見当たらない。本書が多くの方々にとって健康生活の新たな一助となれば，望外の喜びである。

本書の編纂に当たり，次の皆様方には，多くのご意見並びに内容の取捨選択に多大なご尽力を賜ったことで，ゴルフの地平の広がりを大きくし，今後の展開に役立つものと確信し，ここに厚くお礼申し上げる。敬称・職責略，五十音順にて，具体的内容を含め，お名前を収載させていただいた。

- 入江亜衣　Additional Information 1のゴルフ動画モデル，静ヒルズカントリークラブ撮影許諾の取得
- 大久保衛　各論2章の執筆協力
- 大金高平　総論1章のゴルフ動画モデル
- 上原遥河　中扉の執筆協力
- 蕪木智子　大東文化大学スポーツ・健康科学部：総論2章，7章の執筆協力（栄養学）
- 庄司拓哉　大東文化大学スポーツ・健康科学部：各論1章の執筆協力（臨床生理学）
- 城野弓子　ゴルフへのいざない
- 谷山優太　各論1章アクシネット社（タイトリスト）の資料使用許諾の取得
- 長谷川晃士　各論3章の執筆協力
- 堀田竣斗　総論7章，9章，各論4章の筋力トレーニング等写真モデル
- 松田治子　日本障害者ゴルフ協会　代表理事：各論8章の執筆協力
- 松村茜弥　各論1章の執筆協力
- 三宅美知子　各論7章の執筆協力
- 山口真輝　各論3章の執筆協力
- 山中博史　日本ゴルフ協会 専務執行役員：総論1章 The R&A（スコットランド）の資料使用許諾取得，各論9章日本ゴルフサミット会議資料使用許諾取得，Additional Information 1日本ゴルフ協会のゴルフ規則およびR&A公式ゴルフ規則引用許諾取得
- 湯浅康弘　大東文化大学スポーツ・健康科学部：総論2章，9章，各論1章，2章，3章，4章，8章の執筆協力（スポーツ科学）
- 横山雅也　全日本ゴルフ練習場連盟　会長：総論7章執筆協力
- O. E.（元国体ゴルフ競技 埼玉県代表）：各論4章執筆協力，Additional Information 1ゴルフ規則画像制作

　最後に企画・編集にあたり，終始叱咤激励をいただいた株式会社アイ・ケイ コーポレーション森田富子社長，企画段階で多くのヒントをくださった小山久枝さん，最後まで根気強く進行に携わった編集部信太ユカリさんに心からお礼申し上げる。
ありがとうございました。

2025年4月30日　　　　　　　　　　　　　　　編著者を代表して　平尾磨樹

目　次

総論

1章　健康とウェルビーイング　　　　　　　　　　　　　　　　　　　　　杉森裕樹／平尾磨樹

SECTION 1　ウェルビーイングとは　　　　　　　　　　　　　　　　　　　　　　　　　　2
　（1）ウェルビーイング（Well-Being）の定義　2　　（2）ウェルビーイングを追求する一手段
　　　　　　　　　　　　　　　　　　　　　　　　　　としてのゴルフ　3

SECTION 2　ゴルフと健康／ウェルビーイング　　　　　　　　　　　　　　　　　　　　4
　（1）身体活動と健康／ウェルビーイング　4　　　（5）ゴルフ観戦（Spectating）の効果　8
　（2）ゴルフと健康／ウェルビーイング　5　　　　（6）ゴルフの社交性と健康／ウェルビー
　（3）ゴルフの身体的効果　6　　　　　　　　　　　　イング　6
　（4）ゴルフの心理的効果　6

SECTION 3　ゴルフと寿命　　　　　　　　　　　　　　　　　　　　　　　　　　　　　9

2章　運動の発現と骨格筋　　　　　　　　　　　　　　　　　　　　　　　　　　杉崎宏哉

SECTION 1　骨格筋収縮の仕組みとエネルギー供給機構　　　　　　　　　　　　　　　12
　（1）筋肉の構造と種類　12　　　　　　　　　　（2）骨格筋のエネルギー供給　14

SECTION 2　運動と筋線維タイプ　　　　　　　　　　　　　　　　　　　　　　　　　15
　（1）筋線維タイプと収縮特性　15　　　　　　　（2）筋線維タイプとスポーツ競技の特性　16

SECTION 3　筋収縮の様式と筋力　　　　　　　　　　　　　　　　　　　　　　　　　17
　（1）筋収縮の様式　17　　　　　　　　　　　　（3）筋力と筋肥大　19
　（2）収縮様式の特徴　18　　　　　　　　　　　（4）トレーニングの原理・原則　19

SECTION 4　身体組成の改善　　　　　　　　　　　　　　　　　　　　　　　　　　　20
　（1）減量期でのアプローチ　20　　　　　　　　（3）健康づくりのための身体活動・運動
　（2）トレーニングの頻度とボリューム　21　　　　　　ガイド 2023　23

3章　運動の持続と呼吸循環系　　　　　　　　　SECTION 1 三穂乙哉／SECTION 2, 3 東宏一郎

SECTION 1　運動と循環　　　　　　　　　　　　　　　　　　　　　　　　　　　　　24
　（1）心拍出量　24　　　　　　　　　　　　　　（3）運動時の循環応答に与えるその他の事項　27
　（2）血流再分配　26

SECTION 2　運動時の酸素摂取量の変化　　　　　　　　　　　　　　　　　　　　　　30
　（1）持久力とは　30　　　　　　　　　　　　　（3）運動時の呼気ガス分析による酸素
　（2）運動時のエネルギー供給機構　31　　　　　　　　摂取量測定，メッツとは　31

SECTION 3　呼気ガス分析から求められる持久力指標　　　　　　　　　　　　　　　　33
　（1）最大酸素摂取量　33　　　　　　　　　　　（4）ゴルフに持久力トレーニングは必要か　35
　（2）無酸素閾値　33　　　　　　　　　　　　　（5）まとめ　36
　（3）運動強度のその他の指標　35

4章　運動とホメオスタシス

SECTION 1, 2 栗山　哲／SECTION 3, 4, 5 小林大祐

SECTION 1　腎臓の役割と血圧　　38
(1) 腎臓の構造と役割　38
(2) 血圧調節系と高血圧の病態生理　39
(3) 慢性腎臓病（CKD）　40

SECTION 2　運動と腎臓・高血圧　　40
(1) 運動の腎機能に及ぼす影響　40
(2) 腎臓病の運動療法　41
(3) ゴルフと腎臓　42
(4) ゴルフで注意すべき腎関連合併症　43

SECTION 3　運動・スポーツと免疫機能　　44
(1) 免疫機能とは　44
(2) 運動と免疫細胞の関係　45
(3) 運動による免疫細胞の変化　46

SECTION 4　がん予防に向けた身体活動と免疫機能　　48

SECTION 5　免疫機能に対する運動指導　　49
(1) 運動プログラム　49
(2) 適度な運動による免疫機能の低下と
　　その予防策　49
(3) 運動後の免疫機能の回復　49

5章　加齢に伴う機能低下

國枝洋太

SECTION 1　加齢に伴う機能低下　　50
(1) からだの変化　50
(2) 筋・骨格系の変化　50
(3) 認知機能低下の特徴　51

SECTION 2　フレイルの基礎知識　　53
(1) フレイルとは　53
(2) フレイルはどのようにチェックするか　53
(3) ガイドラインにおけるフレイルの
　　予防や改善を目指した介入　55

SECTION 3　ゴルフと認知機能の関係　　55
(1) "認知機能"は記憶機能だけではない　56
(2) 高齢者におけるゴルフが認知機能に
　　及ぼす効果と今後の課題　56

6章　運動器の構造と機能

渡會公治

SECTION 1　ゴルフに関係する骨と関節　　58
(1) 骨の成長について　58
(2) 骨代謝　59
(3) 関　節　59
(4) ヒトの骨格の特徴：進化，比較解剖
　　学から　61
(5) 脊　椎　62

SECTION 2　単関節運動と多関節運動　　64
(1) キネティックチェーン（運動連鎖）　64
(2) クローズド・キネティックチェーンと
　　オープン・キネティックチェーン　64
(3) 姿勢反射，共同運動　65

SECTION 3　打球動作　　66
(1) 打球動作の定義　66
(2) 打球動作と身体能力　66

| SECTION 4 | 腰・肩の回転と体幹の捻り | 67 |

7章　栄養摂取と運動　　SECTION 1 小林大祐／SECTION 2, 4, 5 薗田憲司／SECTION 3 楠山 卓

| SECTION 1 | 運動強度とエネルギー代謝 | 68 |

(1) 運動強度の評価と指標　68
(2) 頻度の指標　69

| SECTION 2 | ゴルフとエネルギー消費 | 70 |

| SECTION 3 | ゴルフパフォーマンス中の栄養補給と水分 | 72 |

| SECTION 4 | ゴルフパフォーマンス向上とサプリメント | 73 |

(1) スポーツサプリメント　73
(2) ゴルフと動物性・植物性混合プロテイン　74

| SECTION 5 | 生活習慣病予防と運動 | 74 |

(1) 糖尿病の現状，合併症，運動療法の重要性　75
(2) 運動と血糖変動のパターン　77

8章　運動の実践と心理的効果　　関口高史

| SECTION 1 | 運動実践に関する社会・環境・心理的因子 | 78 |

(1) 社会的因子　78
(2) 環境的因子　79
(3) 心理的因子　79

| SECTION 2 | 運動により得られる心理的効果と促進因子 | 81 |

| SECTION 3 | 運動と行動変容・理論モデル | 82 |

| SECTION 4 | 運動実践と目標管理のバランス | 84 |

(1) 高い心理的効果をもたらす運動実践　84
(2) チャンスの女神の教え　85
(3) 目標管理のプロセス　85

9章　筋力トレーニングとスポーツパフォーマンス　　加藤博久／横山格郎

| SECTION 1 | 筋力トレーニング（筋トレ）とは | 88 |

(1) 筋トレの特徴　88
(2) 筋トレの方法　88

| SECTION 2 | 筋トレの実際 | 89 |

(1) 筋トレを実施するうえでの注意点　89
(2) 筋トレの原理・原則　90
(3) 筋トレを実施する　90

| SECTION 3 | パフォーマンス向上のための筋トレ | 91 |

(1) 筋トレとスポーツパフォーマンスの関係　91
(2) 効率的に鍛えるプログラム　91
(3) コアを鍛える筋トレとスポーツパフォーマンスの関係　92
(4) 柔軟性とパフォーマンス　92
(5) ファンクショナルトレーニング　93

| SECTION 4 | ゴルフと筋トレ | 94 |

(1) ゴルフパフォーマンスと筋トレ　94
(2) ゴルフとバイオメカニクス　95

10章　運動障害と予防　　　大路駿介

SECTION 1　スポーツ障害とスポーツ外傷　　96
(1) スポーツ活動における障害と外傷の重要性　96
(2) スポーツ障害　96
(3) スポーツ外傷　97
(4) スポーツ障害とスポーツ外傷の予防と対策　97
(5) スポーツ障害とスポーツ外傷の治療とリハビリテーション　99

SECTION 2　スポーツ理学療法の全体像　　100
(1) スポーツ理学療法の流れ　100
(2) スポーツ理学療法における治療内容　102
(3) 多職種連携　102

SECTION 3　ゴルフと理学療法　　103

各論

1章　ゴルフと下半身の筋肉　　平尾磨樹

1. 下肢の筋肉（脚力）は寿命と関係する　108
2. 大腿四頭筋とゴルフ　110
3. キャディバック運搬と筋力への効果　112
4. ゴルフ技術向上における下半身の筋トレ　112
   (1) 飛距離と筋トレの関係　112
   (2) 筋トレの具体的な効果　113
   (3) 筋トレのランダム化比較試験　115
5. 股関節周囲の筋肉強化によるパフォーマンス向上　116

2章　ゴルフと体幹の筋肉　　平尾磨樹

1. 体幹の強さと腰の重要性　118
   (1) 背筋持久力と腰の健康状態　118
   (2) 背筋持久力と身体活動　120
2. 背筋とゴルフ　120
   (1) ゴルフが背筋持久力に与える影響　120
   (2) 腰部の筋力とゴルフパフォーマンスの関係性　121
   (3) ゴルフは安全で健康的なスポーツ　122
3. サルコペニアの予防とゴルフなどの身体活動　123
   (1) サルコペニアとは　123
   (2) サルコペニアの診断基準と測定　123
   (3) サルコペニアの有病率　123
   (4) 筋肉の質とCTの役割　123
   (5) 身体活動によるサルコペニアリスクの低下　124
4. ゴルフ技術向上における体幹の筋トレの重要性　125
   (1) ゴルフパフォーマンスと腹筋の持久力　125
   (2) クラブヘッドスピードと体幹部筋肉量　127
   (3) 体幹部の回旋可動性改善プログラム　127
   (4) ゴルフスイング向上に寄与する神経筋トレーニング　128
   (5) ゴルフに役立つ簡単な体幹トレーニング　129

3章　ゴルフと上半身の筋肉
平尾磨樹／渡會公治

1 ゴルフスイングにおける上半身の筋肉　　**132**
- (1) ゴルフのダウンスイングとフォロースルーを支える仕組み　134
- (2) プロゴルファーは，体幹回旋能力に優れている　135

2 ゴルフパフォーマンスとからだの使い方　　**135**

3 ゴルフスイングを変えるプライオメトリクストレーニング法　　**136**

4 ゴルファーの腕力とスイングの秘密　　**137**
- (1) ゴルファーと非ゴルファーの上腕三頭筋の測定　137
- (2) 上腕三頭筋がスイングに与える影響　138
- (3) 筋トレと神経筋制御の重要性　138

5 ボールスピードを上げるコツ　　**139**

6 上半身を鍛える複合運動エクササイズ　　**140**

7 肩と体幹の柔軟性　　**142**
- (1) 柔軟性がスイングを支える理由　141
- (2) 肩と体幹の柔軟性　142

4章　ゴルフとバランス能力
平尾磨樹／渡會公治

1 バランス能力の種類とその評価法　　**144**
- (1) 転ばぬ先のバランス能力　144
- (2) 揺れに勝つ三つの感覚　146

2 ゴルフでバランス能力向上を　　**147**
- (1) ゴルフでバランス能力を鍛える　147
- (2) ゴルフは生活における自信をもたらす　147

3 ゴルフプレーによる転倒の予防　　**148**

4 高度な熟練度をもつゴルファーのバランス能力　　**149**
- (1) スイングを安定させる片足立ちの重要性　149
- (2) ゴルフスイング成功の鍵：バランスの科学　150
- (3) 傾斜地でのスイング攻略：アマチュアゴルファーのための重心移動と適応力　152

5章　ゴルフが心血管・脂質・骨に与える影響
平尾磨樹

1 ゴルフと血圧　　**156**
- (1) 高血圧を防ぐためにできること　156
- (2) ゴルフで血圧もストレスもスッキリ　156
- (3) フィンランドのゴルフと高血圧への効果　157
- (4) フランスでのゴルフの血圧低下とストレス軽減効果の疫学的大規模研究　157

2 ゴルフと心血管疾患　　**158**
- (1) ゴルフのプレースタイルと健康リスク：歩行プレーがもたらす心血管疾患への効果　158
- (2) ゴルフと健康リスク：年齢がもたらす影響の真相　158

3 ゴルフが心肺機能に与える影響　　**159**
- (1) ゴルフで心肺機能をアップし，心血管リスクを乗り切る　159
- (2) 心血管疾患を抱える人にもゴルフは安全で効果的　160

4 ゴルフが血中脂質および骨の健康に及ぼす影響　　**161**
- (1) ゴルフで血液をきれいに − コレステロール改善の仕組み　161
- (2) ゴルフは血中脂質を改善させるか　162
- (3) ゴルフで健康な骨を保つ秘訣　162

5 ゴルフの運動効果と体格指数（BMI）　　**164**

6章　ゴルフに多い整形外科的損傷と予防　　　今井一博

1　ゴルフに多い損傷部位　　**166**
(1) アマチュアゴルファーに多い損傷部位　166
(2) プロゴルファーに多い損傷部位　167
(3) ゴルファーに多い上肢損傷の特徴　168
(4) ゴルファーに多い腰痛の特徴　168

2　ゴルフによる損傷の予防　　**169**
(1) ストレッチング　169
(2) ウォームアップ　171

7章　ゴルフの心と脳の健康 / がん予防　　　1, 3〜5 平尾磨樹／2 国枝洋太

1　心とからだの調和　　**172**
2　ゴルフと認知機能の関連性　　**173**
(1) ゴルフで脳を鍛える　173
(2) ゴルフと認知症予防　174

3　ゴルフが切り開く可能性　　**174**
(1) 脳卒中後のリハビリの力　174
(2) 脳卒中の人の視覚的イメージとバランス能力の向上　176
(3) パーキンソン病の人びとの新たな希望　177

4　ゴルフが育む非認知能力　　**178**
(1) マインドフルネスとゴルフ　178
(2) 自己効力感が生む成長の秘訣　179
(3) セルフ・コンパッションとウェルビーイング　179
(4) 親のサポートがジュニアゴルファーの未来をつくる　180

5　ゴルフとがん　　**180**
(1) ゴルフはがん予防への期待がある　180
(2) ゴルフはがん生存者の強い味方　181
(3) ゴルフと紫外線　181

8章　ゴルフの治療的活用　　　平尾磨樹

1　障害者ゴルフの可能性　　**182**
(1) 障害を抱える人びとの現状　182
(2) 障害者へのゴルフのポテンシャル　182
(3) 国際的な障害者ゴルフの広がり　183
(4) 日本の障害者ゴルフの現状と展望　185
(5) ゴルフがもたらす健康効果　186

2　高齢者の健康を改善する治療的ゴルフエクササイズ　　**187**

9章　ゴルフ場と環境　　　北　徹朗

1　ゴルフとSDGs　　**190**
(1) ゴルフは使い捨てプラスチックを大量消費する　190
(2) プラスチック問題に取り組み始めた日本のゴルフ産業　191
(3) ゴルフ場での廃プラ削減促進のために　191
(4) 指摘されるゴルフ場 DX 化の遅れ　192

2　「共生社会」の観点からみた課題　　**193**
(1) ゴルフ場におけるドレスコード　193
(2) ゴルフ場におけるスロープレー　193

3 現在のゴルフ場の姿と展望　194
　(1) 減少し続ける日本のゴルフ場　194
　(2) 転換期を迎える日本のゴルフ人口　195
　(3) 期待される新時代のゴルフ場　195
　(4) ゴルフ場の新たな取り組み　195
　(5) ゴルフ場にいるだけで認知機能向上・改善　196
　(6) 求められるゴルフ場の多様化　197

10章　スナッグゴルフとピラティス　　1 楠山 卓／2 五代恵未

1 ゴルフを始めるために（SNAG）　198
　(1) スナッグゴルフとは　198
　(2) スナッグゴルフで使う用具　199
　(3) スナッグゴルフの一般的なルール　200
　(4) 日本におけるスナッグゴルフ　200
　(5) 認知機能低下を予防するスナッグゴルフ　201

2 ピラティスの利点とゴルフ　202
　(1) ボディワーク　202
　(2) ピラティスの歴史と6つの原則　203
　(3) ピラティスとゴルフ　205

Additional Information 1. ゴルフルールとマナー　　只隈伸也／勝俣康之

1 ゴルフのマナー・エチケット　208
2 ゴルフ場の到着からスタートまで　210
　(1) 到着から入場　210
　(2) 入場からラウンドスタート　210
3 基本的なルール　210
　(1) ゲーム，プレーヤーの行動，規則，用具など　211
　(2) コースについて　212

Additional Information 2. ゴルフに必要な基本的技術と知識　　楠山 卓

1 ゴルフクラブを握る　220
　(1) グリップの手順　220
　(2) グリップの注意点　220
　(3) グリップの考え方　221
2 ボールの前に立つ　222
　(1) 立ち方の考え方　223
　(2) スタンス幅とボールの位置　223
3 スイング-ゴルフクラブを振る　224
　(1) 10ポジションスイング　224
　(2) スイングの3要素　226
　(3) ゴルフスイングの目的とは　227

● 索引　231
● 全巻参考文献データ

● 動画：総論　1章，9章
　　　　各論　1～4章，7章，8章，10章，Additional Information 1, 2

1章　健康とウェルビーイング

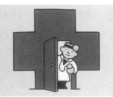

SECTION 1　ウェルビーイングとは

（1）　ウェルビーイング(Well-Being)の定義
　① ウェルビーイングの語源と定義
　　ウェルビーイング(well-being)は，well(よい)と being(状態)からなる言葉とされ，これまで日本語では「健康」「幸福」「福祉」「すべてが満たされた状態」などと訳されてきた。2021年に世界保健機関(WHO：World Health Organization)は，ウェルビーイングのことを「個人や社会で経験されるプラスの状態。健康と同じように日常生活の一要素であり，社会的・経済的・環境的な状況によって決定される」とした。WHO はウェルビーイングを非常に重要な概念として捉えていることがわかる。

> ウェルビーイングとは個人や社会で経験されるプラスの状態。健康と同じように日常生活の一要素であり，社会的・経済的・環境的な状況によって決定される。
> Well-being is a positive state experienced by individuals and societies. Similar to health, it is a resource for daily life and is determined by social, economic and environmental conditions.

　② ウェルビーイングの歴史
　　WHO が1946年の WHO 設立時の WHO 憲章の中で「健康」の定義として，次のようにウェルビーイングを用い，ウェルビーイングが言葉として世界に広まることとなった。ここではウェルビーイングは「満たされた状態」とされているが，「良好な状態」ないしは「良きあり方」とするのが直訳的である。

> 健康とは，病気ではないとか，弱っていないということではなく，身体的にも，精神的にも，そして社会的にも，すべてが満たされた状態にあること。(日本WHO協会訳)
> Health is a state of complete physical, mental and social well-being and not merely the absence of disease or infirmity.

　③ SDGs とウェルビーイング
　　さらに，2015年の国連総会で採択された「持続可能な開発目標(SDGs：Sustainable Development Goals)」の宣言文には，2030年までに達成すべき具体的な目標を定義した。世界中で起こっている健康の確保，貧困，飢餓，ジェンダーの平等，質が高い教育，気候変動などの解釈を目指して，17の目標が設定された。また，その中で，『目標3』では，

「すべての人に健康とウェルビーイング(Good Health and Well-being)を」とあり，あらゆる年齢のすべての人びとの健康的な生活を確保し，身体的・精神的・社会的にウェルビーイングを促進することを目指すことが盛り込まれた。ウェルビーイングと世界の共通目標であるSDGsは，ともに現代社会において必須の概念であり，以来，ウェルビーイングの言葉がさらに広く浸透していった。

　このSDGsでは「地球上の誰一人取り残さない」ために社会・経済・環境の3つのバランスがとれた世界を目指すものである。ウェルビーイングも単に個人が幸せであればよいというだけではなく，個人と社会，ひいては地球全体が満たされた状態を希求すべきものとされる。言い換えるとウェルビーイングは，SDGsを達成するための価値観の基準である。貧困がなくなり，質の高い教育を受けることができ，人や国の不平等がなくなり，SDGs17の目標を達成した先にあるのが，地球全体のウェルビーイングである。

（2）　ウェルビーイングを追求する一手段としてのゴルフ

　現代社会においてウェルビーイングは，単なるお金や経済的成功以上に重要視される価値観となっている。例えば，最新版の人生ゲームでは，従来のお金を競うルールから転じて，幸福を点数化した「ウェルビーイングポイント（ウェルポ）」を集める仕組みが導入されている。これは私たちが幸福や活力といった内面的な充実を重視する傾向を象徴している。日本では，生産年齢人口（15～64歳）が労働人口の約50％にまで減少すると予測されており，経済的な危機感が広がっている。しかし，経済的な論理だけに囚われると，大切な幸福感や健康といった要素を犠牲にしてしまう危険性もある。そのため経済的な評価指標に加えてウェルビーイングを測る新たな指標が必要だと考えられる。

　こうした中，ゴルフというスポーツは，心身の健康を支え，ウェルビーイングを高める手段として注目されている。ゴルフはからだを動かすことに加え，自然の中でリフレッシュし，他者との交流を楽しむ機会を提供する。また，アリストテレスの霊魂論において「魂（プシュケー）は肉体なしでは存在できない」とされているように，身体の活動が精神の充実を支える点において，ゴルフは心身の調和を実現するスポーツといえる。

　例えば，ボールマーカーやボールといったゴルフアイテムをコレクションしたり，それらをリサイクルして（各論9章p.194参照）ペーパーウェイトとして活用することで，ゴルフの楽しさを広げることも可能である（図1-1）。これらの小さな楽しみも，ウェルポを積み重ねる一助となるだろう。

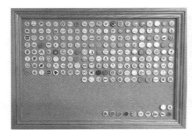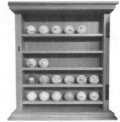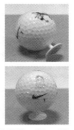

図1-1　ゴルフアイテムのコレクションと活用例　　　写真提供：澤口 博

SECTION 2　ゴルフと健康／ウェルビーイング

（1）身体活動と健康／ウェルビーイング

　現代社会では，健康的なライフスタイルをおくることが必須である。女性の約半数と男性の約三分の一が，不十分な身体活動*によって健康を害しているとされる。身体活動の質的量的な不足は，高所得国において大きな課題となっている。コロナ禍のリモート環境もそれに拍車をかけた。

　　***身体活動**：安静にしている状態より多くのエネルギーを消費するすべての動作であり，「運動」と「生活活動」に分類される。運動とは，体力の維持や向上を目的として，計画を立てて継続的に行う活動である。生活活動とは，労働，家事，通勤などの日常生活で行う活動である。つまり，身体活動は，運動と生活活動を合わせたものである。

　定期的な身体活動の健康上の利点はよく知られており，WHO（2020）は，週に150〜300分の中強度の身体活動と，様々な年齢層別，特に65歳以上の成人を対象とした追加の活動を推奨している。

　わが国でも厚生労働省などの政策，健康日本21，健康づくりのための身体活動・運動ガイド2023を通じて推奨している。

　これまで様々な研究で，身体活動がもたらす疾病予防効果が報告されている。例えば，図1-2に示すように，身体活動的なライフスタイルは全死亡率低下（30％），心血管疾患のリスク低下（35％），2型糖尿病のリスク低下（40％），大腸がんのリスク低下（30％），乳がんのリスク低下（20％），うつ病のリスク低下（30％），股関節骨折のリスク低下（68％），認知症のリスク低下（30％）である[1]。特に男性において年齢と生活と関連するこれらの多くの問題リスクを低下させる。

　そのほか，十分な身体活動を取り入れたライフスタイルは，高齢者における生活自立機能を向上させる[2]。

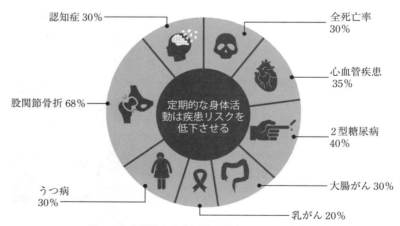

図1-2　定期的な身体活動は健康リスクを改善する
出典：GOV. UK, Guidance Physical activity: applying All Our Health（2022）[1]を一部変更

（2） ゴルフと健康／ウェルビーイング

　　ゴルフが健康によい影響を与えることは，世界中で多く報告されながら（図1-3），これまでゴルフが健康に寄与するスポーツとは考えられていなかった。むしろ無理なゴルフスイングから生じる腰のけがが多いスポーツとしてみられがちだった。

　　ゴルフと健康は多くの国々で研究の主題となっている。アメリカは，圧倒的にゴルフと健康関連の論文で最も生産的な国である。イギリスは，長いゴルフの伝統をもち，論文引用数で最も多い国である。これは，ゴルフが世界中に広がる前の発祥の地であることから理にかなっている。オーストラリアも論文の数で第3位にランクインしている。この人気は，英国からの影響によるものである。ドイツ，カナダ，日本，韓国といった国々も，ゴルフ施設の数が多く，論文が豊富である。これは，これらの国々でゴルフと健康の関連に関心が高いことを示している。実際，世界のゴルフコースの78％は，アメリカ，日本，カナダ，イギリス，オーストラリア，ドイツ，フランス，韓国，スウェーデン，スコットランドの10か国に集中している[3]。

　　国際組織がゴルフを健康スポーツとして考え始めたのは，最近のことである。特に近年，世界ゴルフ財団*による「ゴルフ＆ヘルスプロジェクト」が注目されている（図1-3）[4]。このプロジェクトはゴルフの健康上の便益（メリット）について，一般市民や公的機関の意識を高めることを目指している。ゴルフがイベントの参加者やギャラリー（観客）の健康／ウェルビーイングに大きなメリットをもたらすことができるという考え方に基づいている。ゴルフによる身体活動には大きな筋肉群の使用と，プレーから得られるプラス（肯定的）の心理的効果など，予防医学的効果に関する重要な要素が含まれる。

＊**世界ゴルフ財団（WGF）**：世界中でゴルフの普及などを目的としており，ゴルフ産業を結集させ，ゴルフの伝統的価値を保存し，その伝承を目指している。理事はゴルフの主要な国際組織とプロツアーで構成され，ヨーロピアンツアー，Ladies Professional Golf Association（LPGA），マスターズトーナメント，全米プロゴルフ協会（Professional Golfers' Association of America: PGA of America），PGAツアー，The Royal and Ancient Golf Club of St Andrews（The R&A），そして United States Golf Association（USGA）が参加する。また，ゴルフの多様性，公平性，経済的貢献，健康とウェルネスの利点，慈善活動，環境の持続可能性などに取り組む。

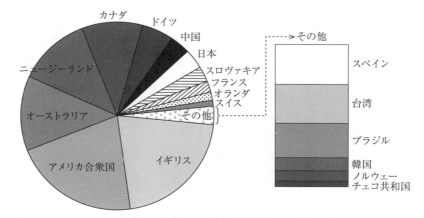

図1-3　Web of Science における「ゴルフと健康」関連論文の引用数による国別ランキング
出典：Martin-Garcia *et al*., 2022 [3]を一部改変

（3） ゴルフの身体的効果 （各論1～5章参照）

図1-4の「5. ゴルフと身体活動」に示したように[5]，

① 身体活動によるがん予防*（大腸がんリスク低下，乳がんリスク低下）

　*がん予防：日光の影響もあり，皮膚がんリスクを避けるために，日焼け止めをぬり，衣服で保護して，日陰を求めることも重要である。

② ゴルフによる心血管疾患リスクの低下，また，不安定な心臓の症状があれば，プレーの前に医師を受診して相談するとよい。

③ 高齢者における身体バランスと筋力の向上*

　*筋力の向上：筋骨格系では中等度のけが発生（脊椎，肘関節，手関節）があるが，時間当たりのけが発生率は低い。

④ 定期的なゴルフ参加による高齢者の肺機能の改善と維持が知られている。

（4） ゴルフの心理的効果 （総論8章 p.78，各論7章 p.180参照）

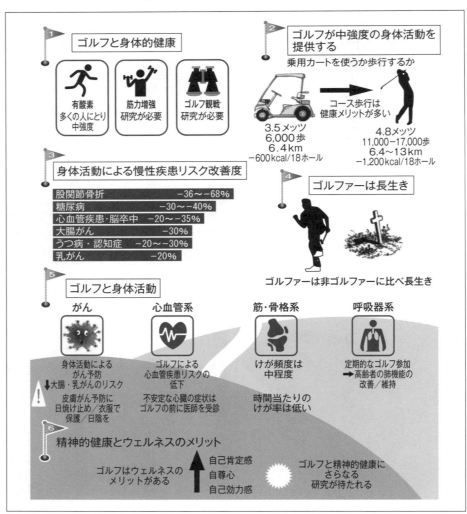

図1-4　ゴルフ＆ヘルスプロジェクト

出典：Murray, A., Daines L. Archibald, D., Schiphorst, C. Hawkes, R. Kelly, P.Grant, L. Mutric, N. British Journal of Sports Mcdicine 2016[5]を一部改変

図1-4の「6. 精神的健康とウェルネスのメリット」に示したように，心理的効果として自己肯定感(self-esteem)，自尊心(self-worth)，自己効力感(self-efficacy)などの向上が報告されている。また，ゴルフは対人スキルの発達，感情コントロール，熱意や活力ある人生の実現，精神的なウェルビーイングにおいても，非常に重要な要素と考えられている。すなわち，精神的なウェルビーイングとは，仕事もプライベートも含め，自分が大切にしている価値観に深く向き合い，毎日を自分自身の未来の幸福へと進んでいる状態をいう。

ゴルフは「失敗のスポーツ」といわれることがあり，リカバリーの技術がスコアの差に出る。体幹や下半身を鍛える。ライ(ボールが置かれている地面の状態や状況)のわるいところでの打ち方を研究する。身体と道具の使い方を向上させ，ショットの際のクラブ選択，距離とライの状態の見極めなど，この忍耐強い努力を積み重ねで，失敗だった困難を乗り越えて成果が出たとき，何物にも代えがたい喜びになり，精神的なウェルビーイングが向上するのである。さらなる研究が待たれるところである。

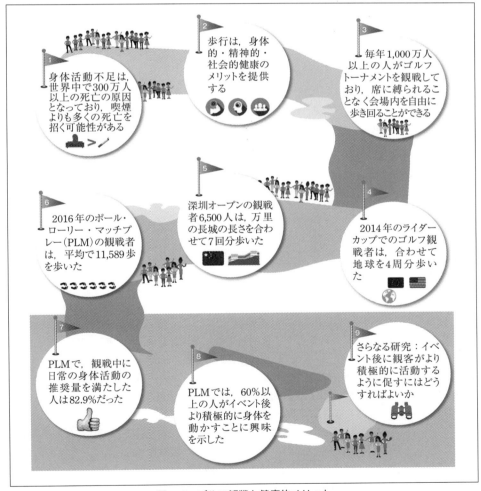

図1-5　ゴルフ観戦と健康的メリット

出典：Murray, A., Archibald, D., Scott, H.: The University of Edinburgh, British Journal of Sports Medicine[6]より許可を得て転載

(5) ゴルフ観戦（Spectating）の効果

まだ研究中ではあるが，観客のゴルフ観戦も健康／ウェルビーイングに対する効果が期待されている。その点でゴルフはユニークなスポーツである[6]。

ゴルフイベントの観客は，健康のために推奨されている一日7,500〜10,000歩を大きく超えて歩くことが報告されている。イギリスの研究（図1-5）では，2016年のヨーロピアンツアーのポール・ローリー・マッチプレー（PLM）において，ゴルフ観戦が健康増進の身体活動を提供できることにとどまらず，さらには観客が緑豊かな場所で時間を過ごし，友人や家族と社交し，リアルタイムでお気に入りのヒーローが他のプレーヤーと競い合うのを見ることができる心理的なメリットも示唆した[7]。

(6) ゴルフの社交性と健康／ウェルビーイング （各論7章 p.181参照）

ゴルフの社会的メリットはよく知られており，素晴らしい環境で友人と時間を過ごす機会をゴルファーに提供できる。ゴルフがホリスティック（全体的な健康＝身体的＋精神的＋スピリチャル（魂））なスポーツである点も見逃せない。異なる世代間の相互作用を強化し，社会的なつながり（social capital）を強化する機会を与えることができる。

Column　ゴルフの本質

PGA of America は，アメリカ最高峰のプロゴルフツアーであるPGAツアーを運営している。ケイシー・マーティンは足に障害があり，歩行が困難だった。だがクラブを振り，ボールを飛ばしたり，パットでボールを正確に転がす技術は一流だった。そこでマーティンは，試合中カートで移動する条件でPGAツアーに参加する権利を求め，拒否したPGAと裁判で争った。「足の不自由な人がゴルフをする際にカートを使用したい」という訴訟が起きた。ゴルファーたちから，カートを使うと疲労感が違う，それが試合に影響し，公正でないという反対意見があった。ゴルファーの名誉がかかっている。単に公正な結論をだそうと思えば，全員がカートを使う（疲労感も公正）ことにすればよいが，「それではゴルフではない」という反感がでた。

ゴルフの本質は，単にショットだけではなく，歩いて全ホールを達成し，疲労感のあるれっきとしたスポーツという名誉と誇りを保つことができることにある。

マイケル・サンデル教授，ハーバード白熱教室 Lecture 19, 20[8]

SECTION 3　ゴルフと寿命

　ゴルフに関連する健康／ウェルビーイングのメリットを通して，生存期間（寿命）の延伸が報告されている。

　スウェーデンの研究（2012年）では，生涯スポーツとしてのゴルフがもたらす効果の報告がある[9]。ゴルファー（$n=300,818$人）と非ゴルファーを比較した結果，ゴルファーの死亡率が40％も低いことがわかった。この結果は性別・年齢・社会経済的地位に関わらず，5年の生存（寿命）延長に相当することが報告された（図1-6）。

　アメリカの研究でも，ゴルフと寿命の関連性が報告されている[10]。平均寿命はチャンピオンツアーゴルファーの場合84.7歳，米国男性の「出生年でマッチングした」推定値は79.3歳である。したがって，ゴルファーは米国男性に対して5.4年の平均寿命の利点がある。

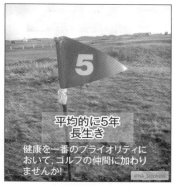

図1-6　定期的にゴルフをする人
出典：図1-5と同じ

　定期的にゴルフをする人は平均して5年長生きする。なぜ，健康を一番のプライオリティにおいて，この「グリーン」な趣味に挑戦しないのだろうか。ゴルフ仲間に加わり，ライフスコア（寿命）を伸ばそう。

　この章の終わりにゴルフと健康，ウェルビーイングとの概念図を示した（図1-7）。ゴルフは全体的な健康の改善とウェルビーイングの向上，SDGs目標3に関連し，定期的にゴルフをプレーすることが寿命の延長，フレイルと認知症の予防，糖尿病や肥満症など心血管疾患のリスク因子の改善に貢献する。したがって，小児期から高齢期まで実践されるスポーツであるゴルフは，生涯を通じて健康とウェルビーイングを向上させるのに役立つことができる。近年ではゴルフを健康スポーツとして位置づける新しい研究のトレンドが登場した。ゴルフのけがを防ぐための技術や，パーキンソン病やアルツハイマー病など，重要な心理社会的側面をもつ特定の障害に対するゴルフの影響，健康へのモチベーションとゴルフをプレーする意図を結びつけることができる研究など，いくつかの研究の道が開かれている[3]。

　スポーツ活動への参加を通じた社会的な交流は，社会的孤立，孤独，

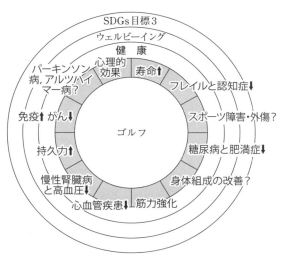

図1-7　ゴルフと健康，ウェルビーイング概念図

さらには早死にを防ぐ。ゴルフは，生涯にわたって楽しめる数少ないスポーツの一つとして，老化の自己認識を遅らせることができ，これが高齢者の健康行動に影響を与える。

この教科書は，これまであまり着目されてこなかった「ゴルフのもつ健康／ウェルビーイングな素晴らしい特性」を，再評価したり再定義することの材料の一つになればという思いである。

すなわち，これまで一般市民においてあまり気がついてこなかったゴルフの「健康／ウェルビーイング」の新しい恩恵（メリット・便益）に対する理解を深めてもらうための最初の一歩にしたいと考える。ゴルフを健康／ウェルビーイングなスポーツとしてとらえ直して，さらにそれを発展させるための行動提案，包括的な管理研究の道筋をたどりたい。

Column 1. ゴルフの市場性／マーケティング

健康とフィットネスに関するスポーツ分野が成長を続けている。多くのゴルフ団体は，より多くの若者と女性を引きつけて，ゲームをより，シンプル（簡便性）で，競技がはやく終了するためのプレースタイルを採用することに余念がない[11),12)]。スポーツマーケティングの視点では，プレーヤー，観客，スポンサーの認識の中で個々のスポーツ競技が明確な位置づけをもつことが非常に重要である。プロのゴルフゲームに関しては，例えば，ヨーロピアンツアーや「ザ・マッチ：タイガー対フィル」などによってゲームにもたらされた最近の革新は，ゴルフというスポーツ競技の特性，すなわち「のんびりで排他的で伝統的な」魅力を，楽しい観客スポーツへと進化させ，それによって，より市場性の高い商業製品へと変えることを目指している。

2. 日本の大学ゴルフ教育におけるゴルフの役割と展望

日本の多くの大学では，「ゴルフ」が正課教育（大学体育）の一部として取り入れられている。2014年の調査によれば，約580の大学がゴルフをカリキュラムに含めているが，多くの場合，学内での打ちっ放し練習で授業が完結しているのが現状である。

このようなゴルフ教育をより効果的にする方法として，「**スナッグゴルフ**」の活用が注目されている（各論10章参照）。スナッグゴルフは，アメリカやヨーロッパを中心に8,000以上の学校で採用されており，初心者がゴルフに親しむための「ファーストタッチプログラム」として広く用いられている。

日本では，全国の大学でスナッグゴルフが広く普及しているとはいえないのが現状である（図1-8）。普及を進めるためにはいくつかの課題があり，それを解決するための取り組みが求められる。

まず，教材や設備のコストを下げるために，価格の引き下げや補助金の導入が必要である。さらに，企業や自治体が協力し，学校や地域での普及活動を支援することが重要である。また，スナッグゴルフの魅力を知ってもらうために，体験型のイベントを開催することも効果的である。加えて，大学と地域のゴルフ場が連携し，学生が実際のゴルフコースで体験できる環境を整えることが期待される。

ゴルフは，運動能力を向上させるだけでなく，自然の中でリフレッシュする機会を提供し，マナーを学ぶ場にもなるなど，幅広い魅力をもつスポーツである。スナッグゴルフをきっかけに，ゴルフをより身近に感じ，スポーツを通じて健康とウェルビーイングを追求してみることを提案したい。

＜各論10章スナッグゴルフとピラティス＞ p.198参照

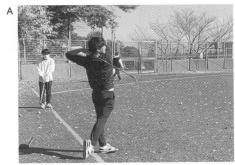

野球場でのランチャーを使ったフルショット

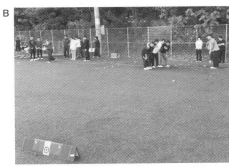

ローラーを使ったバッティング対決

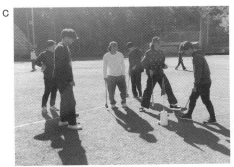

野球場のスナッグコースでのグリーンプレー

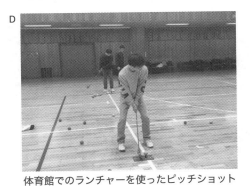

体育館でのランチャーを使ったピッチショット

図1-8　スナッグゴルフを活用した大学教育の実践例

2章　運動の発現と骨格筋

SECTION 1　骨格筋収縮の仕組みとエネルギー供給機構

（1）　筋肉の構造と種類

① 筋肉の種類（図2-1）

平滑筋：体内の血管や内臓の壁に存在する筋肉で，自律神経系やホルモンによって調節され，消化管の蠕動運動や血管の収縮・拡張を制御する不随意筋である。ゴルフ中の事前興奮（総論3章p.29参照）で血圧が上昇したり，胃腸の内容物の移動が非効率的になり，「胃が重くなる」のは平滑筋のはたらきによる。

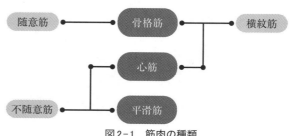

図2-1　筋肉の種類

心　筋：心臓の壁を構成する筋肉であり，心臓のポンプ機能を担っている。心筋は横紋筋の一種で，骨格筋と同様に縞模様（横紋筋の名称の由来である）があるが，自律的に動く点で異なる。心筋も不随意筋であり，自律神経系および内因性のペースメーカー細胞によって，収縮が調節される。

骨格筋：大胸筋や大腿四頭筋など全身で400種類以上あり，体重の約40〜50％を占める体内最大の器官である。骨格筋は，日常的に意識して使用する筋肉で，随意筋である。骨に付着し，収縮することで骨をひっ張り，関節を動かす。骨格筋は運動，姿勢の維持の他にも関節の安定化，熱の発生に重要な役割を果たす。

② 骨格筋の構造

筋線維：筋肉は，筋線維（筋細胞）とよばれる細長い細胞が集まって構成されており，例えば，大腿四頭筋の筋線維は最大50 cmに達することがある（図2-2）[1),2)]。この筋線維の中には筋原線維という細い束状の構造が多数存在し，筋肉が収縮して力を生み出す重要な役割を果たす。筋原線維を光学顕微鏡で見ると，縞模様の構造をしており，これは，サルコメア（筋節）とよばれる筋収縮の基本単位の繰り返し構造を反映している。

　筋原線維は2種類の細い糸状のフィラメントが互い違いになってできており，アクチンからなる細いフィラメントとミオシンからなる太いフィラメントに分類される（図2-2）。細いフィラメントには，アクチンの他にトロポミオシンやトロポニンがあり筋収縮の制御に重要な役割を果たす。これらのフィラメントが並ぶことで，光の反射が異なる領域が生じ，縞模様が現れる。

　横紋の暗く見える所は暗帯（A帯）といい，anisotropic（偏光異方性）に由来する。A帯

は太いフィラメントと細いフィラメントが重なっている部分である。A帯とA帯との間で明るく見える所を明帯（I帯）といい，isotropic（偏光等方性）に由来する（図2-2）。I帯には細いフィラメントのみがある。A帯の中央にH帯があり，ドイツ語で「明るい」を意味するHellerに由来する。H帯には，太いフィラメントのみがある。さらに，H帯の中心にはM線があり，これはドイツ語の「中央の板」を意味するMittelscheibeに由来する。M線は，，太いフィラメントを固定する。また，I帯の中央にZ膜がある。Z膜は，ドイツ語で「間の板」を意味するZwischenscheibeに由来し，細いフィラメントが固定されている。Z膜が筋節の境界をつくっている。

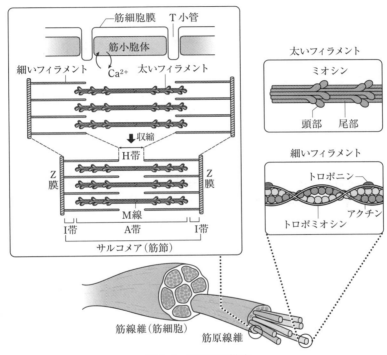

図2-2　骨格筋の構造
出典：Hall, 2018[1]，健康・体力づくり事業財団，2024[2]を一部改変

　筋線維は運動神経からの命令を受けて収縮し，力を発揮する。筋線維と運動神経のα運動ニューロンとの接合する部分は神経筋接合部とよばれる。
　神経からの指令が神経筋接合部に伝えられるとT（横行）小管を通って筋小胞体（カルシウムのタンク）は取り込んでいるカルシウム（Ca^{2+}）を放出する。それによって細いフィラメントと太いフィラメントが互いに滑り込むように移動し筋収縮が起き，筋節が短くなる。Z膜と太いフィラメントが非常に近くなると，それ以上の短縮は制限される。筋収縮が完了すると，Ca^{2+}はカルシウムポンプにより筋小胞体に再び取り込まれ，筋線維が弛緩する。
　筋肉のこうした精巧な構造と機能が，ゴルフのスイングなどで正確かつ力強い動作を行うために欠かせない。

(2) 骨格筋のエネルギー供給

筋収縮に必要なエネルギー源はアデノシン三リン酸（ATP）である（図2-3）。ATPはアデノシンと3つのリン酸基（P）が高エネルギーリン酸結合した形であり、ATP分解酵素によりPが一つ離れて、アデノシン二リン酸（ADP）になるときにエネルギーが生じる（ATP 1 mol当たり7.3 kcal）。すなわち、ATPはエネルギー源として分解され、そのエネルギーを利用して運動を行う。

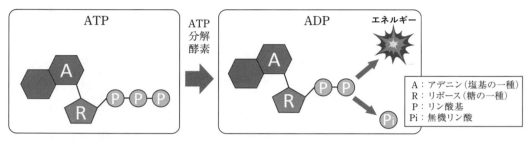

図2-3 筋収縮のエネルギー源

骨格筋内のATPは数秒の筋収縮に必要な程度しか貯蔵されていない。そのため、運動を続けるにはATPを筋線維内で再合成する必要がある。

運動時に筋肉が必要とするエネルギーは、主に3つのATP供給経路から供給される。

① ATP-PCr（クレアチンリン酸）系

筋の内部に蓄積されたクレアチンリン酸（PCr）がクレアチン（Cr）と無機リン酸（Pi）に分解するときに発生するエネルギーを用いてATPを再合成する。バルセロナオリンピックでイギリスのリンフォード・クリスティがCrサプリメントを摂取していたと報道され、100m走で金メダルを獲得したことから、スポーツ選手の間でCrの効用に大きな興味と期待が生じたといわれている（総論7章 p.72, 74参照）。

② 解糖系（乳酸系）

グルコース（ブドウ糖、「血糖」ともよばれる）や筋中のグリコーゲン（糖の貯蔵形態で数百から数千のグルコースを含む）がピルビン酸という分岐点へ変化していく過程でATP産生する経路である（総論3章 p.33参照）。ATP-PCr系と解糖系は反応に酸素を必要としないので、これらを無酸素系という。

表2-1 エネルギー供給系とスポーツ種目との関係

運動時間	主たるエネルギー供給系	スポーツ種目の例
30秒以内	ATP-PCr系	ゴルフのスイング、砲丸投げ、100〜200m走、50m競泳、サッカーのゴールキーパー
30秒〜1分30秒	ATP-PCr系と解糖系	500〜1,000mスピードスケート、100m競泳、400m走
1分30秒〜3分	解糖系と有酸素系	ボクシング、レスリング、200m競泳、800m走、体操種目
3分以上	有酸素系	ゴルフの歩行、球技系種目、マラソン、1500〜10,000m走、400〜1,500m競泳、クロスカントリースキー、自転車ロードレース、トライアスロン

ピルビン酸は，運動強度が低いときは，ミトコンドリアに取り込まれ，有酸素系（後述）によりATPを産生する。一方，運動強度が高いときは，乳酸に変換される。最近では乳酸も様々な組織や臓器で有効な燃料として利用されることが明らかになっている。

③ 有酸素系

ミトコンドリアは，酸素を利用してATPを合成するため有酸素系とよばれる。3つのエネルギー供給システムは，運動の強度や持続時間に応じて協調してはたらく（表2-1）。

SECTION 2　運動と筋線維タイプ

（1）筋線維タイプと収縮特性

① 赤筋と白筋，遅筋と速筋

骨格筋は見かけ上の色から，赤色の濃い赤筋とやや白っぽい白筋に分類することができる。色の違いはミオグロビン（総論4章 p.43参照）という鉄色素たんぱくの含有量の違いによるもので赤筋に多く含まれる。また収縮速度の遅い遅筋（ST：slow-twitch fibers 線維）と収縮速度の速い速筋（FT：fast-twitch fibers 線維）に大別される。赤筋・遅筋は，収縮速度が遅いが持久力に優れ，白筋・速筋は速く収縮できるが疲労しやすいという特徴をそれぞれもっている。

② 筋線維タイプの分類方法

骨格筋線維は構造上の特徴，収縮速度の違い，ATP合成能力などを基準にして数種類のタイプに分類される。

③ 収縮速度の違いによる分類：タイプⅠ筋線維とタイプⅡ筋線維

筋線維の収縮速度は，ATP分解酵素のはたらきが強いと速くなる。

タイプⅠ筋線維はミオシンATP分解酵素の能力が低く，収縮する速度が遅い（表2-2）。

タイプⅡ筋線維はミオシンATP分解酵素の能力が高く，収縮する速度が速い。

タイプⅡ筋線維をタイプⅡA，タイプⅡXと細かく分類する方法もある。

表2-2　筋線維タイプの特徴

	タイプⅠ	タイプⅡA	タイプⅡX
収縮速度	遅い	速い	非常に速い
ミトコンドリア密度	高い	中程度	低い
酸化的能力	高い	中程度	低い
解糖能力	低い	中程度	高い
疲労耐性	高い	中程度	低い

表2-3　筋線維のタイプ：収縮速度の違いと持久力の違いによる分類

筋線維タイプ		
赤筋線維	中間筋線維	白筋線維
遅筋（ST）線維	速筋（FT）線維	速筋（FT）線維
タイプⅠ筋線維	タイプⅡA筋線維	タイプⅡX筋線維
遅筋酸化型（SO）線維	速筋酸化解糖型（FOG）線維	速筋解糖型（FG）線維

④ 収縮速度の違いと持久力の違いによる分類：SO線維，FOG線維，FG線維（表2-3）
(a) 遅筋酸化型線維（SO：Slow-Twitch Oxidative線維）

遅筋酸化型線維であるSO線維は，速筋解糖型線維に比べ発揮できる力は小さいが疲労しにくい。筋力発揮の際に優先的に動員される。SO線維には，ミトコンドリアの数が多く，有酸素的代謝能力に関係する酸化系の酵素活性が高いこと，毛細血管が密でミオグロビンの含有量も多い。このタイプが発達した人は特に3分以上の筋収縮を繰り返すようなエクササイズに向いている（例：ゴルフの歩行，持久的なサイクリングなど）。

(b) 速筋酸化解糖型線維（FOG：Fast-Twitch Oxidative Glycolytic線維）

このタイプが発達した人は，30秒から2分程度の平均的な運動やエアロビクスに向いている。（例：800メートル走やスプリントサイクリングなど）

(c) 速筋解糖型線維（FG：Fast-Twitch Glycolytic線維）

このタイプが発達した人は瞬発的な種目に向いている（例：ゴルフのスイングや重量挙げなど）。

(2) 筋線維タイプとスポーツ競技の特性

一般人の大腿四頭筋の外側広筋では，タイプⅠ筋線維とタイプⅡ筋線維の比率は，ほぼ同じ50％：50％である。これに対して，瞬発力が求められる世界的なスプリンターでは，収縮速度の速いタイプⅡ筋線維の比率が80％以上を占め，持久力が求められるマラソンランナーでは逆に，疲労耐性に優れるタイプⅠ筋線維の比率が80％以上を占めている[2]（図2-4）。

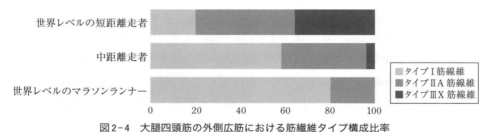

図2-4 大腿四頭筋の外側広筋における筋繊維タイプ構成比率
出典：健康・体力づくり事業財団，2024[2]を一部改変

Column　カワハギの筋線維と特徴〜エサ取り名人〜

魚類の筋肉には，持続的でゆっくりとした遊泳を担う赤筋と，突発的で激しい動きを担う白筋がある。また，両者の特性を兼ね備えたピンク筋が白筋の間にモザイク状に存在している。カワハギは「エサ取り名人」とよばれ，器用にエサをついばむことで知られている。その動きには，主に白筋・速筋（FG線維）が関与している。突発的な動きや素早い逃避行動を得意とし，ピンク筋の割合が低く，白筋が優位に発達している[3]。そのため，筋肉は白っぽく（図2-5），持久力よりも瞬発力に優れていると考えられる。

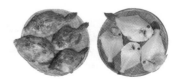

図2-5 カワハギの皮を除去後：筋肉の白さ

筋線維組成と遺伝

　筋線維のタイプの最も大きな決定要因は遺伝である。長距離ランナーを20年間にわたり追跡調査した結果，遅筋線維の割合が変化しなかったという報告もある[4]。

SECTION 3　筋収縮の様式と筋力

（1）筋収縮の様式

　短縮性収縮，伸張性収縮，等尺性収縮に分類される（図2-6）。

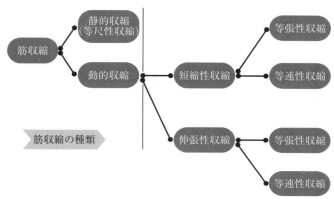

図2-6　筋収縮の様式

表2-4　筋の収縮様式

分　類	説　明
等尺性（アイソメトリック）	一定の張力を発揮しながら筋の長さが変化しない状態 （アームカールで肘の角度を止めた状態）
等張性（アイソトニック）	一定の張力を発揮しながら筋の長さを変化させる状態 短縮性収縮，および伸張性収縮
等速性（アイソキネティック）	一定の速度で，筋が緊張を発揮している状態 （運動速度をコントロールするための特殊な機器が必要）
短縮性（コンセトリック）	一定の張力を発揮しながら筋が短縮している状態 （アームカールで持ち上げる局面）
伸張性（エキセントリック）	一定の張力を発揮しながら筋が伸張している状態 （アームカールの負荷を下ろしていく局面）

　等尺性収縮は筋の長さが変化せずに収縮するため静的（スタティック）収縮ともよばれる。短縮性収縮と伸張性収縮は，筋の長さが変化するため動的（ダイナミック）収縮ともよばれる（表2-4）。

　動的収縮の代表的な例は，等張性収縮であり，ダンベルを持ち上げる運動のように，収縮中発揮する張力が一定である場合を指す。一方，動的収縮の特殊な例として，等速性収縮がある。等速性収縮は，例えば，スイミング時の水中での腕の動きのように，収縮によって起こる四肢などの動きの速さが一定である場合を指す。

　発揮される力は，短縮性収縮＜等尺性収縮＜伸張性収縮の順で大きくなる。

（2） 収縮様式の特徴

① 静的収縮：等尺性収縮

筋肉が外部の抵抗に対して静止したまま力を発揮するときにみられる。例えば，壁に手を押し当てる動作や，重い物を持ち上げた状態で保持する動作，綱引きで力が拮抗して動かない状態などがこれに該当する（図2-7）。発揮することができる最大筋力は，肘屈曲運動の例では，関節角度約100度のときに最も大きい筋力が発揮され，それより関節角度が大きくても小さくても発揮可能な筋力は減少する。

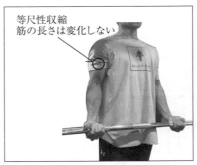

図2-7 静的収縮：等尺性収縮

② 動的収縮：等張性収縮（短縮性収縮と伸張性収縮）

短縮性収縮は，力を出しながら筋の長さが徐々に短くなっていく収縮の様式である（図2-8）。短縮性収縮では，運動の速度が速くなればなるほど発揮可能な張力は小さくなる（図2-9）[5),6)]。図2-9では，筋力は「最大の力を発揮する等尺性の状態」を1.0とした場合の相対的な値として表されている。同様に，

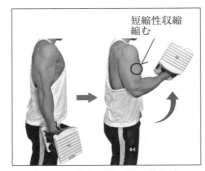

図2-8 動的収縮：短縮性収縮

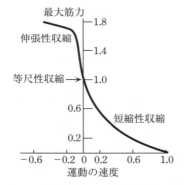

図2-9 運動速度と最大筋張力の関係
勝田ら，2015[6)]を改変

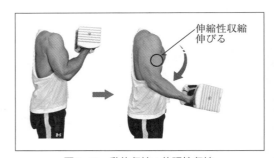

図2-10 動的収縮：伸張性収縮

収縮速度は「筋肉が短くなる際の最大速度」を1.0とした場合の相対的な値として示されている。

伸張性収縮は，力を限界まで出しているにも関わらず，徐々に筋の長さが長くなっていく収縮の様式である（図2-10）。伸張性収縮では，運動の速度が速くなればなるほど発揮可能な張力は大きくなる（図2-9）。また，伸張性収縮では等尺性収縮や短縮性収縮と比べ筋痛が発生しやすい。

③ 動的収縮：等速性収縮

測定には特別な機械を必要とする。筋を短縮させ

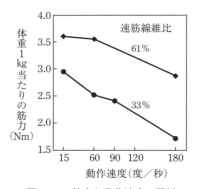

図2-11 筋力と動作速度の関係
出典：Powers and Howley, 2020[7)]，勝田ら，2015[6)]を一部改変

ながら行う等速性収縮力は，含まれる速筋線維の割合が高いほど大きな張力を発揮することができる。この筋線維組成の影響は，収縮の速度が速くなればなるほど大きくなる。例えば，速筋線維の割合が61％の者との33％の者とを比較すると，動作速度が15度/秒のときでは，張力は約1.2倍だが，180度/秒では1.6倍に広がる（図2-11）[6),7)]。

つまり，発揮可能な最大筋力は，等尺性収縮では関節角度に左右され，動的収縮では運動速度に左右される。

（3）筋力と筋肥大

筋力トレーニング（筋トレ）を開始すると，開始後数週間は大きな筋力増加がみえるが，この変化は何が原因なのだろうか。

若年者や高齢者を対象とした8～12週間の筋トレにおいて，初期の筋力増加は，神経適応によるものであると報告されている（図2-12）[2),8)]。トレーニング前には，筋を構成するすべての運動単位が収縮に動員されていないが，筋トレを行うことでそれらが新たに動員されるようになる。また運動単位の同期化が高まり運動単位がほぼ同時に活動するようになる。運動単位は，一つの運動ニューロンとそれに支配される筋線維の集合体であり，筋肉の収縮を制御する基本的な機能単位だが，同期化が起こると，複数の運動単位が同時に活動し，より大きな力を短時間で発揮することが可能になる。加えて筋が協調して収縮，弛緩するようにもなることや，筋トレにより，腱紡錘*の筋収縮抑制作用が低減されることなど様々な要因がある。

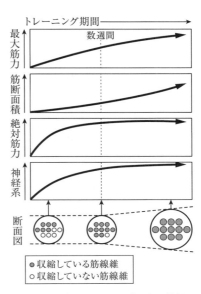

図2-12 筋力トレーニングによる神経・筋の変化および新たな筋線維の動員
出典：健康・体力づくり事業財団，2024[2)]を一部改変

＊**腱紡錘**：過度の加重を未然に防ぎ，筋を傷害から保護する役割を果たしている。

トレーニング開始後数週間は，筋力増大はみられるが，骨格筋の肥大はあまり観察されない。その後さらにトレーニングを続けていくと，徐々に骨格筋の肥大が観察され，筋力が増加する。

（4）トレーニングの原理・原則

〈3つの原理〉　1. 過負荷（オーバーロード）の原理：筋肉を成長させるためには，通常の生活で使用する以上の負荷をかける必要がある。

2. 特異性の原理：特定の動作や筋肉に対して行うトレーニングが，その部分の能力を向上させる。

3. 可逆性の原理：トレーニングの効果は継続的に行わなければ失われる。

〈5つの原則〉 1. 意識性の原則：どの筋肉を使っているかを意識しながらトレーニングを行うことで効果が高まる。
2. 全面性の原則：全身をバランスよく鍛えることが重要である。
3. 個別性の原則：個々の能力や目標に応じたトレーニングを行うことが求められる。
4. 漸進性の原則：負荷や量を段階的に増加させることで筋力向上が促進される。
5. 反復性の原則：一定の期間，規則的にトレーニングを続けることが必要である。

以上の原理原則に沿ってトレーニングを行うと効率よく筋トレを行うことができる。

SECTION 4　身体組成の改善

身体組成の改善には，増量と減量があり，目的は健康寿命の延伸，スポーツパフォーマンス向上などがある。ここでは減量について述べる。

筋肉量を増加させ，体脂肪量を減少させたいわけだが，それには栄養管理が最も重要である。

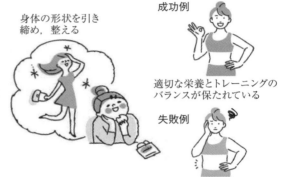

図2-13　身体組成の改善

（1）減量期でのアプローチ

① 減量の速度

「減量の速度はゆっくり」がよいことはメタ解析でも示されている[9]。減量速度が遅い方が，急激に体重を減らすよりも，脂肪量を平均約1kg，体脂肪率を平均約0.83％より多く減少させ，安静時エネルギー代謝量を維持する効果があることが示唆された。また，スポーツを行う若年女性を対象とした研究では，1週間当たり1kgを減量した群では，ベンチプレスの強度が5％低下，テストステロンレベルが30％低下したが，1週間当たり0.5kgを減量した群ではこれらの著しい低下はなく，ここでもゆっくりダイエットの効果が確認されている[10]。テストステロンは，男性だけでなく女性においても筋肉量の維持・増加や脂肪の代謝に重要な役割を果たしている。

食事誘発性熱産生（DIT；diet-induced thermogenesis）は食事によるエネルギー消費であり，午前中は高い。たんぱく質のDITは摂取エネルギーの30％に達するため，朝食で十分に摂取するとエネルギー消費が増大する。

② 食事回数

1回で大量のたんぱく質を摂取するよりも，1日を通して数時間ごと（3〜4時間程度）にたんぱく質を摂取する方が筋たんぱく質合成は増加し，分解は抑制される[11]。1日の食事回数が4回未満よりも6回以上のほうが体格指数（BMI：Body Mass Index）が低く食事の質が高いことが示された[12]。

このため，ダイエットに効果的である可能性がある。

③ エネルギー産生栄養素バランス（PFC）

エネルギー産生栄養素バランスPFCとは，たんぱく質（protein），脂質（fat），炭水化物（digestible carbohydrate）の摂取比率を指し，理想は，P 13～20％，F 20～30％，C 50～65％である。減量時は，骨格筋量の維持とDITの向上のため，P比率を高めにすることが推奨されている。

たんぱく質：エネルギーの摂取量が消費量を下回るとたんぱく質はエネルギーとして使われるため，ダイエット中はたんぱく質の摂取量を増加させるとよい。一般的にたんぱく質の栄養推奨量は成人では体重1kg当たり0.8gで，高強度運動によってたんぱく質の必要量は増加するため，アスリートの一般的な1日の推奨摂取量は体重1kg当たり1.4～2.0gである[13]。

減量中の除脂肪体重（体脂肪を除いたすべての体組成）（総論7章p.71参照）の保持を最大化するには，1日，除脂肪体重1kg当たり2.3～3.1gのたんぱく質が必要とされる[14]。

脂　質：脂質は，ホルモンバランスの維持やエネルギー供給に重要な役割を果たす。特に，オメガ3脂肪酸は抗炎症作用をもち，筋損傷からの回復をサポートする[15]。しかし，ダイエット中は脂質の過剰摂取には注意したい。ただし，極端に脂質をカットしてしまうと逆効果になる。脂質の摂取比率は総エネルギー摂取量の20～30％が望ましい[16]。食事全体の20％以下の低脂肪食ではテストステロンの合成が抑制され，代謝に悪影響を及ぼす。よってダイエット中にも脂質の割合は20％を下回らないようにした方がよい[17]。

糖　質：筋トレ時の主要なエネルギー源であり，筋グリコーゲンの再合成をサポートするが，減量中はたんぱく質と脂質の割合を設定した後に，残りのエネルギーを糖質から摂取することになる。ダイエット中の場合は，糖質の（GI：glycemic index）値（血糖値の上がりやすさ）に注目するとよい。血糖値スパイクを防ぎ（総論7章p.77参照）脂肪燃焼を促進するために，糖質の摂取は食物繊維豊富な低GI食品（玄米，そば，全粒粉パン，さつまいもなど）に替えることでダイエットがはかどる。

④ 睡眠・休養・回復

筋肉の修復とホルモンバランスの維持に7～9時間の睡眠が推奨されている。筋トレの後，筋肉は48～72時間かけて回復し，修復され，より強くなる。

肥満患者のランダム化比較試験（各論1章p.114参照）で，8.5時間睡眠群と比較して，5.5時間睡眠群は体脂肪の減少が55％少なく，除脂肪体重の減少が60％多かったと報告されている[18]。

（2） トレーニングの頻度とボリューム

① トレーニング目標に応じた量の設定

負荷強度は，所定の運動での1RM（1 repetition maximum：最大で1回だけ挙上できる重量）に対する割合で表す。例えば，ベンチプレス（総論9章p.95参照）の最大挙上重量が100kgの人が80kgでセットを組んだとすると，負荷強度は1RMの80％と表される。

トレーニング目標に応じて，負荷強度（1RMに対する割合），レップ数（反復回数），セット数，休息時間を適切に設定することが重要である。

　第一に，筋持久力向上を目的とする場合は，低負荷で多くの反復回数を行う。具体的には，初心者は最大で連続10～15回挙げられる軽い負荷を使用し，1～3セットを短い休息時間（30秒以内）で行うことで，筋肉の持続力が高められる（表2-5）。ゴルフでは，筋持久力がクラブヘッドスピードの向上に寄与することが示されている[19]。また，ラウンド後半まで安定したスイングを持続するためにも重要であり，特に体幹や下半身の筋持久力はスイング中の姿勢とバランスを保つのに寄与し，スイングの再現性やけが予防につながる。

表2-5　トレーニング目標に応じた量の設定

n/a 該当せず

トレーニング目標	負荷（%1RM）			レップ数			セット数		
	初心者	中級者	上級者	初心者	中級者	上級者	初心者	中級者	上級者
筋持久力	≤65	≤70	≤75	10～15	10～15	10～25	1～3	≥3	≥3
筋肥大	67～80	67～85	67～85	8～12	6～12	6～12	1～3	≥3	≥3
筋力	≥70	≥80	≥85	≤6	≤6	≤6	1～3	≥3	≥3
筋パワー	n/a	30～60	30～70	n/a	3～6	1～6	n/a	1～3	3～6

出典：瀬戸口，2024[20]を一部改変

　第二に，筋肥大を促進する場合は，中～高程度の負荷で適度な回数を反復する。具体的には，初心者は最大で8～12回挙げられる重量を用い，休息時間を30秒～1.5分程度に設定して筋肉の成長を促す（表2-5）。筋肥大は筋力向上の基盤となるが，神経適応や腱・結合組織の適応も筋力発揮に関与するため，筋量を増やすだけではゴルフスイング速度への直接的な影響は限定的である。

　第三に，筋力向上を目指す場合は，高負荷で少ない反復回数を行うことが推奨される。具体的には，最大で6回以下しか挙げられない重い負荷を使用し，休息を2～5分間と長めにとって神経系の回復を促す。特にベンチプレスやスクワットのような多関節を使う体幹を強化するエクササイズとして効果的である。一方，アームカールなどの補助エクササイズは8回以上の反復回数を推奨する。筋力とクラブヘッドスピードや飛距離には正の相関がある（各論1～3章参照）。

　第四に，筋パワー向上を目的とする場合は，筋力と速度を組み合わせたトレーニングを行うため，負荷強度が他の目的と異なる。具体的には，1RMの30～60%程度の比較的軽めの負荷で3～6回の反復を素早く行うことで筋パワーを高める。ゴルフスイングは短時間で爆発的な力を発揮する動作であるため，筋パワーの向上が飛距離アップに直結する。詳細についてはColumn p.23および各論3章 p.136を参照されたい。

　最後に，身体組成改善を目指す場合は，中～高強度1RMの67～85%で6～12回の反復，休息時間を30秒～1.5分に設定し，脂肪燃焼を促進しつつ筋肉量を増加させる。さらに筋持久力向上のプログラムを併用することで効果が高まる。体格・体重などの身体的特性とクラブヘッドスピードとの相関は小さいながらも存在している[19]。過剰な脂

肪はスイングの妨げとなり，長時間の歩行時に負担をかける可能性がある。

（3） 健康づくりのための身体活動・運動ガイド2023

トレーニングの頻度とボリュームについて，厚生労働省の「健康づくりのための身体活動・運動ガイド2023」では，成人は週2〜3回，筋トレを行うことが推奨され，有酸素性については，週に60分以上の3メッツ以上の強度の運動が推奨されている。日本トレーニング指導者協会や，NSCA (National Strength and Conditioning Association)[20]の指針では，初心者は週2〜3回，中級者は週3〜4回，上級者は週4〜6回のトレーニングが適切とされている。また1回のトレーニング時間は45-60分程度が推奨されている。これらの指針は一般的な健康維持・増進を目的としたものであり，個人の目標や体力レベルに応じて，適切な頻度とボリュームは変わる可能性がある。また，過度なトレーニングは，けがのリスクを高める可能性があるため，徐々に強度や頻度を上げていくことが重要である。トレーニングを始める際は，医師や専門家に相談し，個人の状態に合わせたプログラムを作成することが推奨される。

Column 1. 日常とゴルフを支える筋パワーの重要性

身体組成の改善においては，ダイエットと筋肥大が最優先事項となるが，大前提として健康体でなければQOLを高く保つことはできない。QOLを高く保つには筋力と筋パワーが重要になる。筋パワーとは，筋力と速度を掛け合わせた能力のことであり，一定の力をいかに素早く発揮できるかを示す。階段を駆け上がる，急な危険を回避する，高齢者の転倒予防や動作の迅速性維持など，日常生活でも筋パワーが必要である。日常生活の動きだけでなく，ゴルフを楽しむにも必要である。ゴルフのパフォーマンス向上にも筋パワーは欠かせない。ゴルフでは筋パワーだけでなく，爆発的な筋力も重要である。爆発的筋力とは，筋力の発揮を始めてから非常に短時間で最大限に力を高める能力であり，筋パワーを高めるうえでも重要な要素である。

2. 腹筋運動でお腹は割れるのか

一般の方にとっては，割れたお腹を手にいれることは，身体組成の改善において一つの目標になることも多い。腹筋を割りたいからと腹筋運動を一生懸命頑張っている方も多いのではないか。では実際に，腹筋運動でお腹は割れるのだろうか？こちらの研究では，腹筋のトレーニングをしても腹部の脂肪細胞及びウエストのサイズは減少しないことが示唆されている[21]。脂肪の分解はホルモンを介して全身性に生じるため，部分痩せはしないと考えられる。したがって，食事管理をしつつ，全身の筋トレを行う方が効率的といえる。

3章　運動の持続と呼吸循環系

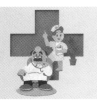

SECTION 1　運動と循環

　運動を開始すると，筋肉への酸素需要が亢進する。激しい運動時には，酸素需要は安静時の15〜25倍にも達するが，その際の呼吸器系の反応は換気量を増加させることである。一方，循環器系では，心臓のポンプ機能が亢進する。この作用により肺で酸素化された血液は全身へ運ばれ，臓器の酸素需要は満たされる。また，筋肉への酸素供給を増加させるため，心拍出量の増加と運動筋への血流供給調節（非活動臓器から活動している運動筋への血流再分配）が必要であり，これには，運動筋における酸素利用能も関係する。

（1）心拍出量

① 心拍出量とは

　心拍出量とは，1分間に心臓から全身に送り出される血液の量のことである。計算式では，1分間の心拍数と1回の収縮で左室から駆出される血液量の積である。

　　心拍出量（$\dot{Q}$：cardiac output）＝心拍数（HR：heart rate）×1回拍出量（SV：stroke volume）

　　注］「$\dot{Q}$」は，一般に心拍出量を指す記号として用いられるが，その由来はquantity（単位時間当たりの流量）にあるとされる。

　前記の式から，心拍出量の増加には，心拍数か1回拍出量のどちらか一方，あるいは

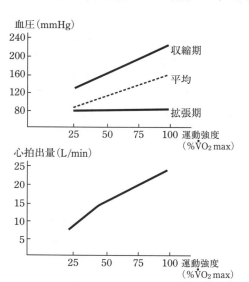
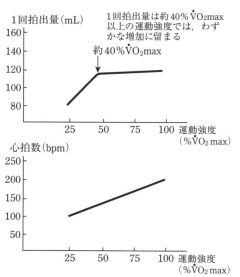

図3-1　運動強度の増加に伴う血圧，1回拍出量，心拍出量，心拍数の変化

出典：Powers, 2020[1]）を一部改変

両者が増えることが必要になる。激しい運動時により，心拍出量は，時に安静時の5～6倍にも達するが1回拍出量は，それほど大きくは増加しない（図3-1）。運動時の1回拍出量は，最大酸素摂取量（$\dot{V}O_2max$）（後述）の約40～50％の運動までは強度の増加に伴い増加し，同時に血圧も上昇する。しかし，それ以上の強度の運動では1回拍出量は増加しないか，あるいは増加してもわずかに留まることから，心拍出量の増加は主に心拍数の増加によってもたらされる（図3-1）[1]。1回拍出量がプラトーに達する理由は，以下の通りである。心拍数の増加により，心周期は短くなるが，左室駆出時間の変化は軽微に留まる。そのために左室充満時間は短縮し，EDV（後述）の増加を妨げるためである。高度にトレーニングをつんだ長距離ランナーなど持続系アスリートでは，後述する骨格筋の作用などにより静脈還流量が増加し，1回拍出量は最大酸素摂取量までプラトーに達することはないと報告がある[2]。

では，心拍出量を規定する重要な因子である心拍数の調節には何が関与しているのであろうか。心拍数の調節は，洞房結節*により行われている。心拍数の変化には，洞房結節に影響を与える因子が関与しているが，その中でも最も大きく関与する因子は，自律経系である。低強度の運動時にみられる心拍数の初期の増加（およそ100拍/分まで）には，副交感神経緊張の低下が関与している。神経入力がない場合の洞房結節の自発的発火は，およそ100拍/分であるが[3],[4]，安静時には副交感神経の緊張により心拍数は50～80拍/分に抑えられている。

*洞房結節：心臓は規則的に拍動するために心筋細胞が自発的に電気刺激をつくり出している。正常心臓において刺激を出しているのは，右心房に位置する洞房結節（どうほうけっせつ）とよばれる特殊な細胞の集まりで，自然のペースメーカーとよばれている。

強度の運動時には，交感神経の緊張が洞房結節，および房室結節を刺激し，心拍数を上昇させる。交感神経線維は，その終末からノルアドレナリンを分泌し，心筋のβ受容体に作用して心拍数と心筋収縮力の増加をもたらす。運動時の心拍数は年齢や活動する筋肉量により異なるが，特に環境因子（体温の変化など）に影響を受ける。体温が上昇するような暑熱環境下での運動は，同じ運動を寒冷環境下で行った場合と比べて体温を大きく上昇させ，そのため心拍数もより多くなる。

② 運動による1回拍出量（SV）の調節

運動時増加する1回拍出量の調節は，①拡張末期容積，②大動脈圧，③心筋収縮力の3因子が関連する。

(a) 拡張末期容積（EDV：End-Diastolic Volume）

EDVは拡張期の末期における心室内の血液量のことで，心室の前負荷である。EDVの増加は心筋線維を伸展させ，これによって骨格筋でみられるのと同様に心収縮力が増大する。この関係は「フランク・スターリングの心臓の法則」として知られている（図3-2）[1]。

EDVに影響を与える主な因子は，静脈還流量である。運動時の静脈還流量の増加には，次の3つのメカニズムがある。

静脈収縮：骨格筋のなかにある静脈が交感神経性収縮し静脈圧を上昇，心臓への静脈還

流量を増加させる

筋ポンプ：律動的な骨格筋収縮と弛緩により静脈が圧迫されて，血液を心臓に押し戻す。太い静脈には一方方向の弁があり，筋弛緩時に心臓から血液が逆流するのを防いでいる。等尺性運動(総論2章p.17参照)時には，骨格筋は持続的収縮しているため筋ポンプははたらかない。

呼吸ポンプ：呼吸周期的呼吸も静脈還流量を増加する。吸気時には胸腔内圧が低下し，腹腔内圧は上昇する。よって腹腔から胸腔への流れが発生し静脈還流量を増加させる。

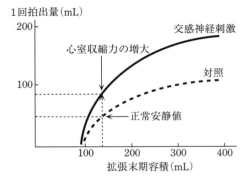

図3-2 フランク・スターリングの心臓の法則
拡張末期容積(EDV)と1回拍出量(SV)の関係および交感神経刺激が1回拍出量に及ぼす影響。交感神経刺激は同じ拡張末期容積における1回拍出量を増加させる
出典：Powers, 2020[1])を一部改変

(b) 大動脈圧

血液を駆出するためには左室内圧力が大動脈圧を超えなくてはならない。よって大動脈圧の上昇は心室からの血液拍出の障壁となり，1回拍出量は減少する。これは後負荷とよばれる。激しい運動時には骨格筋の細動脈が拡張し，後負荷が軽減するため心臓が血液を拍出しやすくなる。

(c) 心筋収縮力

心臓への交感神経刺激は，心筋線維内へのカルシウム量を増やし，これにより心筋収縮力は増大する。図3-2は心臓交感神経刺激が同じEDVにおける心拍出量を増やしていることを示している(図3-2)[1]。

(2) 血流再分配

心拍出量の増加により，状況に応じて各器官に血流が配分される。激しい運動時には骨格筋の血流量が心拍出量全体の80%

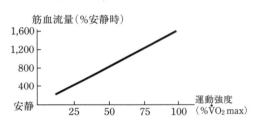

図3-3 運動強度の増加に伴う筋血流量の大幅な増加と内臓血流の減少
出典：Powers, 2020[1])を一部改変

にもなるのに対し，逆に活動的ではない肝臓，腎臓や消化管の血流量は大きく減少する(図3-3)[1]。しかし，心筋の血流配分率はほとんど変動しない。脳の血流配分率は減少するが，絶対量は安静時よりわずかに上昇する(図3-4)[1]。

運動時の筋肉血流増加には毛細血管の動員が関与している。安静時には運動筋の毛細血管の50〜80%しか拡張していないが，激しい運動時には筋肉内の毛細血管はすべてが拡張し，筋線維への酸素供給は増加する。このような代謝性血管拡張には，一酸化窒素，プロスタグランジン類，内皮由来過分極因子のような局所で産生される内皮由来の血管拡張物質の相互作用によって調節されている。

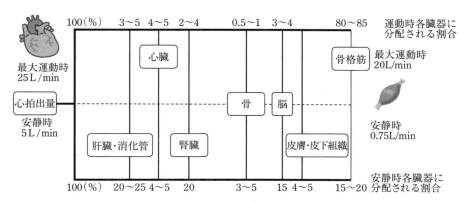

図3-4　安静時心拍出量(5L/min)，および最大運動時心拍出量(25L/min)の臓器別分配

出典：Powers, 2020[1]を一部改変

　また，活動していない臓器(非活動臓器)は，交感神経系の反射性血管収縮に影響を受け，血流が安静時の20〜30％まで減少することもある。減少した血流は運動筋に分配されここでの血流増加につながる。

　皮膚血流は運動強度によって変化することもある。激しい運動によって体温が上昇すると，皮膚の交感神経拡張刺激により，皮膚血管が拡張し体温抑制のため使われる。その結果，運動筋の血流は皮膚に奪われることになる。暑熱環境では体温上昇により運動筋血流は皮膚に奪われ，パフォーマンスの低下につながる(後述)。これらを総括した運動時の骨格筋活動に呼応した心血管応答の概要を図3-5にまとめた[1]。

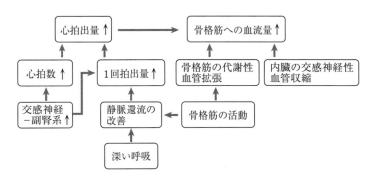

図3-5　運動に対する心血管応答のまとめ

出典：Powers, 2020[1]を一部改変

（3）運動時の循環応答に与えるその他の事項

　運動時の一般的な循環応答の概要を説明したが，実際は運動の種類，強度，持続時間，運動時の環境など種々の要因によって影響される。

　ゴルフによる運動は，運動強度は低〜中強度(約3〜5メッツ)，持続時間は長時間(約5時間前後)，間欠的な全身運動(スイング)がある，気温・湿度などの外的影響を受ける，感情の変動が大きくなりやすいなどの特徴がある。

　次に，ゴルフ運動を想定して条件別による循環系反応の特徴を述べる。

SECTION 1　運動と循環

① 長時間運動

酸素摂取量から計算したゴルフ18ホールの平均は，約40％の$\dot{V}O_2max$と，決して強度が高い運動ではなく，長時間持続できるスポーツである。ある一定の運動強度で長時間運動を持続したときでも，心拍出量は運動中一定に維持されている。しかし，時間経過とともに1回拍出量は減少し心拍数は増加してくる。これは体表面血流の増加に伴う皮膚血流の増加，発汗による血漿量減少，静脈還流量減少から1回拍出量が減少し，心拍数は心拍出量を維持するため増加する。この現象は「心血管系ドリフト」とよばれている（図3-6）[1]。

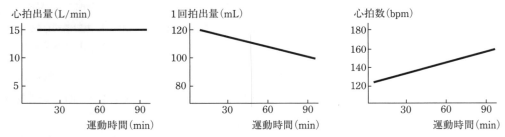

一定の運動強度で長時間運動を行うと，1回拍出量は減少し心拍数が増加して補填し，心拍出量は一定に維持される

図3-6　心血管系ドリフト

出典：Powers, 2020[1]を一部改変

心拍数増加は心臓に対する負荷を増加させるため，プレー中に適切に水分を補給し静脈還流量の減少を補うことが心血管系ドリフト抑制の観点からも重要である。

② 気温，湿度

暑熱多湿環境では「心血管系ドリフト」は，さらに大きくなる。人間は恒温動物であるため，深部体温を一定に保つ必要がある。外的温度上昇はもちろんのこと，多湿環境でも蒸発による皮膚温度低下が阻害されるため，深部体温は，上昇しやすくなる。熱損失を増やすため皮膚血流は増加しやすくなり，より心拍数は増加し，1回拍出量は減少しやすくなることが知られている。

③ 間欠的運動

間欠的な場合では，体力レベル，気温・湿度などの外的環境，持続時間の長短によって循環応答は決定される。寒冷環境下での比較的軽い運動では，数分間で回復は完了するが，暑熱環境下で強度があがる場合は，運動の合間でも心拍数は高いままである。ゴルフでは持続的な歩行と間欠的スイング運動の組み合わせであるが，スイング運動の間隔が長く運動強度も大きくないため，スイングが循環応答に及ぼす影響は，一時的なものと考えられる。

④ 運動筋による比較

同一の運動強度で比較した場合，腕の運動は，脚の運動よりも心拍数と血圧を高めることが知られている。腕の運動による大きな血圧上昇は，腕以外の非活動（運動）筋の血管収縮によるものである。脚の運動時には腕と比べて相対的に活動筋量が大きく，拡張血管が多くなる。結果的に末梢血管抵抗がより低くなり，血圧上昇が抑えられる。

⑤ 精神的緊張

感情が高ぶった精神状態では，運動前から心拍数と血圧は上昇する。これは交感神経活性の亢進によってもたらされる事前興奮とよばれる反応である。$\dot{V}O_2\,max$ に達しない運動においても，同様の精神状態は心拍数，血圧の上昇をもたらす。しかし，中距離走や水泳，自転車などの競技による $\dot{V}O_2\,max$ に達するような高度な運動時には，感情の高ぶりは運動時の最大心拍数・血圧には影響を与えない。

ゴルフの場合，ラウンドは基本的には低〜中強度の有酸素運動であり $\dot{V}O_2\,max$ に達するような運動ではない。ドライバーのフルショットなどは無酸素運動であるが，1〜3秒で終了する。

一方ラウンド中のショットやパターはパープレーでも72回にも及ぶが，ショット前の感情の高ぶりは事前興奮を頻繁に惹き起こし，交感神経が過度に亢進すれば，パフォーマンスは低下し心拍数と血圧は上昇する。運動強度や事前興奮の頻度から考えて，ゴルフは精神的緊張が循環に大きな影響を与えるスポーツであると考えられる。

Column　ゴルフは危険なスポーツなのか

近年ゴルフプレー中に突然死した有名企業の会社役員，競技会で亡くなられた人の記事など，ゴルフプレーは危険なスポーツであるかのような情報がインターネット上で多くみられる。本当にゴルフは危険なスポーツなのだろうか？ ゴルフの危険性について検証してみたい。

ゴルフの運動強度は低〜中強度な運動（約4メッツ）であり年齢性別に関わらず楽しめるスポーツである。定期的な同強度の身体活動は冠動脈疾患（心筋に酸素を供給する冠動脈が動脈硬化により狭くなる病気で重篤な場合は心筋梗塞を引き起こす）の発症を予防し死亡を減少させることは観察研究で明らかになっており，日本循環器学会2023においても，推奨レベルⅠエビデンスレベルはBとなっている[5]。

スポーツには大きなメリットがある反面，種々のリスクを伴うが，特に大きな問題である突然死について考えてみる。国内では1年間に約10万人が突然死していて，このうち約6万人が心臓突然死し[6]，さらにその60％が冠動脈疾患と推定されている[7]。若年層では心筋症や先天性心疾患が多く，中高年では冠動脈疾患との関連が強い。日常生活中の突然死が最も多く，スポーツ中の突然死は0.35％に過ぎないが[8]，単位時間当たりの発生率でみると，やはり相対的に高率である。

スポーツの種類別に検討すると，ゴルフプレー中の突然死は1994年の統計では年間76件と推定されており[9],[10]，また2002年の統計ではランニング，水泳，野球についでゴルフは4番目となっている[11]。さらに中高年以降に限るとスポーツ中突然死のうち種目別ではゴルフが最も多いと報告されている[12]。ゴルフは中高年者のプレー人口が多いため，突然死が多くなった可能性もある。村山らは，年間の参加率を考慮して年齢別，スポーツ別の危険率を算出している（ランニングを1としている）[13]。それによると40〜59歳まではゴルフ危険率は0.6であったが，60歳以上では6.5となり最も危険率の高いスポーツとなった。

以上のように決して高い確率ではないが，ゴルフプレーの相対的に高い突然死リスク要因を考察してみる。

中高齢者の運動中突然死の主な原因は心筋梗塞であるが，なぜゴルフプレー中に多いのだろうか。40歳以上の男性を対象にゴルフ愛好家とその他スポーツ愛好家との間で冠動脈危険因子の違い

を検討した報告によると，ゴルフ愛好家はテニス愛好家やジョギング愛好家に比べて肥満度が有意に高く，動脈硬化指数もテニス，ジョギング，水泳それぞれの愛好家に比べて高く，運動をしない群と同様であった[14]。この結果はゴルフ愛好家が他のスポーツ愛好家と比べて冠動脈危険因子を多く有することを示している。

さらに日本人のゴルフ中の心筋梗塞26症例について検討した報告によると，すべてが男性で年代は50～70代が大多数を占め，喫煙率が80～90％と高く（心筋梗塞を起こした日本人男性の喫煙率は約45％），その他冠動脈危険因子なども多く合併し，さらに午前中の発症が多い傾向があった[15]。スポーツ直後の冠動脈病変を検討した Ciampricotti らの報告では3本の冠動脈のうち1本のみが狭くなる1枝病変が多く冠動脈攣縮の関与が疑われたが[16]，日本人では多枝病変も多く認められた。喫煙は血小板凝集能を亢進させ，また冠攣縮を惹起させる要因である。喫煙率との関連も推測される。

以上のことからゴルフは心筋梗塞を起こしやすいスポーツではなく，ゴルフ愛好家には冠動脈硬化症を代表とする動脈硬化疾患が潜在的に多いことが，プレー中の突然死増加率上昇につながっていると考えられる。

SECTION 2　運動時の酸素摂取量の変化

ゴルフは，個々の体力レベル・競技レベルにより，様々な楽しみ方が可能となるスポーツである。高齢者・体力が落ちている者であれば，カートを使用するなどして，最小限の歩行とゴルフスイングが可能なだけの体力があればよく，日常生活に支障のないレベルで十分といえる。一方，アスリートゴルファーとなれば，キャディーがつくとしても，パフォーマンスを落とさずに連日複数ラウンドを行うには，健常若年成人以上の体力を要する。

ここでは，体力の中でも持久力を規定する運動時の酸素摂取量について，持久力評価のための呼気ガス分析検査，および同検査より得られる最大酸素摂取量や無酸素閾値を含めて概説する。

（1）持久力とは

持久力（心肺機能・心肺持久力・全身持久力）は，筋力，柔軟性とともに体力の3大要素の一つで，「どれくらい強い運動を長い時間できるか」と直結する体力である。呼気ガス分析装置を用いて測定できる最大酸素摂取量（$\dot{V}O_2 max$）がその指標で，持久系運動・トレーニングにより改善が期待できる。

持久力の向上は，持久系競技はもちろん，数分以上持続して行うような競技においては，パフォーマンスの向上に必須である。むろん，マラソンなどの長距離持久系種目に比べると，ゴルフでは，筋力や柔軟性といった持久力以外の体力に加えて，技術やマインドコントロールといった体力以外の要素がより重要となる。しかしながら，持久力を維持向上させることで，疲労によるスイングの乱れや判断力の低下，スポーツ障害などを最小限にすることが可能となると考えられる。

（2） 運動時のエネルギー供給機構

運動時には，筋肉でのエネルギー消費は数十倍となるが，運動強度や運動時間により，そのエネルギー供給機構やエネルギー源は異なる。エネルギー供給機構は大きく，酸素の必要性の有無で無酸素系と有酸素系に分けられる。詳細は割愛するが，例えば，100m全力走では，必要なエネルギーの約90％が無酸素性代謝（主にATP-PCr系）によりつくりだされるのに対して，2分間の全力運動では無酸素代謝（主に解糖系）と有酸素代謝（ミトコンドリアで行われるクエン酸回路・電子伝達系）の割合がほぼ等しく（それぞれ50％），30分を超えるとほぼすべて有酸素代謝で賄われる（総論2章p.14参照）[17]。すなわち，ゴルフスイングのような瞬時の動作時と，非スイング時の歩行中心の運動時にはエネルギー供給機構が異なるといえる。

エネルギー源となる3大栄養素のうち，たんぱく質は，筋肉/組織の合成に不可欠であるため，糖と脂肪が主なエネルギー源となる。しかし，脂肪をエネルギー源とできるのは，有酸素代謝のみである。

糖の体内貯蔵量（グリコーゲン，400～500g）に比べて桁違いに大きい貯蔵脂肪（10kg単位）を利用できることは（筋肉ミトコンドリアでの）有酸素代謝の強みであり，長時間の持久運動を可能にしている。そして，この有酸素代謝能力を持久力という。有酸素代謝の欠点としては，エネルギー産生スピードが無酸素性代謝（ATP-PCr系および解糖系）に比べて遅く，スプリント運動には適さない点である。

（3） 運動時の呼気ガス分析による酸素摂取量測定，メッツとは

通常は，自転車エルゴメータ，もしくはトレッドミルなどの運動負荷装置を用いて，漸増運動負荷試験（各論5章p.161参照）中に図3-7のような据え置き型の呼気ガス分析装置を用いて測定する。一般的ではないものの，屋外でのスポーツ活動中に使用可能な携帯型のものもある（総論7章p.70参照）。

呼気ガス分析装置は，呼気中の酸素，および二酸化炭素濃度と換気量を測定することでエネルギー代謝を評価（間接熱量測定）する。

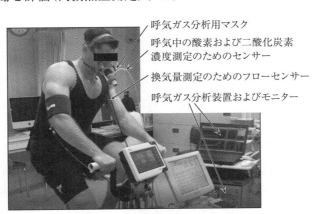

図3-7 呼気ガス分析装置を用いた運動負荷試験（$\dot{V}O_2$max 測定）

運動時の呼気ガス分析は，1呼吸ごと(breath by breath)に換気量と呼気酸素濃度をそれぞれ専用のセンサーを用いて計測し，吸気と呼気の酸素濃度の差に換気量をかけることで酸素摂取量($\dot{V}O_2$ mL/min)を計算する。吸気時の酸素濃度は，大気中の酸素濃度(約21%)と等しいと考えて計算する。

最大酸素摂取量($\dot{V}O_2$max：maximal oxygen uptake)は最大運動負荷時に，それ以上酸素摂取量の増加がみられなくなった$\dot{V}O_2$値を指す。

ここで，白人男性の平均安静時$\dot{V}O_2$が3.5 mL/min/kgであったことから，$\dot{V}O_2$ 3.5 ml/min/kgを1メッツ≒安静時エネルギー消費量と定義されている[18]。そして，$\dot{V}O_2$maxや後述の無酸素閾値もメッツ表示することが一般的である。

運動時$\dot{V}O_2$を3.5で除し(安静時の何倍のエネルギーを要するかという)メッツで表すことのメリットは，以下の通りである。

① 各種運動の強度をメッツ表示することで，安静時の何倍のエネルギーを要するかというイメージしやすい指標となる上，各身体活動の運動強度がメッツ表として広く公開されている[18](総論4章 p.42, 7章 p.69参照)。

　日常生活活動強度は，その多くが，3〜4メッツ程度である。

　ゴルフは，カート利用で約3.5メッツ，歩行・バッグ担ぎで約4.5メッツ前後とされている。時速10 km以上のランニングでは，時速とメッツがおおよそ等しくなる。

② メッツに運動時間(単位：時間)と体重をかけることでエネルギー消費量を容易に算出できる(酸素1 L当たりのエネルギー消費量 = 5 kcal)。

　すなわち

　　エネルギー消費量(kcal)
　　$\fallingdotseq 5 \times \dot{V}O_2 = 5 \times 3.5 \times $メッツ$(0.001\, L/min/kg)$
　　$= 5 \times 3.5 \times$メッツ$\times 0.001\, L \times 60\, min$
　　$= 1.05 \times$メッツ$(L/hr/kg) \fallingdotseq$ メッツ $\times$ 時間$(hr) \times$ 体重(kg)

例えば，10メッツの運動 = 時速10 kmランニングなどを0.5時間，体重60 kgの人が行うと10 × 0.5 × 60 = 約300 kcalのエネルギー消費となる。

また，(O_2センサーを用いた)酸素濃度の測定と同時に，CO_2センサーにより呼気二酸化炭素濃度も測定することで，二酸化炭素排出量($\dot{V}CO_2$ mL/min)も同時に計算できる。$\dot{V}CO_2$算出のメリットは，運動強度増加に伴う嫌気性代謝の開始(無酸素閾値，AT：anaerobic threshold)により生じる(代謝性代償の結果としての)CO_2排泄(および，それによる換気量)の急激な増加を換気閾値(VT：ventilatory threshold)としてとらえることができることである(後述)。さらに，代謝性代償を超えた運動強度でみられる過換気の開始(呼吸性代償ポイント，RCP：respiratory compensation point)の推定が可能となることで，主にトレーニング強度の設定に有用な持久力(心肺機能)指標を得ることができる。

SECTION 3　呼気ガス分析から求められる持久力指標

（1）　最大酸素摂取量（$\dot{V}O_2$max：Maximal Oxygen Uptake）

　　単位時間当たりできるだけ酸素を体内に取り込み，筋肉に供給し有酸素性代謝により大量のエネルギーをつくり出す最大能力が，最大酸素摂取量（$\dot{V}O_2$max）であり，持久力の最も客観的な指標である。$\dot{V}O_2$maxの基準値は，男性で，39 mL/min.kg（約11メッツ），女性で33 mL/min.kg（約9.5メッツ）が目安で，加齢とともに徐々に低下がみられる[20]。

　　ここで，筋肉での有酸素性代謝（内呼吸）を最大化するためには筋肉，心臓，血液循環，肺の各要素が歯車のようにかみ合って酸素を体内に取り込み，筋肉ミトコンドリアで利用し，副産物として生成された二酸化炭素を体外へ吐き出す仕組みが不可欠となる（図3-8）。

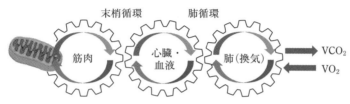

図3-8　持久力の要素（規定因子）
出典：Wasserman, *et al*., 2012[19]を一部改変

　　そのため，この歯車のどこかに異常をきたすと有酸素性代謝能力（持久力）は低下する。例えば，肺炎を起こしたり，喘息などの器質的肺疾患があれば，取り込める酸素量（$\dot{V}O_2$max）が低下する。心臓機能の低下はもちろん，貧血（血中ヘモグロビン濃度の低下）があれば，酸素を効率的に筋肉まで運べなくなり，やはり$\dot{V}O_2$max低下となる。運動不足による筋肉ミトコンドリア機能や毛細血管障害はもちろん，女性や老人のように筋肉量そのものが少なければやはり低下する。

　　参考までに健常人では，$\dot{V}O_2$maxを規定するのは（図3-8に示す歯車の律速段階），心機能である。なぜなら心臓による血液のアウトプット（心拍出量）は，心拍数と1回心拍出量の積であるが，心拍数は，せいぜい数倍（約60/分→約200/分），1回心拍出量も2倍程度しか増やすことができないためで，肺や筋肉の予備能力に比して著しく小さいことがわかる。そのため，持久系アスリートでは，心臓（心陰影）の可逆的な拡大が起こり，1回心拍出量を大きくしている（スポーツ心臓）。また同時に，持久系アスリートでは心拍数も30/分以下の場合も少なくなく，これも安静時心拍数を下げることで，最大心拍数との差が広がり，心拍予備能を高める変化である。

（2）　無酸素閾値（AT：Anaerobic Threshold）

　　持久力の最も客観的な指標は，上述の$\dot{V}O_2$maxであるが，$\dot{V}O_2$maxに相当する強度の運動を長時間継続することはできない。それは，運動強度が高まると有酸素性代謝（クエン酸回路-電子伝達系）のみでは単位時間当たりに必要とする大量のエネルギーを賄えず，無酸素性代謝（嫌気代謝，解糖）が同時に起こり，その副産物としての乳酸が産生

され，乳酸が処理しきれなくなると運動が続けられなくなるためである（図3-9）。

そのため，長時間運動パフォーマンスの決定因子，持久力の指標として，運動強度が高まり（筋肉への酸素供給が間に合わなくなることで）無酸素性代謝が増え乳酸がたまり始める運動強度を，無酸素閾値（AT：anaerobic threshold）とよぶ。

ATは，$\dot{V}O_2max$と同様に，持久力の客観的指標として，またトレーニング強度の設定や（AT向上が）トレーニング効果の判定に用いられる。

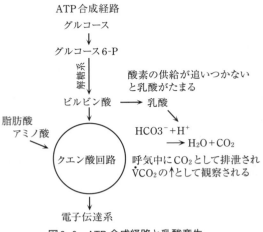

図3-9 ATP合成経路と乳酸産生 重炭酸イオンによる代謝性代償

そして，漸増運動負荷中の呼気ガス分析により，図3-10に示すように，$\dot{V}CO_2$（および換気量）の急激な増加がみられる換気閾値（VT：ventilatory threshold）としてATをとらえることができる。乳酸連続測定で求められる乳酸閾値（LT：lactic threshold 血中乳酸濃度約2mMに相当）もAT/VTとほぼ同義である。

$\dot{V}CO_2$の急激な増加・VTが生じる理由は以下の通りである[17]。

すなわち

運動強度が有酸素性代謝によるエネルギー供給スピードを上回る。

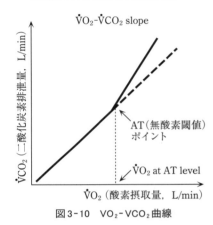

図3-10 $\dot{V}O_2$-$\dot{V}CO_2$曲線

→解糖系（無酸素性代謝）によるエネルギー産生が増加する。

→解糖系の副産物としての乳酸生成が増加する。

→血中乳酸濃度の上昇によるアシドーシスの進行を防ぐため重炭酸による代謝性代償（$HCO_3 + H \rightarrow CO_2 + H_2O$）が生じる。

CO_2が呼気中に排出されることでの$\dot{V}CO_2$の急激な増加・換気量の急激な増加（＝VT）が生じる。

言い換えると，ATは有酸素運動レベルの上限に相当する運動強度で，一般には$\dot{V}O_2max$の50％程度である。ATレベルの運動であれば，理論的には無限に継続できると考えられる。ただ実際には，筋疲労などにより，ATレベルの運動強度が時間とともに低下することも知られている（～35% $\dot{V}O_2max$）。持久系トップアスリートでは，トレーニング効果として$\dot{V}O_2max$の上昇以上にATの向上がみられ，ATが$\dot{V}O_2max$の80％以上にも達し，長時間運動でもAT低下がほとんどみられなくなることも知られている[16]。そのため，マラソンを2時間強（約20メッツの運動強度）で走り切るような，きわめて$\dot{V}O_2max$に近いところでの長時間運動が可能になっている。

（3）運動強度のその他の指標　～心拍数，自覚的運動強度（ボルグ(Borg)スケール）～

　ここで，$\dot{V}O_2$をスポーツ現場で実測することは，携帯型呼気ガス分析装置を用いれば不可能ではないものの，マスク・装置の装着を含めて多くの場合，現実的でない。そのため，運動強度の指標として，$\dot{V}O_2$（メッツ）に加えて心拍数，自覚的運動強度（RPE：rating of perceived exertion）がよく用いられる。

　心拍数は，運動時に運動強度・$\dot{V}O_2$の増加とともに直線的に増加するため，簡便かつ客観的な運動強度の指標となる。安静時心拍数と最大心拍数から心拍予備能（HRR：heart rate reserve）を算出するカルボーネン法（総論7章 p.68参照）が一般的で，40～60% HRRが多くの場合に，ATレベルに相当する。例えば，60歳の人で安静時心拍数が60/分の場合，最大心拍数は，簡便には220－年齢＝160/分と推定できるため，心拍予備能は（最大心拍数－安静時心拍数）＝160－60＝100拍/分となる。50%心拍予備能の心拍数は，60＋0.5×100＝110/分となる。ただし，最大心拍数の予測は，心疾患患者や，β遮断薬を使用している場合は不向きで，安全性の評価を含めて実測が望ましい。呼気ガス分析を用いた運動負荷試験中に，心拍数も計測することで，運動強度の増加とともに，$\dot{V}O_2$・心拍数ともに上昇するため，$\dot{V}O_2$－心拍数曲線は，ほぼ直線となり，運動中の心拍数より$\dot{V}O_2$の推定が可能となる。%HRRと%$\dot{V}O_2R$（酸素摂取量予備能：$\dot{V}O_2$ Reserve＝$\dot{V}O_2max$－安静時$\dot{V}O_2$）は，ほぼ等しくなる。

　RPEは，Borgスケールがよく用いられ，6～20の15段階で評価する（総論7章 p.68参照）。スケールを10倍することで，ほぼ心拍数に相当する点が使いやすい。ATレベルは，11（楽である）～13（ややきつい）程度であり，トークテストや福岡大学運動生理学研究室より提唱されている「ニコニコペース」といわれる強度である。すなわち，運動中に，息は弾むものの，にこにこでき会話は可能であるレベルといえる。

（4）ゴルフに持久力トレーニングは必要か

　ゴルファーに持久力トレーニングが必要かどうかであるが，健常成人においては，技術の習得や，筋力・柔軟性トレーニングに比して重要度は低いものと思われる。

　上述のように，ゴルフの運動強度は，3.5～4.5メッツと日常生活における身体活動強度（3～4メッツ）と大きく変わらず，プロゴルファーにおいても平均運動強度は，40% HRR（心拍予備能）との報告もあり[21]，日常生活に全く支障をきたしていない健常成人であれば，有酸素運動レベル（AT）は約5メッツ以上と考えられ，ATを定常的に超えることはない。ただし，前述のように疲労によるAT低下を考えれば，高い持久力を維持することはむろん有用と考えられる。

　一方で，高齢者や疾病者では，$\dot{V}O_2max$は健常者の70%未満（＜7メッツ）であることも少なくなく，ATレベルは，50%$\dot{V}O_2max$とすると日常生活強度（3～4メッツ）を下回ることも少なくない。その結果，ゴルフも過負荷となる可能性があり，日常生活動作を増やし，できるだけこまめに，からだを動かすことやレジスタンス運動の併用が勧められる。

言い換えると，一日1万歩程度，普段より日常生活活動を含めて活動量が保たれている場合は，体力レベルも維持されていることが多く，ゴルフに必要な持久力がすでにあると考えられる。その一方で，ロコモ度テストで，ロコモ*1に相当する40 cmの椅子から片足で立ち上がれない，もしくは普段の身体活動が極端に低い場合には，持久力も低下している可能性が高く[22]，レジスタンス運動やストレッチングを含めた日頃からの体力づくりが勧められる。

*ロコモ：「ロコモティブシンドローム」の略称で，骨や関節の病気，筋力の低下，バランス能力の低下など運動器の傷害のために移動が困難になる状態をいう。ロコモ度テストとはロコモリスクを評価・移動機能を確認する簡易検査で，下肢筋力を調べる「立ち上がりテスト」，歩幅を調べる「2ステップテスト」がある。ロコモ1とは，ロコモ予備群・移動機能の低下が始まっている状態といえる。

（5）まとめ

持久力ならびに，呼気ガス分析から求められる持久力の指標（$\dot{V}O_2max$, AT）について概説した。ゴルフで求められる持久力は，日常生活強度と同等かやや高いレベルにとどまり，健常成人においては，（ATを超えない）有酸素運動レベルと考えてよい。

一方で，高齢者や疾病者など体力低下が疑われる場合や，日常生活における身体活動が著しく低下している方では，ゴルフが（ATを超える）過負荷となることも少なくなく，レジスタンス運動（筋トレ）・ストレッチ運動を併用しつつ，まずこまめに，からだを動かすなど，身体活動量を増やす取り組みがすすめられる。

また，健常人においても，酷暑や寒冷下など天候によっては運動負荷が増えうるうえ，数時間以上に及ぶゴルフラウンドでは，疲労に伴うATレベルの低下により，有酸素運動レベルを超える過負荷となりうる。その結果，息が乱れて集中力・パフォーマンス低下や無理な動作によるスイングの乱れ・障害につながりかねない。そのため，持久力トレーニングを行うことで，パフォーマンスの向上やスポーツ障害予防に役立つものと考えられる。

Column　体調管理の重要性

　ゴルフは決して危険なスポーツではないことは，前Columnでも紹介の通りである．しかし，週末ゴルファーに多くみられるわが国のゴルフ環境では，危険なスポーツにもなり得ることに注意が必要である．

① 　前日遅くまで仕事，時には飲み会があり，普段は寝ているはずの週末に早起きして長時間車を運転してゴルフ場に向かう→睡眠不足・疲労・脱水

② 　朝食はおろか十分な水分補給もないまま，準備運動もないまま，ティーショットにのぞむ→脱水増悪・突然の（相対的）高強度運動

③ 　緊張して力んでティーショットを打ち，山や谷に打ち込み，ミスを取り返そうと急いで坂道を上り・下り，さらに力んで，セカンドショットを打つ→精神的・肉体的ストレスの増加

④ 　中高齢者の心臓突然死のほとんどは，冠動脈疾患による重篤な不整脈によるため，一秒でも早く除細動（AED）を行うことが必要（1分ごとに蘇生率は10％低下）→クラブハウスを離れてプレー中に，数分以内のAED施行はきわめて困難に近い状況は，決して珍しくない．

　前述のように，高齢者や疾病者では，体力レベル（$\dot{V}O_2max$）が30％程度低下している場合が多く，健常人で例えるなら4,000m級の山頂で，ゴルフをしていることになる．そのような状況で，脱水・疲労・睡眠不足など最悪のコンディションで臨めば，いくら日常生活レベル（3～4メッツ）の運動強度に近いゴルフであっても，特に運動習慣のないものでは，過負荷となり（心臓）突然死をきたす誘因になり得る[23]．

　健康になるはずのゴルフで，突然死のような悲劇を起こさないためには

① 　心臓病や腎臓病，糖尿病などの疾病者では，プレー当日も，抗血小板薬・降圧薬・脂質異常症治療薬など定期内服薬を医師の指示に従い内服する．抗糖尿病薬については，低血糖をきたす薬もあるため，（必ず食事に合わせて飲むのが原則であり）食事がとれないときは内服せず，しかし（糖質を含まない）水分補給を念入りに行う．喘息の持病があれば，寒冷や花粉などで発作が誘発されやすく，予め十分にコントロールし，吸入薬を欠かさないようにする．健診などを定期的に受診し，心血管リスクとなるような持病を早期発見・早期治療に心がけることもむろん重要となる．

② 　週末に無理に早起きしなくて済むよう，日頃から早寝早起きの習慣をつける．

③ 　ラウンド前後にしっかり水分補給を心がけ，欠食しない．

④ 　ラウンド前後はもちろん，日頃からストレッチング・体操を含めこまめにからだを動かす習慣をつける．

⑤ 　ラウンド中も，実力以上を出そうとすることなく，あせらずリズムに注意してスイングする．会話や景色を楽しむ余裕をもつ．

⑤ 　体調不良時は決して無理をしないことなどが勧められる．

4章　運動とホメオスタシス

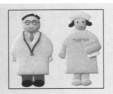

　ホメオスタシスとは，恒常性と訳され，ヒトのからだは常に一定の状態であるように制御されている。何か変化が起こると，それを元の状態に戻そうとするために様々な変化が起こる。ホメオスタシスの維持において，腎臓は非常に重要な役割を果たしており，特に血圧調節に深く関与している。また，免疫系もホメオスタシスに欠かせない要素であり，体内の異物を排除して炎症や感染，がんから，からだを守ることにより，内部環境の安定を支えている。

SECTION 1　腎臓の役割と血圧

（1）腎臓の構造と役割

① 腎臓の構造

　腎臓は第12胸椎〜第3腰椎（腰ベルトのやや上部背側）の高さにソラマメ型で左右1対ある。大きさは握りこぶし大（1個150g程度）である（図4-1左）。腎臓は，大動脈などとともに腹部の壁の裏側にあり，血液をきれいにしている。慢性的に（3か月以上）経過する腎疾患は総称して慢性腎臓病（CKD：chronic kidney disease）とよぶ。

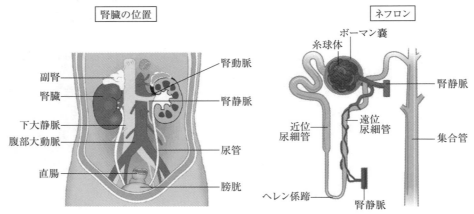

腎臓の位置（左），ネフロンの構造（右）を示す。ネフロンは，尿産生機構の生理的・解剖的機能単位である。

図4-1　腎臓の位置とネフロンの構造

　腎を顕微鏡で観察すると，毛細血管が0.1〜0.2 mmの糸玉状に丸まった糸球体と，これを包むボーマン嚢がある。糸球体では，血液をろ過する。糸球体を流れる血流（糸球体ろ過量（GFR：glomerular filtration rate））は約100 mL/min/1.73 m^{2}であり，ろ過された原尿は，そのまま捨てられるのではなく「尿細管」や「集合管」に流れる。この過程で再吸収・分泌を経て生体物質や水分は一定に調節される。このボーマン嚢，糸球体，尿

細管，集合管を合わせた生理的・解剖的機能単位がネフロンである。ネフロンは，片腎に約100万個，両腎では200万個存在するが加齢によって減少する。

図4-2はネフロン数，GFRと年齢の関連性を調べた米国の研究である。ネフロン数は，70代では20代に比べ50％減少する（図4-2左）。一方，GFRも加齢で減少するが，その低下度は25％減に留まる（図4-2右）。

その代償理由は，ネフロン数の減少に伴い個々のネフロンが過剰にはたらき，GFRを維持する機転がはたらいているからである[1]。

② 腎臓の役割

腎臓の生理的役割は，大きく5つある。それは，①老廃物の排泄，②水，電解質と血圧調節，③血液pH，浸透圧調節，④造血ホルモンであるエリスロポエチンによる赤血球産生，⑤骨を強くするホルモンであるビタミンD活性化による骨代謝調節である（表4-1）。腎臓は，排泄器官として中心的役割を担うが，同時に血圧，電解質，骨代謝，造血などの調節系でもあり，生体のホメオスタシスを維持する臓器である。GFRは加齢により$-1\,\text{mL/min}/1.73\,\text{m}^2$（標準的な成人の平均的な体表面積）/年の速度で自然に低下する（図4-2）。CKDや高血圧が併存すると腎機能低下速度はさらに加速する。

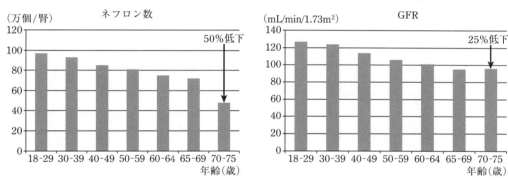

図4-2　ネフロン数と糸球体ろ過量（GFR）は年齢で減少する

出典：Demic et al., 2017を一部改変

（2）血圧調節系と高血圧の病態生理

① 血圧規定因子

腎臓の最も重要な役割は血圧調節である。血圧は，心拍出量と末梢血管抵抗の積で表される（血圧＝心拍出量×末梢血管抵抗）。心拍出量は心収縮力と水，Na（体液量）*で規定され，末梢血管抵抗は血圧を上昇させる調節系であるレニン・アンジオテンシン系（RAS）で規定される。RASには血管収縮性を調節する昇圧ホルモンであるアンジオテンシンⅡ（AⅡ）と，食塩を体内に貯める昇圧ホルモンであるアルドステロン（ALD）が含まれる。

腎臓の重要な役割の一つは，生体に負荷されるNa（食塩）と排泄するNaのバランスを調節することにより，体液量レベルを調節し血圧を保持することである。体液量過剰は高血圧に，体液量不足は低血圧になる。経口摂取された食塩は，ネフロンに流入し，

AII や ALD などの作用を介して腎臓で調節される[2]。

> **体液量**：血管の中を流れる血液の水分量，あるいは体積を指し，水と Na の量で規定される。血管内の体液量が多いと血圧は上昇する。

② 日本人の高血圧の特徴

水・Na 過剰により血管内水分量が増加する，いわゆる"体液量依存性高血圧"が多い。このタイプの高血圧は，食塩感受性高血圧とも表現され，食塩過剰摂取によって容易に血圧が上昇する。

(3) 慢性腎臓病(CKD)

CKD の三大原因は，糖尿病，高血圧，そして免疫異常の関与する腎障害(慢性糸球体腎炎)である。現在，日本で CKD 患者は1,330万人以上と推定され，国民8人に一人が罹患する common disease (ありふれた病気) である。CKD の診断ステージは，表4-1の通りである。

通常，ステージ G1〜G3 では症状はないことが多いが，G4 にまで低下すると様々な症状が出現する(表4-1下)。ステージ G5 に低下すると尿毒症に陥りやすく，腎代替療法(透析療法あるいは腎移植)が必要になる。

表4-1 腎臓の生理機能と CKD における臨床症状

CKD の定義	CKD ステージ別 GFR 区分
1. 尿蛋白陽性，画像診断で異常 2. GFR ＜ 60mL/min/1.73 m² 上記のいずれか両方が3か月以上持続する	ステージ G1　≧ 90　mL/min/1.73m² G2　　60〜89 G3a,b　30〜59 G4　　15〜29 G5　　＜15

腎臓の生理機能	CKD で出現する症状
1. 老廃物の排泄	高 Cr 血症，高窒素血症，高尿酸血症，Na 貯留
2. 水・電解質調節	高血圧，浮腫，心不全，肺水腫，高 K 血症，高 P 血症
3. 血液 pH・浸透圧調節	酸血症，高浸透圧血症
4. エリスロポエチンによる造血	腎性貧血
5. ビタミン D 活性化	腎性骨異栄養症

SECTION 2　運動と腎臓・高血圧

(1) 運動の腎機能に及ぼす影響(健常人と腎疾患で)

運動負荷の強度を評価する指標としては，メッツ，$\dot{V}O_2max$ などがある。

① 運動と健常人の腎機能

健常成人でトレッドミル走負荷による運動負荷は，AII, ALD など RAS の昇圧因子を増加させて血圧を上昇させる。さらに，運動は腎血流量を低下させ(総論3章 p.27参照)，尿蛋白も増加させる。これらの変化は，100〜80% $\dot{V}O_2max$ で最も強く認められる。一方，50〜40% $\dot{V}O_2max$ の中強度負荷では血圧と RAS 因子の上昇は軽度に留まり，尿蛋

白の上昇も軽微である。

このことから，健常人が日常行う"腎臓に優しい"有酸素運動としては50〜40％$\dot{V}O_2$max 程度が好ましい[3]。

② 運動と CKD 患者の腎機能

CKD 患者では，どの程度の運動が許容されるのであろうか。CKD 患者では，健常人で許容される50〜40％$\dot{V}O_2$max 程度の運動負荷であっても，血圧上昇や血圧上昇ホルモン系である RAS 因子が過度に亢進する症例がある。

CKD 患者を対象にして定期的有酸素運動の効果をランダム化比較試験（RCT：randomized controlled study）(各論1章p.114参照)で評価した最近のメタ解析(各論2章p.122参照)では，GFR 改善，血圧低下，尿蛋白減少が観察されており，少なくても低〜中強度の有酸素運動は腎機能を悪化させない[4]。

（2） 腎臓病の運動療法：腎臓と運動の新常識

① 運動療法と腎保護効果

歴史的にみると，腎臓病治療は，「絶対安静」が大原則とされ，「運動禁」とされた時代が長く続いた。しかし，最近の腎臓のリハビリテーション医学の進歩により，CKD は「運動制限からむしろ運動療法へ」と大きな発想転換がみられた。その根拠となったコホート研究(各論1章p.108参照)がある（図4-3）。この研究ではCKD 患者に運動療法として，歩行速度，TUG(各論4章p.145参照)，6分間の歩行距離，握力の4項目を指標に，基準未満と基準以上の二群間で比較し，5年にわたる観察を行った。その結果，上記4

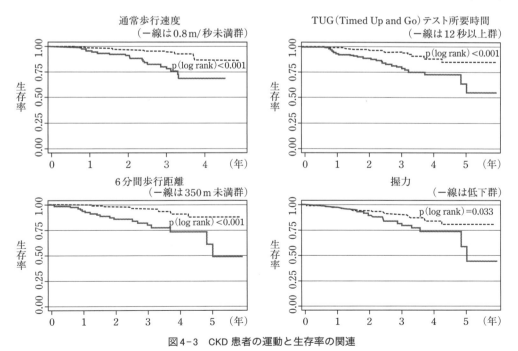

図4-3　CKD 患者の運動と生存率の関連

出典：Roshanravan *et al.*, 2013[5]を一部改変

項目のすべての身体機能で運動強度が高い群において生存率が良好であった。本研究の結果は，それまで軽視されがちであった運動が，腎臓リハビリテーションの一つとなり得る可能性を新たに示唆した[5),6)]。

運動療法のQOL(quality of life：生活の質)をSF-36(Short Form-36 Health Survey：QOLを評価するアンケート)で評価したRCT研究からは，運動介入による身体機能やQOL改善は明らかにされている。また，腎臓能に焦点を当てたRCTによると，運動により有意な尿蛋白増加はみられない。動物実験の成績からも，長期間の運動効果を評価すると腎機能は悪化させず，蛋白尿は改善するとの成績が多い。運動が腎臓に対して有用性を発現する機序に関しては，骨格筋より産生されるイリシンというホルモンの抗酸化作用，抗炎症作用，抗アポトーシス作用(腎臓の細胞のプログラム細胞死を防ぐ作用)などの関与が示唆される[7)]。また，運動は，酸化ストレス，血管機能，免疫反応，マクロ分子代謝(タンパク質，核酸，脂質，糖質などの合成と分解)などを改善する。総じて，運動療法の評価は，"腎保護のアシスト療法"としての位置づけられる[8)]。

② 腎臓リハビリテーション療法の実際

腎臓リハビリテーションの主目的は，①身体機能向上，②QOLの改善である。具体的内容には，①ストレッチ，②有酸素運動，③筋力トレーニングが含まれる。運動による身体機能向上は，CKD合併症進展や心肺機能改善にも効用があると考えられる。運動負荷量の目安として，CKDステージ別に腎臓リハビリテーション上の運動強度の推奨値が提唱されている[9)](表4-2)。

表4-2 運動強度の目安とCKD患者の推奨運動強度

CKDステージ	運動強度	メッツ(運動強度)	運動の種類
		1	安静時酸素摂取量(3.5mL/kg/min)
G1	5-6メッツ以下	2.3 – 2.8	ストレッチング，ヨガ，坐位で行うラジオ体操
G2		3	ボウリング，ゆっくり社交ダンス，ピラティス，太極拳
G3a	4-5メッツ以下	4	ゴルフ(カートラウンド)，卓球，ラジオ体操第一
G3b		5	ゴルフ(歩行ラウンド)，速歩，野球，サーフィン(競技)
G4	3-4メッツ以下	6	バスケットボール，ゆっくり水泳
G5		7	サッカー，スキー，スケート，登山
透析患者	4-6メッツ程度	8	ジョギング，サイクリング(20km/hr)，ハンドボール(チーム練習)
		9	ランニング(8〜10km/hr)
		10	柔道，空手，平泳ぎ(水泳)
		11	速いクロール水泳(4km/hr)，ランニング(11km/hr)

出典：「身体活動の代謝量(メッツ)一覧」2024年度版，健康づくりのための身体活動・運動ガイド(2023)

(3) ゴルフと腎臓

ゴルフは適切な運動強度や環境下において，腎機能に対しては"優しい運動"と考えられる。ゴルフの身体活動量は「少し速く歩く，ハイキング，軽い水泳，水中歩行など」と同等と考えられる(3.5〜4.5メッツ)。なお，その他の運動強度については表4-2を参照されたい。一方，地球温暖化で35℃を超える猛暑日が珍しくない昨今，ゴルフプレー

中の熱中症のリスクも高くなっている。脱水予防や熱中症対策を含めた予防策は重要である。それらは、①ラウンド前の十分な水分補給、②カートを使用し過度な筋肉負荷を避ける、③大量飲酒は避ける、④ラウンド中も飲水は最低2L程励行（ただし、1時間に1Lを超える3〜6L以上の大量飲水は重篤な低Na血症である水中毒のリスクがある）、⑤この際、電解質を含む経口補水液が好ましい、⑥ネッククーラーなど冷却グッズを適切に使う、⑦日陰や日傘など十分に活用するなどであり、これらを複合的に取り入れる。

透析患者のゴルフ：腎機能が廃絶し透析に至った患者はゴルフができるのであろうか。十分な透析効率が確保された患者はゴルフが許容される。透析患者の運動強度は（4〜6メッツ）とされ（表4-2）、ゴルフに支障はない。ただし、①血液透析患者では非透析日にプレーする、②スイング時などに前腕内シャント*を保護する、③腹膜透析患者では腹膜カテーテル*の出口部の衛生を保つの3点には注意すべきである。

　*前腕内シャント：血液透析に必要な動脈と静脈を吻合した表在血管
　*腹膜カテーテル：腹腔に留置された腹膜透析液の出し入れを行うチューブ状の医療機器

（4） ゴルフで注意すべき腎関連合併症

　ゴルフ中の腎合併症のリスクには注意が必要である。

① 痛風発作

　血清尿酸値は、健常成人では通常3.7〜7.0 mg/dLが正常値であるが、炎天下ゴルフでは熱中症のリスクは大きくなり、時には脱水時に10.0 mg/dLを超える高尿酸血症を来たすことがあり、痛風*発作の発症頻度は急増する。血清尿酸値上昇の増悪因子は、大量の発汗による脱水、プレー中の飲酒、尿酸降下薬の内服忘れなどが要因である。

　*痛　風：高尿酸血症の患者において、尿酸が関節腔内で結晶化し激痛を伴う関節炎を起こす病気、風が吹いても痛いので痛風とよばれる。母趾（足の親指の付け根）が好発部位である。

② 運動後の急性腎障害（AKI）

　真夏の炎天下では、筋肉運動や発汗による脱水で急性腎障害（AKI：acute kidney injury）が起こり得る。運動後にみられるAKIは2つのタイプがある。一つは、マラソンなど過度の有酸素運動後にコーラ色の赤褐色尿（ミオグロビン*尿性）と血清CK（クレアチンキナーゼという筋肉のダメージの程度を示す酵素）値の上昇がみられるAKIであり、横紋筋融解症が原因である。もう一つのタイプは、短距離全力疾走後など無酸素運動と関連した運動後AKIである（非ミオグロビン尿性[10]）。特に、後者の原因の中では腎性低尿酸血症が注目される。この疾患は、腎近位尿細管（図4-1）の尿酸輸送体の遺伝的異常で起こる低尿酸血症（尿酸値≦2 mg/dL）である。腎性低尿酸血症は、通常は無症状であるため検査しない限りは発見されない。このため、運動する本人が低尿酸血症を認識していないことも多い。腎性低尿酸血症は、運動後AKIに加え、尿路結石のリスクもある。

　*ミオグロビン：骨格筋と心筋で酸素を貯蔵する低分子ヘム蛋白。横紋筋融解により尿中に排泄される。この際、尿の色が赤褐色に変化する（総論2章 p.15参照）。

③　尿路結石による疝痛発作

　多量の発汗や経口水分摂取が少ない場合には脱水になり，尿量低下から尿流が鬱滞し，尿路結石の形成が促進される。事実，尿路結石発作は，発汗の多い夏場（7〜9月）に多い。リン酸カルシウム，シュウ酸カルシウム，リン酸マグネシウム結石などが多く，これらが結晶化し腎盂や尿管を傷つけ，あるいは閉塞することで尿路内圧を上昇させ，腰部や下腹部に激しい痛み（疝痛）や血尿を発現する。

SECTION 3　運動・スポーツと免疫機能

　「運動をしている人は風邪をひきにくい」という言葉を1回は聞いたことがあるのではないだろうか。これは，一部は正しいが，必ずしもすべてには当てはまらない。

　本セクションでは，運動やスポーツと免疫機能の関係について説明し，免疫機能を考慮した運動・スポーツの理解を深めてほしい。

(1)　免疫機能とは

　免疫機能とは病原体（細菌，ウイルス，真菌など）からからだを守り，健康を維持するための生体防御機構である。免疫機能は，自然免疫と獲得免疫の2つの主要なシステムがある。

①　自然免疫

　病原体に共通するパターンを認識して，からだに侵入した病原体を感知し，感染初期にそれらを排除する免疫システムである。異物を取り込み消化して除去する能力を有する白血球（好中球，マクロファージ，NK細胞など）が含まれる。

- ●好中球：白血球の50〜70%を占め，体内に侵入した細菌を取り込み（貪食），その内部で酵素を用いて殺菌する。また，「活性酸素」という武器を大量に産生することで，細菌や感染した細胞を破壊する。ちなみに活性酸素は，ATPをつくる過程（ミトコンドリアの有酸素系）でも発生するので，増え過ぎると，からだにダメージを与えることもある。
- ●NK（ナチュラルキラー）細胞：体内をパトロールしながら，異常な細胞を見つけしだい免疫のスイッチをONにする物質インターフェロン-γ（IFN-γ）や腫瘍壊死因子-α（TNF-α）を分泌しマクロファージという体内の掃除屋を活性化させ，細菌やウイルスなどを直接排除する。NK細胞の活性が高いとがんの発生リスクを低下させることも知られており，NK細胞やNK細胞活性が生体防御反応を強化する重要な要因である。

②　獲得免疫

　身体に病原体が侵入すると，その病原体に対してだけ，ピッタリ合うレセプターと結合して異物を排除するシステムである。獲得免疫の主な免疫細胞はリンパ球である。生体防御反応で最も重要な役割を果たす。リンパ球は，感染細胞を排除するT細胞，抗体を生産するB細胞に分類される。

- ●T細胞：マクロファージなどが提示する抗原情報を受け取り，特異的な免疫応答を行うことで体内の免疫バランスを維持する。
  - ヘルパーT細胞：免疫反応を調整し，他の免疫細胞を活性化させる。さらにヘルパーT細胞はサイトカイン（情報伝達物質）などの誘導因子により，以下に分類される。
  - Th1細胞：マクロファージを誘導して細胞内寄生細菌（結核菌など）やウイルスに感染した細胞を排除するための細胞傷害性T細胞（後述）の増殖を誘導し，炎症反応(Column p.47参照)を引き起こす。
  - Th2細胞：抗体産生を促進するサイトカインを産生させ，アレルギー反応に関連している。Th1とTh2細胞は互いの細胞の分化を抑制する関係があり，他方の過剰なはたらきによるアレルギーの発症を抑制させバランスを保っている。
  - Th17細胞：炎症反応を誘導し，好中球などの活性化と関連する。
  - 制御性T細胞（Tレグ）：過剰な免疫反応を抑制し，感染症のコントロール，抗炎症作用に関与する。Th17とTレグは互いにバランスを保つ性質から，「免疫反応のアクセルとブレーキ」のイメージとされている。
  - 細胞傷害性T細胞：ウイルスに感染した細胞やがん細胞などを特異的に認識し，標的細胞の膜に孔を開け，標的細胞内でアポトーシス（プログラム細胞死）を引き起こす。細胞傷害性T細胞は，異物を攻撃後に多くが死滅するが，一部はメモリーT細胞として生存し，同じ抗原に再び曝露した際に，より迅速かつ強力な免疫応答が可能となる。
- ●B細胞：特異的抗原に対する抗体（免疫グロブリン）を産生する。免疫グロブリンは，IgG, IgA, IgM, IgD, IgEに分類され，病原体や毒素の分子に結合し無力化させる。唾液中の分泌型IgA（sIgA）は，口腔内，喉，腸などの粘膜表面に分泌され，病原体などの体内への侵入を防ぎ，上気道感染症の感染防御に重要とされている。

（2）運動と免疫細胞の関係

適切な運動は，免疫機能を高めて感染症を予防する。

ゴルフのような中強度運動を行っている人は，運動を行っていない人より上気道感染症の罹患率が20％〜30％減少するとされ，高強度運動をしている人は，適度な運動をしていた人より上気道感染症状の罹患率が2倍ほど高くなる。これらの疫学調査に基づき，高強度運動が上気道感染症の罹患リスクを高め，中強度運動が上気道感染症の罹患リスクを低下させるという「Jカーブモデル」が提唱されている[11]（図4-4）。また，高強度運動の直後には，数時間から数日にわたって一時的に免疫機能が低下し，その結果として感染症や病気を引き起こす可能性がある。この現象

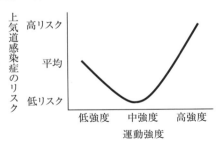

中強度運動は上気道感染症のリスクを低下させるが，高強度運動では上気道感染症のリスクが増加する。

図4-4　Jカーブモデル
出典：Nieman, 1994[11]を基に作成

は，「オープン・ウィンドウ」とよばれている（図4-5）[12]。運動が免疫細胞に与える影響は，運動の強度，時間，種類によって異なるため，免疫機能を高めるためには，個々に適した運動を調整することが重要である。

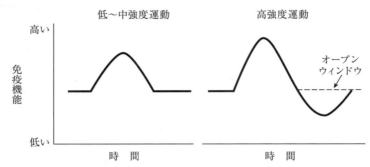

低～中強度運動は，運動により免疫機能が高くなる。
一方，長時間または高強度の運動では，運動後数時間から数日間において免疫機能が一時的に低下する。

図4-5　オープンウィンドウ

出典：Yano *et al*, 2018[12]を一部改変

（3）運動による免疫細胞の変化

① 好中球

好中球は骨髄や血管の壁付近（辺縁系プール）に待期しているが，運動直後に血液中に移動（動員）され，血中の細胞数が上昇し，運動後1～5時間で低下する。4か月の中強度運動は，好中球の炎症部位への移動（走行性），貪食作用を増加させる[13]。これは，好中球の走行性が加齢とともに低下し感染部位への走行を遅らせるが，中強度運動で改善することが示唆されている。一方，高強度運動は，好中球と筋損傷マーカー（ミオグロビン値と血清CK値）の増加が相関しており[14]，好中球が運動後の骨格筋の炎症に影響を与えている可能性が示唆され，好中球が産生する活性酸素が正常組織にも損傷を与える。

① NK細胞

中～高強度運動の漸増負荷直後（$\dot{V}O_2$max 55％・70％・80％）では，NK細胞の増加が報告されている[15]。さらに，アスリートの1か月の合宿でNK細胞が増加した[16]。これらの知見から，運動は，NK細胞を増加させて免疫機能を高める可能性がある。一方，高強度運動と中強度運動では，運動1時間後でNK細胞とNK細胞活性がベースラインより低下し[17]，2時間の長時間運動後でNK細胞が最大7日間ほどベースラインより約40％程度低くなったことが示されている[18]。長時間の過度な運動はNK細胞を長期間低下させるため，感染防御機能が抑制される可能性がある。

② T細胞

中強度運動では，運動中から直後にかけてヘルパーT細胞，細胞傷害性T細胞，NK細胞が増加する一方で，運動30分後から2時間ほどでこれらの細胞が低下する。また，中強度運動は制御性T細胞を増加させるが[19]，高強度運動では制御性T細胞が減少することが報告されている[20]。中強度運動は，ヘルパーT細胞，細胞傷害性T細胞，NK

細胞が増加する免疫応答を示し，制御性T細胞を増加させて抗炎症環境をもたらすが，運動後ではT細胞が一過性に減少するオープンウィンドウが生じる。さらに，高強度運動では，制御性T細胞が低下することによりからだの炎症を惹起させる免疫応答が生じる可能性がある。長期間の運動については，12か月の有酸素運動と筋トレの複合運動により，T細胞，ヘルパーT細胞，メモリーT細胞が増加し，免疫機能改善したと報告している[21]。一方，6か月間の中強度のウォーキング[22]や6か月間の高強度運動[23]では，T細胞に変化がなかった。

③ B細胞

12か月の中強度の複合運動プログラムで，唾液中のsIgAの濃度と分泌率が増加した[24]。これは，適度な長期間の運動が粘膜免疫機能を改善させた可能性を示唆している。一方で，3か月間の軍事訓練の高強度運動で，血清免疫グロブリンのIgG, IgA, IgMが低下し[25]，さらに，高強度運動直後から翌日にかけてsIgA (p.45参照) が低下することが報告されており[26]，高強度運動が免疫を低下させることが示唆されている。ゴルフに関しては，若年ゴルファーの競技ラウンド前後でsIgAを測定した結果，安静時と比較して18番ホールのラウンド後にsIgAが増加したことを報告している[27]。

Column　ゴルフが体内の慢性炎症を抑える可能性

炎症と聞くと，「赤くなる」「腫れる」「熱が出る」「痛い」といったマイナスのイメージをもつかもしれない。しかし，実際には免疫システムの一環として，病原体や外傷に対する防御・修復のために起こる生理的反応である。

例えば，風邪や打撲の際には，免疫システムが迅速に対応し，炎症が収束することで「ヒーロー」として機能する。しかし，動脈硬化や肥満などでは，からだが過剰に反応し，炎症が長期間続くことがある。これが「ヴィラン（悪役）」としての炎症であり，生活習慣病や老化の要因となる。だからこそ，運動によって慢性炎症をコントロールすることが重要なのだ。

ゴルフが体内の炎症を抑える可能性について，健康な高齢者15名を対象にした10週間のゴルフプログラムの研究が報告されている[28]。その結果，高感度C反応性タンパク（CRP）が約50%（0.301→0.151 mg/dL）減少した。CRPは，炎症の指標であり，その低下は炎症レベルの収束を示す。さらに，IFN-γやTNF-α (p.44参照) も低下し，ゴルフにより体内の炎症が抑制される可能性が示唆された。

この結果は，ゴルフが慢性炎症を抑え，生活習慣病や老化のリスクを低減する可能性を示唆している。

SECTION 4　がん予防に向けた身体活動と免疫機能

　日本では，1981年以降の死亡原因の第1位が「がん」である。がんの罹患者数は1985年以降増加しており，現在では2人に1人が「がん」と診断される時代となっている。国立がん研究センターは，がんの予防に喫煙，飲酒，食事，身体活動，体型，感染の6項目が科学的根拠に基づいて関連していることを報告している。

　特に，身体活動はがん予防に効果的な手段として注目されている。疫学的な研究から，身体活動が高い人は低い人と比べて，がん全体の罹患リスクが男性13％，女性16％ほど低下することや[29]，13種類のがん種（食道腺がん，肝臓がん，肺がん，腎臓がん，胃噴門がん，子宮内膜がん，骨髄性白血病，多発性骨髄腫，結腸がん，頭頸部がん，直腸がん，膀胱がん，乳がん）の罹患リスクが低下する[30]ことが報告されており，がん予防にとって身体活動は重要な役割があると思われる。

免疫監視機構

　このように，がん予防には身体活動が重要とされているが，明確なメカニズムはまだ完全に解明されていない。しかし，がん予防には，NK細胞，マクロファージ，T細胞などの免疫細胞ががんの発生を防ぐ「免疫監視機構」があると考えられており，運動による免疫細胞の変化によるがん予防の効果が注目されている。身体活動ががん予防に寄与するメカニズムとしては，性ホルモン，インスリン/インスリン様成長因子の改善，脂肪組織内の炎症性サイトカインの減少，免疫機能の改善などが考えられている。肥満は，TNF-αやIL-6などの炎症性サイトカインの増加，脂肪組織内のマクロファージの浸潤による慢性炎症，NK細胞やマクロファージなどの免疫細胞の機能低下，インスリン抵抗性，性ホルモンの代謝異常を生じさせ，がんの罹患リスク（口腔がん，咽頭がん，喉頭がん，食道腺がん，胃噴門部がん，膵臓がん，胆嚢がん，肝臓がん，大腸がん，乳がん，卵巣がん，子宮内膜癌，前立腺がん，腎臓がん）を増加させる[31]。一方，身体活動の増加は，肥満の改善や適正体重を維持させるために不可欠であり，間接的にもがん予防に繋がる。また，ゴルフの身体活動は，平均4.5メッツ，総エネルギー量531～2467 kcal/18ホール，歩数11245～16667歩/18ホールとされ[32]，ゴルフにより免疫細胞の賦活や適正体重の維持により，がん予防にも寄与する可能性が十分にある（各論7章p.182参照）。

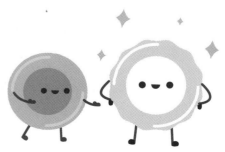

SECTION 5　免疫機能に対する運動指導

　適切な運動は健康維持を維持し，免疫機能を向上させるために重要である。しかし，免疫機能を高めるための適切な運動強度は個人により異なる。ここでは，免疫機能を高めるための具体的な運動指導について説明する。

(1)　運動プログラム

　免疫機能を高めるための運動強度は，ゴルフのような低強度〜中強度の運動を目標に実施することを推奨する。高強度運動は効果的な持久力や筋力・筋量の増加が期待されるが，免疫機能の観点からは適度な負荷の運動が免疫機能を改善させ，高強度運動が免疫機能を一時的または長期的に低下させる可能性がある。

(2)　適度な運動による免疫機能の低下とその予防策

　長期間の過度なトレーニングは，「非機能的オーバーリーチング」や「オーバートレーニング症候群」を引き起こし，持続的な疲労，パフォーマンスの低下，精神的およびホルモンの異常，さらに免疫機能の低下を生じさせる。過度なトレーニングによる免疫機能の低下を防ぐためには，適切な休息を確保することに加え，他の対策も紹介する。

(3)　運動後の免疫機能の回復

　運動後の免疫機能の低下予防には，栄養補給，マッサージ・振動療法・電気刺激，クライオセラピー，弾性ストッキング，アクティブリカバリー，非ステロイド性抗炎症薬などが有効とされている[33]。特に，長時間の運動中や運動開始15分前に糖質を摂取することで，免疫機能の低下を抑制したことが知られている。また，高強度運動を2回行う場合は，1回目，または2回目の運動前に糖質を摂取することで，血中ストレスホルモンの反応が低下したと報告されている。糖質の補給は，適切なタイミングで摂取することで運動に対する免疫反応に有益な効果をもたらす。

　これらの方法には，免疫機能の回復に効果的であったとの報告がある。しかし，すべての方法についてエビデンスが完全に構築されていない。また，不適切な方法を行うと，身体へ不利益を及ぼす可能性があるため，導入前には専門家への相談が推奨される。

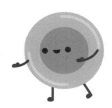

5章 加齢に伴う機能低下

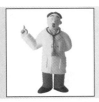

SECTION 1　加齢に伴う機能低下

(1) からだの変化

人体は加齢に伴い様々な変化が生じる(表5-1)[1]。外観では,白髪や脱毛が出現し,皮膚には,しわやシミが出現,背中は円背に,歩幅は減少する。神経系では,脳内異常蛋白であるアミロイドβ(後述)が蓄積しアルツハイマー病の原因になることもある。循環器系では,心拍出量が低下,食塩感受性が亢進し動揺性高血圧症を来たす。骨密度低下による骨粗鬆症や,筋肉量の低下による筋力低下や身体機能の低下(サルコペニア)(各論2章 p.123参照),さらに関節可動域の低下や関節症を認めることが多く,身体活動やスポーツ活動に支障をきたすことも多い。

表5-1　加齢に伴うからだの変化

身体と器官	変化
外観	・白髪,脱毛,しみ,しわ,歩幅の減少,円背,身長低下,体重減少
神経系	・神経細胞の減少,異常蛋白蓄積,睡眠の質低下,体温低下,神経伝導速度低下
循環器系	・最大心拍出量の低下,心臓弁膜症,不整脈,動脈硬化進行,血圧変動が増加
呼吸器系	・1秒量の低下,肺活量の低下,喫煙者の慢性閉塞性肺疾患発症率上昇
筋・骨格系	・骨密度低下,筋肉量低下,筋力低下,関節可動域縮小,変形性関節症,生活機能低下
感覚器系	・老眼,白内障,目のかすみ,視力障害,難聴,嗅覚・味覚低下,表在感覚・深部感覚の鈍化
消化器系	・咀しゃく筋力低下,胃粘膜萎縮,消化吸収能低下,解毒作用の低下,便秘
血液・免疫系	・骨髄造血機能低下,免疫機能低下
内分泌系	・メラトニン減少,女性ホルモン減少,男性ホルモン減少
泌尿器系	・腎血流量低下,男性:前立腺肥大,女性:腹圧性尿失禁,尿路感染症,頻尿
生殖器系	・男性:勃起障害,射精障害,女性:膣分泌物の減少

出典:鈴木,2019[1])を一部改変

(2) 筋・骨格系の変化

加齢による筋肉量の減少は,上肢と下肢の両方で認められるが,特に下肢で顕著である[2]。日本人4,003人を対象とした研究では,男性における上肢の筋肉量は,70歳前後で減少し始めるのに対し,下肢の筋肉量は40歳頃より急激に低下し始める。一方,女性では,上肢の筋肉量は生涯にわたり著明な変化を認めないが,下肢の筋肉量は20歳前後から緩やかに減少する(図5-1)。高齢者の筋肉量の低下には,咀しゃく筋力の低下や消化吸収能の低下,食生活の変化などが関連して生じることが考えられる。イタリアのキャンティ地方に住む1,030人(年齢20歳から102歳)を対象とした研究では,筋力や歩行速度の低下は,筋肉量と同様に加齢とともに低下する[3]。握力や膝伸展トルク*では,

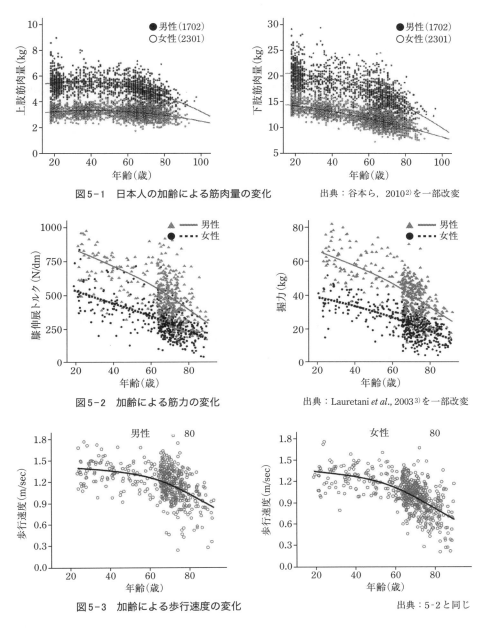

図5-1 日本人の加齢による筋肉量の変化　　出典：谷本ら，2010[2]を一部改変

図5-2 加齢による筋力の変化　　出典：Lauretani *et al*., 2003[3]を一部改変

図5-3 加齢による歩行速度の変化　　出典：5-2と同じ

男女とも加齢とともに加速度的に低下していく（図5-2）。歩行速度は，男性で70歳前後，女性では60歳前後から急激に低下する傾向がある（図5-3）。

＊**膝伸展トルク**：主に膝関節の伸展筋群（特に大腿四頭筋）の筋力を意味し，通常は等尺性筋収縮（総論2章p.17参照）を用いて測定される。

（3） 認知機能低下の特徴

認知機能低下は，加齢による脳の萎縮などが原因となって生じる症状であり，認知症や軽度認知障害（MCI：mild cognitive impairment）として診断される。日本では，2022年現在，認知症は約443万人（高齢者の12.3％），MCIは約558万人（高齢者の15.5％）と推

定され[4]，今後増加していくことが推測されている（図5-4）。

認知機能は徐々に低下し，認知症に至る前にMCIとなる[5]。MCIは，記憶障害などが本人以外から聴取され，認知機能検査で低下しているが，日常生活には支障がない。MCIの高齢者では，十分独居が可能な段階であることも多い。早期にMCIを発見し，適切な対応や生活習慣の改善を行うことにより認知機能低下の進行を遅延化させる可能性が示唆されている（図5-5）。

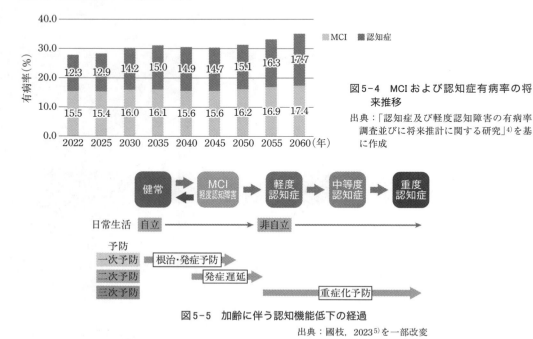

図5-4 MCIおよび認知症有病率の将来推移
出典：「認知症及び軽度認知障害の有病率調査並びに将来推計に関する研究」[4]を基に作成

図5-5 加齢に伴う認知機能低下の経過
出典：國枝，2023[5]を一部改変

Column　MCIとは

MCI（軽度認知障害）は，近年認知症予防のターゲットとして非薬物療法，薬物療法ともに注目されている。MCIは，認知機能が健常な状態と認知症を呈している状態の中間地点の状態である。MCI高齢者の脳血流量は，健常高齢者と比較して，状況判断や実行機能に影響する前頭前野を中心で有意に低下しており[6]，MCIは認知症の前段階の状態として認識されている。MCI高齢者は，年間10％が認知症に移行すると推定されている一方で[7]，14～44％が健常認知機能へ回復する可能性も示唆されている[8]。そのMCIからの回復率は，医療機関で診断した場合よりも，地域で定義したMCIの方が高いことが報告されており[9,10]，地域在住の段階から積極的な認知機能低下予防の実践活動が望まれる。MCIのスクリーニング指標は，Japanese version of the Montreal Cognitive Assessment (MoCA-J)が最もよく使用される[11]。しかしMoCA-Jは検査時間が15分ほどかかるとともに，認知機能評価に精通した検査者が必要となるため，地域では実施することが難しいことが多い。「はい」，「いいえ」の6つの質問項目で構成される認知機能簡易チェックリスト（BCCL：Brief Cognitive Checklist）は，前期高齢者のMCI抽出の可能性がある[12]。BCCLの合計点が3点以上の場合に認知機能低下を疑う。

SECTION 2　フレイルの基礎知識

（1）フレイルとは

フレイルとは，からだの予備力が低下し，身体機能障害に陥りやすい状態で[13]，生理的予備能*が低下することを指す。この条件下では，ストレスに対する脆弱性があり，生活機能障害，要介護状態，死亡などの転帰をとりやすい。フレイルは，健常と要介護状態の中間に位置し，身体的問題，精神・心理的問題，社会的問題など多面的である。

> *生理的予備能：基本的な生命活動に関連する機能であり，私たちの身近に起こることである。呼吸や排泄，血液の循環など，汗をかくことなども含まれる。

フレイルの重要な点は，早期発見・対策により健常な状態へ回復することが可能な可逆的状態であることが挙げられる。身体的フレイルには，ロコモティブシンドローム（総論3章 p.35参照）やサルコペニアなどを含み，精神・心理的フレイルでは，認知機能低下やうつ傾向，意欲の低下などを含む。フレイルの社会的問題は，閉じこもりや困窮，孤食などを含み，身体的フレイルや精神・心理的フレイルを悪循環させる可能性がある（フレイルドミノ）。

（2）フレイルはどのようにチェックするか

各種フレイルは，質問紙への回答や身体測定の結果からスクリーニングする。

① 包括的フレイル

厚生労働省は，将来介護が必要となるリスクが高い高齢者を抽出する基本チェックリスト（KCL：Kihon Checklist）[14),15)]を開発し，高齢者スクリーニングに使用してきた。KCLは，25項目の「はい」「いいえ」で回答する質問項目で構成されている。内容は，日常生活関連動作，運動器機能，低栄養状態，口腔機能，閉じこもり，認知機能，抑うつ気分を含んでおり，合計点は0～25点で点数が高いほど包括的フレイルの可能性が高い。包括的フレイルの判定は，KCL合計点が0～3点をロバスト*（フレイルなし），4～7点をプレフレイル（フレイルの前段階），8点以上をフレイルとする[15)]。

> *ロバスト：「ロバスト（robust）」という言葉は，英語で「強い」，「しっかりした」という意味をもち，健康で活力がある状態を表すのに使われる。

② 身体的フレイル

身体的フレイルは，改訂日本語版 Cardiovascular Health Study 基準（改訂J-CHS基準）[16)]を用いて判定されることが多い。改訂J-CHS基準は「体重減少」「筋力低下」「疲労感」「歩行速度」「身体活動」の5項目中3項目以上の該当で身体的フレイル，1～2項目の該当でプレフレイル，非該当でロバスト（健常）と定義される。

③ オーラルフレイル[17)]

オーラルフレイルとは，口の機能能低下の一種である。オーラルフレイルは，歯の喪失や食べること，話すことなどの軽微な機能の衰えが重複しているが，改善も可能な状態である。オーラルフレイルの代表的なスクリーニング指標として，Oral Frailty 5-item

Checklist（OF-5）が挙げられる．OF-5は，「残存歯数の減少」「咀しゃく困難感」「嚥下困難感」「口腔乾燥感」「滑舌低下（舌口唇運動機能の低下）」の5項目中，2項目以上該当でオーラルフレイルと定義され，これは要介護新規認定や死亡との関連性が報告されている[18]．

④ アイフレイル

　アイフレイルとは，加齢による目の機能低下のことである．加齢に伴う白内障や緑内障などの形態・構造的変化や機能的変化に加え，様々な外的要因や内的要因による目の機能が低下した状態，または，そのリスクが高い状態を示す．アイフレイルは，10項目の質問項目から構成されるチェックリストでスクリーニングする[19]．チェックリストにおいて，2項目以上該当した場合にアイフレイルが疑われ，眼科専門医への受診が推奨される．10項目は次のようなものである．
①目が疲れやすくなった，②夕方になると見えにくくなることが増えた，③新聞や本を長時間見ることが少なくなった，④食事のときテーブルを汚すことがたまにある，⑤眼鏡をかけてもよく見えないと感じることが多くなった，⑥まぶしく感じやすくなった，⑦はっきり見えないときに，まばたきをすることが増えた，⑧まっすぐな線が波打って見えることがある，⑨段差や階段が危ないと感じることが多くなった，⑩信号や道路標識を見落としそうになったことがある．

⑤ ヒアリングフレイル

　ヒアリングフレイルとは，聴覚機能の低下による身体の衰えの一つである．聴力の低下は，他者からは気づかれない場合も多く，身体的なフレイルと勘違いされることもある．ヒアリングフレイルの評価は，①家族にテレビやラジオの音量が大きいといわれる，②相手の言ったことを憶測で判断することがある，③外出することが億劫になった，④会議や会食など複数人の会話がうまく聞きとれない，⑤話し声が大きい，⑥会話をしている時に聞き返すことが増えた，⑦大きな声で話しかけられても聞き取れず聞こえたふりをしてしまう，の7つの項目のうち，4つ以上当てはまる場合にヒアリングフレイルのリスクが高いとされる[20]．しかし，ヒアリングフレイルの定義は，科学的根拠に乏しく，エビデンスの集積が望まれる．

⑥ 認知的フレイル

　認知的フレイルは，身体的フレイルと認知障害を併発した状態と定義される[21]．しかし，その定義は不明瞭であり，統一した見解が得られていない．身体的フレイルには改訂J-CHS基準を，認知障害にはMCIを用いて判定されることが多い．日本人を対象とした研究において，認知的フレイルの有病率は1.0～1.8％と推定される[22]．

⑦ フレイルの社会的側面

　フレイルの社会的側面は，独居や近隣住民との交流状況，主観的経済状況，社会参加状況など複数ある．総合的なスクリーニングでは，YamadaらのSocial Frailty Screening Index[23]やMakizakoらのSocial Frailty Index[24]を用いてフレイル，プレフレイル，ロバストに判定することが可能である．フレイルの社会的側面の具体的な要因を評価するに

は，社会参加を評価する CIQ（Community Integration Questionnaire）[25]や，社会的孤立を評価する日本語版 Lubben Social Network Scale 短縮版（LSNS-6）[26]などが用いられる。

（3） ガイドラインにおけるフレイルの予防や改善を目指した介入

フレイル診療ガイド2018年版では，フレイルの発症・進行を予防するための運動プログラムとして，レジスタンス運動，バランストレーニング，機能的トレーニングなどを組み合わせる多因子運動プログラムが推奨されている（エビデンスレベル*：1＋，推奨レベル*：A）。また，各プログラムの運動強度は中強度から高強度で，漸増運動負荷を上げていくことが推奨されている[27]。

> *エビデンスレベル：「試験デザイン」に基づいた信頼度を示す基準である。最も信頼できるのは「1a：ランダム化比較試験のメタ解析」，逆に最もエビデンスレベルが低いのは「6：専門家個人の意見（経験だけの発言）」となる。
>
> *推奨レベル：診療ガイドラインに採用されている「治療」に関する推奨度はグレードA～D，「推奨する治療を行うよう強く勧められる」～「行わないように」と5段階で表現されている。

理学療法ガイドライン第2版では，60歳以上の身体的フレイル高齢者に対する様々な運動が推奨されている[28]。その内容は，レジスタンス運動，有酸素運動，バランス運動，歩行もしくは体操，マルチコンポーネント運動（多くの構成要素からなる運動），運動と栄養の併用介入が条件つきで推奨されている（表5-2）。しかし，すべての内容でエビデンスの強さ*はD（非常に弱い）となっており，今後のさらなる研究調査が望まれる。

表5-2 60歳以上のフレイル高齢者に対する運動とアウトカム内容

運動内容	推奨の条件：介入目的	アウトカムの内容
レジスタンス運動	筋力や移動能力の改善	膝関節伸展筋力，TUG（各論4章 p.147参照），握力，SPPB
有酸素運動	耐容能の改善	6分間歩行，歩行速度
バランス運動	バランス能力の改善および転倒予防	TUG，ファンクショナルリーチテスト（各論4章 p.147参照），片足立ちテスト（各論4章 p.151参照），歩行速度，転倒回数，転倒発生，複数回転倒，転倒外傷，転倒骨折
歩行もしくは体操	移動能力の改善	要介護発生，転倒発生，SPPB，歩行速度
マルチコンポーネント運動	筋力，移動能力の改善および転倒予防	BADL，IADL，骨折発生，転倒発生，フレイル，SPPB，フレイルスコア，通常歩行速度，最大歩行速度，5回立ち座りテスト（各論1章 p.109参照），TUG，膝関節伸展筋力，握力
運動と栄養の併用介入	筋力の改善	フレイル，握力，膝関節伸展筋力，SPPB，フレイルスコア

TUG, Timed Up and Go Test；SPPB, Short Physical Performance Battery；BADL, Basic Activities of Daily Living；IADL, Instrumental Activities of Daily Living

出典：理学療法ガイドライン第2版[28]を一部改変

> *エビデンスの強さ：「試験デザイン」のみでなく，試験そのものの「質」を問うものである。バイアス（偏り）リスクなど，規定の因子を一つずつ丹念に評価したうえで決定される。「強」「中」「弱」「とても弱い」の4段階に分類される。

SECTION 3　ゴルフと認知機能の関係

（1）　"認知機能"は記憶機能だけではない

　　認知機能とは，物事を正しく理解し，適切に実行するための脳の機能である。一般の人では，認知機能低下＝記憶障害　をイメージする人が多いと思うが，認知機能には，様々な領域がある。米国精神医学会による精神疾患の診断・統計マニュアル第5版では，認知機能は，複雑性注意，遂行機能・実行機能，学習・記憶，知覚-運動（情報処理），言語，社会的認知に区分されている。

　　例えば，講義を受けるときには，聞いた内容を理解し（言語），重要な情報を選びとる（複雑性注意）と同時に，記憶として保持し（学習・記憶），それを整理しながらノートをとる（知覚-運動）が求められる。スポーツをするときにも，相手の動きを見て瞬時に判断し（社会的認知），どのように動くか計画を立て（遂行機能・実行機能），実際にからだを動かす（知覚-運動）ことでパフォーマンスが決まる。このように，人間の活動は，一つの認知機能だけではなく，複数の機能が連携してはたらくことで成り立っている。

　　認知機能が低下すると，日常生活のあらゆる場面で影響が出る。授業の内容が頭に入らない，試験で問題文を読んでもすぐに理解できない，スポーツで動きがぎこちなくなるなど，一見すると関係のないように思える事柄も，実は脳のはたらきによるものである。日々の行動やスポーツのパフォーマンス向上にも関わる認知機能は，単なる学習や記憶のためだけでなく，生きていくうえで欠かせない能力である。

（2）　高齢者におけるゴルフが認知機能に及ぼす効果と今後の課題

① 運動と認知症

　　最近の研究では，運動や食事などの生活習慣を改善することで，認知症の発症を3分の1減少できる可能性が示されている[29]。脳の老化は通常，死亡の数年前に軽度認知障害（MCI）の兆候が現れる（図5-6①）が，場合によっては早い段階で進行し，最終的に認知症へと移行する（図5-6②）。しかし，生活習慣を改善すれば，認知障害の発症を遅ら

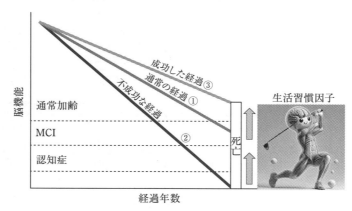

図5-6　正常な加齢と認知症における脳機能と生活習慣

出典：De la Rosa *et al.*, 2020[29]を一部改変

せることができると考えられている(図5-6③)。

運動は認知症のリスクを低減し，認知機能の低下を遅らせる。久山町研究や多くの臨床研究で，運動と認知機能の維持には明確な因果関係があることが確認されている[30]。アルツハイマー病は最も一般的な認知症のタイプであり，その原因としてアミロイドβの蓄積が関与している。通常，アミロイドβは脳内で分解されるが，アルツハイマー病では処理が追いつかず，「老人斑」として蓄積し，神経細胞を圧迫・破壊する。

アルツハイマー病モデルマウスの研究では，運動によってアミロイドβの沈着が減少し，記憶機能が改善されることが確認されている[29]。ヒトの研究でも，MCI患者が6か月間有酸素運動を行った結果，血中アミロイドβレベルが24%低下したという報告がある[31]。運動は脳のゴミ掃除を助け，認知症の進行を遅らせる可能性がある。

アミロイドβの蓄積は脳の慢性炎症(総論4章 p.47参照)を引き起こす。炎症が続くと，必須アミノ酸トリプトファンが「キヌレニン経路*」へとシフトし，神経毒性の強いキノリン酸を産生する。キノリン酸は，学習や記憶に重要なNMDA受容体を過剰に刺激し，神経細胞の損傷を加速させるため，認知症の進行に関与していると考えられている。

> **キヌレニン経路**：必須アミノ酸トリプトファンを消費する代謝経路の一つである。この経路は，アルツハイマー病およびMCIにおいて調節不全を起こしていることが知られている。キヌレニン経路の初期段階は「IDO1」と「TDO」という二つの酵素によって制御される。これらの酵素は，トリプトファンから「キヌレニン」への変換を触媒する重要な役割を担っており，この段階が代謝経路全体の進行をコントロールする大事なポイント(律速段階)となる。TDOは主に肝臓で発現するが，IDO1は炎症性サイトカインによって様々な組織で誘導される。キヌレニンが増加すると，さらに二つの物質，「キヌレニン酸」または「キノリン酸」に代謝される。これらの代謝物には異なる役割がある。キノリン酸は中枢神経系で「NMDA受容体」を刺激し，神経興奮毒性を引き起こす可能性がある。神経興奮毒性はアルツハイマー病の主要な病理学的メカニズムの一つとされている。一方で，キヌレニン酸はNMDA受容体を阻害し，神経保護的な役割を果たす。アルツハイマー病患者では，血漿中のキヌレニン酸レベルが低下していることが確認されている。

② 運動と新しい神経細胞

NMDA受容体は，記憶の形成や神経可塑性に不可欠なグルタミン酸受容体である。神経可塑性とは，脳が新しい情報を学習し，変化やダメージに適応する能力を指す。この仕組みにより，新しいシナプスが形成され，損傷した脳領域を他の領域が補完することが可能となる。

③ ゴルフと脳の活性化

近年，ゴルフを続けることで脳の炎症が抑えられ，キヌレニン経路のバランスが整い，認知機能の低下を防ぐ可能性が報告された(各論7章 p.175参照)[32]。興味深いことに，動物実験では，運動に加えて感覚刺激を組み合わせた「豊かな環境」下での活動が，神経可塑性を高めることが示されている。「豊かな環境」とは，考える力や好奇心が刺激される状態のことであり，それによって脳の可塑性が向上し，新しいことに興味をもつきっかけになる可能性がある。神経可塑性が向上することで，脳は新しいことを学習し，損傷した部分を他の領域が補完できるようになる。

ゴルフは身体的・感覚的・認知的，そして社会的な要素が組み合わさったスポーツであるため，運動をしながら脳を活性化させる効果が期待できる。

6章　運動器の構造と機能

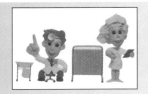

ヒトはゴルフができるように進化した生き物である。言い方を変えると進化した身体を活かしてゴルフを発明したともいえるのだが、進化したヒトのからだの構造機能を誤解して上手に打てない人、障害を抱えるに至った人もいる。健康的にゴルフを楽しむにはヒトのからだの理解が必要である。そのためにも、ゴルフに必要なからだの構造と機能、メカニクスを学ぼう。

本章では、運動器について述べる。運動器とは骨と関節、動かす筋肉、腱、制御する神経、栄養を運ぶ血管が含まれる。ここでは一つひとつの構造・機能は成書にまかせ、ゴルフに必要な最小限の知識を述べる。

SECTION 1　ゴルフに関係する骨と関節

（1）骨の成長について

図6-1の骨の成長の模式図を見てみよう[1]。骨は軟骨に石灰化が起こることで形成される（モデリング・軟骨性骨化）。成長期にみられる骨端線は骨端部に成長軟骨が集まる部位で成長とともに消えていく（骨端線閉鎖：図6-1最右図）。一方、骨の先端の関節部は関節軟骨として残り、関節を形成する。骨は成長後も日々、破骨細胞によって吸収され、造骨細胞によってつくられて常に若々しく保つ。これをリモデリング・骨代謝という（図6-2）。

成長期において、関節の部位により骨端線が閉じる時期が決まっている。これを利用して骨年齢の推定ができる。

アスリートは、からだが大きい方が有利である。少年少女のタレントアスリート発掘に骨年齢の測定が使われている。からだの成熟度を手の骨のX線写真を撮って、骨端

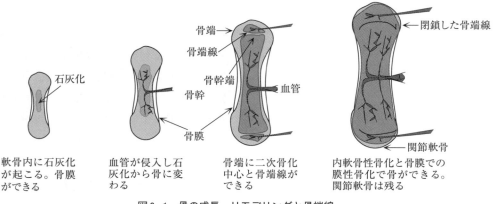

図6-1　骨の成長，リモデリングと骨端線

の数から骨年齢を調べる。

そして，生年月日から得られる暦年齢と骨年齢を比較するのである。暦年齢より骨年齢が進んでいて，からだの大きい選手は単に早熟という判断をされる。暦年齢と骨年齢が等しく，からだの大きい子どもが将来の一流選手候補として選ばれる。

（2） 骨代謝

骨は細胞成分と基質からなる。基質はコラーゲンのマトリックスの中にカルシウム塩が沈着し，生体の活動に必要なカルシウムの貯蔵場所ともなっている。成長が終わっても生きている間，骨代謝が行われ新しい組織に置き換わっている。これを前述のリモデリングという（図6-2）[1]。まず破骨細胞が骨を吸収して造骨細胞が骨をつくる。成人では両者のバランスがとれて一定の骨量を維持していることになる。骨代謝

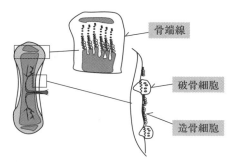

図6-2　骨端線と骨膜での骨形成・吸収の模式図

のバランスが乱れて，破骨細胞優位になると骨塩量（カルシウム結晶）が少なくなる。一定の基準以下になった状態を骨粗鬆症という。高齢になると代謝が低回転になり骨密度が低下してくるが，若年者の平均より70％未満に低下している場合骨粗鬆症と診断する（各論5章 p.164参照）。閉経女性にみられる高回転型の骨粗鬆症もある。低回転型・高回転型いずれの骨粗鬆症も治療の対象になる。

骨粗鬆症はアスリートにもみられ問題となっている。女性アスリートの三主徴の一つである。三主徴とは低エネルギー摂取，月経異常，骨粗鬆症である[2]。

アスリートが栄養を摂る目的は運動して消費するエネルギーを補うだけでなくからだをつくるための栄養を摂取することだが，新体操などの審美系スポーツや長距離ランナーなど体重増加をコントロールしている種目では注意が必要である。消費して補うべき栄養がダイエット目的で意図的に入ってこないことになると，月経異常が起こる。さらに女性ホルモンの異常で骨粗鬆症が起こる。運動・トレーニングを続けると疲労骨折がみられる。女子の持久系，審美系の痩せたアスリートの疲労骨折をみたら，月経異常の有無を聞く必要がある。また，メンタルストレスのケアも必要である[2]。

近年，女子だけでなく男子の疲労骨折もエネルギー摂取不足があるとされるようになった。活動に必要なエネルギーの補充と，からだを構成するたんぱく質の補充が必要である。スポーツ選手でなくとも一日体重1 kg当たり0.66 gが必要とされている[3]。

（3） 関 節

図6-1をみると，成長が終わっても末端の軟骨は残り，関節軟骨となる。骨と骨のつなぎ目が関節である。関節では関節軟骨に覆われた骨が向かい合い関節を形成する。厚さ2～4 mmの軟骨には表層，中間層，深層，石灰化層と4層構造となって滑らかな動

きと荷重に耐える仕事を可能としている[1]（図6-3）。関節軟骨の間には関節を覆う関節包（滑膜）から分泌される関節液（滑液）がスムーズな動きを助けている。どれだけスムーズかというと，摩擦係数が0.002〜0.02で，これは潤滑油を塗った金属やスケートと氷の間の10倍とされている[4]。ちなみに自分のからだを動かしても関節の動きはスムーズで抵抗はないであろう。

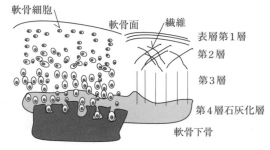

図6-3　関節軟骨の4層構造

　ヒトのからだには，様々な関節があり，部位と機能により形と大きさが異なる。ゴルフスイングにおいて，はたらく各関節の形状と動きは，以下の通りである[1]（図6-4）。

車軸関節：関節面は車輪のような形をしており，その中心を通る線を軸として回旋運動を可能にしている。前腕の2本の長い骨，橈骨と尺骨は近位，遠位の車軸関節によって互いに回転し，並んだり（回外），クロスしたり（回内）する（図6-4A, 6-5左）。これらのはたらきにより，手のひら返し（リストターン）が行える(p.66参照)。

蝶番関節：関節頭は柱状で蝶番のように凹面と凸面に接続され，屈曲と伸展の動きしかできない。肘関節は蝶番関節に分類され（図6-4B），膝関節は蝶番関節に近い（図6-4F）。

鞍関節：関節面は馬の鞍のような形状をしており，互い直角な二方向の動きを可能にしている。鞍関節は手根骨（手首の骨）と中手骨（手根骨と指の骨の間）の間にあり，母指は，鞍関節により屈曲，伸展，外転，内転，対向対立する（図6-4C）。高齢になるとこの関節の痛みを訴えるゴルファーが多くなる。母指の動き，手指の動きは車軸関節をもつ前腕の回内・回外と密接な関係をもっている。

球関節：半球状の関節頭とお椀状の丸い凹面で構成され，あらゆる方向に可動域をもつ。肩関節や股関節は，球関節に分類される（図6-4D, E）

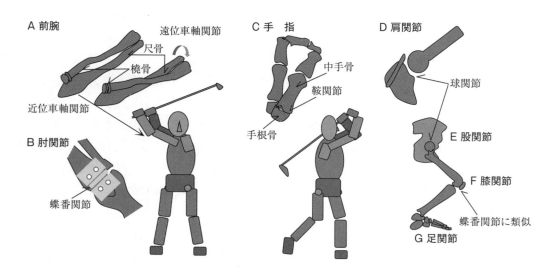

図6-4　ゴルフスイングと関節

また，足関節は，蝶番関節の一種，らせん関節である距腿関節と前後左右に動く楕円関節の距骨下関節からなる（図6-4G，6-5右）。

ゴルフの活動時には以上のように，様々な関節の協調された動きが必要になる。

（4）ヒトの骨格の特徴：進化，比較解剖学から

四つ足動物は前肢・後肢ともに荷重してからだを支えて移動する機能をもつが，二足歩行をするヒトは上肢下肢となって特徴的な形態となっている（図6-5，6）。

① 上　肢

上肢は鎖骨・肩甲骨以下，肩関節，肘関節さらに前腕，手関節，中手骨，手指と続く。手には立体的なくぼみ（アーチ構造）があり，母指の対向対立を含め複雑な動き，ゴルフクラブをグリップすることが可能となっている。

ヒトの上肢は荷重から逃れ，手指の発達により道具をつくり，使うことを可能にしてきた。羊飼いたちが棒切れでボールを転がし，ウサギの穴に入れて遊んだことからゴルフが生まれたという。この発達した手の動きがゴルフスイングにおいては手打ちといわれる全身の動きとマッチしないミスショットの動きとなることを知っておきたい。

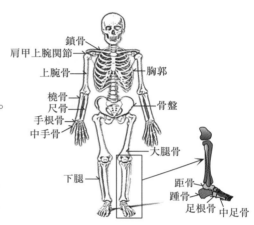

図6-5　骨格全景

② 下　肢

下肢には股関節，膝関節，さらに下腿と距骨の間の距腿関節，距骨と踵骨の間の距骨下関節，足根骨同士の関節，中足骨，足指の関節と続く。

足にはアーチ構造があり，体重を支え，地面との接点としてはたらく。回内・回外を含め，複雑な動きが可能となって，いろいろな路面に対応して立つことや歩行，スイング動作が可能になっている。

③ 直立二足歩行

直立二足歩行が可能になるために様々な形態の変化が進化の中で生まれた。骨盤の形態もその一つで大きな臀部はヒトの特徴といわれ，四つ足動物の骨盤が頭尾方向に細長いのに対し左右に広がっている。これが安定した二足歩行を可能にした理由の一つである。遺伝子的にヒトに近いとされるチンパンジーの骨盤はヒトよりイヌに近い（図6-6）[5]。つまり，

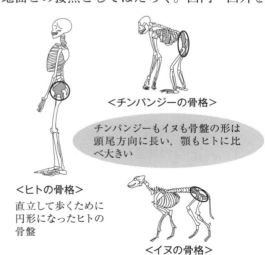

図6-6　ヒトの骨格とイヌ，チンパンジーの骨格の比較
出典：渡會公治，2007[5]より許可を得て掲載

ヒトの特徴は四足歩行から単に立ち上がった結果ではなく，森での樹上生活から草原へ進出する過程で二足直立に必要な構造を獲得してきたことがわかる。ヒトは骨盤と大腿骨骨頭の変化により，安定性と大きな可動域を備えた股関節が得られた。これによって，直立して歩く，そしてゴルフスイングのような動作が可能になったのである。

　二足歩行では，片足で立って，もう片足を前に進めることで歩行が行われる。ゴルフスイングも同様に体重移動が重要である。

　成長発達の中で歩行は1歳ぐらいでできるようになる一方で，静止片脚立位ができるのは4歳とされている。閉眼片足立位時間は，非常にばらつきの多い能力であり，20代がピークとなる。安定した片足立ちは一流選手には必要な能力である。しかし，高齢になると片脚起立時間は減少する。よって高齢者の転倒予防に片足立ちが勧められている[6]。

　ゴルフでは股関節の回転軸が必要である。軸が二つ以上あったら回転しない。スイングにおいて，左右のスムーズな体重移動は不可欠であり，安定して片足で立ってスイング動作を行う能力が望まれる。腰や膝を痛めるのは体重移動が不十分なスイングが要因と考えられる。図6-7のように，スイング動作をしてみると，片足に体重が乗らないと，球形の股関節は回転しないことを実感する。また，手を胸に置いてクラブなしでからだでターン

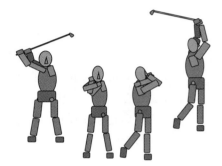

図6-7　ゴルフスイングの中で動いている「からだ」をチェック

してみると股関節と脊椎の動きが感じられる。股関節は回転するが，膝や足関節，足は回転しない構造であることをスイング動作のドリル（各論8章図8-4⑤動画参照　足を広げて行うと股関節がわかる）を通してからだで理解しておくとよい。トップアスリートの条件として大きな背中と大きなお尻といわれるのは股関節の重要性をいう言葉である。スクワット（総論9章p.91図9-7参照）は股関節以下の下肢すべてを鍛えるトレーニングとして広く行われている。大きな背中と大きなお尻を鍛えるにはスクワットがお勧めである。

（5）脊椎

　ヒトも脊椎動物の一員である。運動器でもある脊椎について学び，使いこなそう。

　ヒトの脊椎は頸椎7個，胸椎12個，腰椎5個，仙椎（5個が癒合して一つの仙骨），尾骨（2〜3個）からなる（図6-8）。

　立位では，下部の腰椎が最も大きい。正面から見るとまっすぐだが，側方から見ると弯曲がある。頸椎前弯，胸椎後弯，腰椎前弯，仙骨後弯である。

　図6-8は脊椎全体の動きを3軸の側屈，回旋（回転），屈伸（屈曲と伸展）で表している。少しずつの動きが組み合わされてゴルフスイングの大きな動きになる。

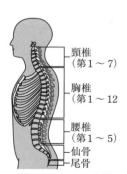

図6-8　ヒトの脊椎

図6-9の側屈，回旋，屈伸の可動域をみると頸椎，胸椎，腰椎で可動域が異なることがわかる[7]。

図6-9Bでは上から見た脊椎の回転が描かれている。頭は90度右回転しているが，各脊椎の可動域は腰椎5個で5度，胸椎12個で35度という（いすに座って頭を右に動かす。脊椎の回転可動域を感じてみよう）[7]。無理に回転させようとすると頸部痛や腰痛が起こるのがイメージできるであろう。

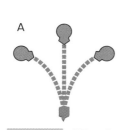
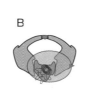
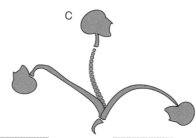

側屈は75度，頸椎35度，胸椎20度，腰椎20度

回旋（回転）は90度，頸椎50度，胸椎35度，腰椎5度

伸展は140度，頸椎75度，胸椎30度，腰椎35度

屈曲は120度，頸椎40度，胸椎30度，腰椎50度

図6-9　ヒトの脊椎の3軸方向の動き

出典：脊椎の3軸方向の動き，カパンディ，2008[7]を基に作成

図6-10で脊椎の構造を学ぼう。図・中下に基本単位といわれる上下2つの脊椎骨が描かれている。複雑な脊椎は円柱の形をした椎体と椎体後方に弓状にできた椎弓（図・中上）からなる。椎弓と椎体がつくる穴を椎孔という。多くの椎孔が連続し脊柱管とよばれる構造をつくる。この中を脊髄，神経根が通る。

図左，上下の椎体の連絡は椎間板（繊維軟骨でできていて，繊維輪の中にゼリー状の髄核が収まり，荷重により変形する）と椎弓に発達した上下の椎間関節による。椎弓後部の棘突起は靱帯で連絡している。頸椎，胸椎，腰椎で椎間関節の向きが違うのは必要とされる動きによる。図右にカパンディがつくったイメージを載せた。2つの椎体が洗濯バサミのような仕組みで連続していることが示されている。ハサミの軸は椎間関節で，

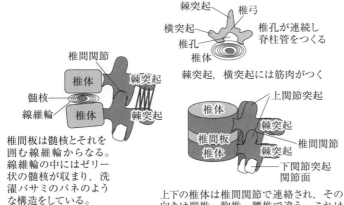
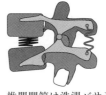

図6-10　脊椎のイメージ左（側方から），中・上（上方から），中・下（斜め上から），右（側方から））

バネである椎間板と後方の靱帯でバランスをとっている。ゴルファーに限らず，多くの人に椎間板の障害，椎間関節の障害がみられる。

脊椎間の一つずつの可動域は小さいがまとまって動くことによってスイング動作も可能になる，これを局部だけで動かそうとすると腰や首の痛みなどの障害になる[8]。

SECTION 2　単関節運動と多関節運動

関節の動きは単関節運動と多関節運動に分けられる。単関節運動は各関節の動きを調べるときに必要であるが，ヒトの動きは（ゴルフの実践にあたっては）歩行もスイングも多くの関節が協調して動く多関節運動である。

単純にみえるパッティングの動きでも下肢の動きを制限して立ち，前傾をしたいくつかの胸椎の回転，頸椎の逆回転という動きと，それに同期した肩甲骨以下の上肢の動きの多関節運動である。多関節運動の中にみられるからだの仕組みをみていこう。

（1）　キネティックチェーン（運動連鎖）

多関節運動の巧拙はキネティックチェーンを上手に使っているか，どうかによる（各論3章p.137参照）。からだの各部分が連動して一つのスイングの動きをつくり出す。このとき，下肢，体幹，上肢，そしてクラブへと，スムーズな連動した動きがチェーンのようにつながって大きな力を生み出すわけで，順番が狂うと大きな力が発揮できなくなる。フォーム中の各部位の動きという空間的な運動連鎖とタイミングなどの時間的な運動連鎖がある。順番が狂う原因で多いのは，うまくやろうとする意識が表に出て，深層で無意識に行われるスムーズな動きが乱されるからという，手打ち，早打ち，力みといわれるものであり，スポーツ心理学の分野の必要性を物語っている。

（2）　クローズド・キネティックチェーンとオープン・キネティックチェーン

クローズド・キネティックチェーン（CKC）とは，立位の下肢の動きのように，大地に接して動かない足裏に続く足関節，膝関節，股関節などの関節を動かすトレーニングである。スクワットが代表的な例である

ゴルフではスイング時，歩くときの下肢の動きはCKCである

これに対し，オープン・キネティックチェーン（OKC）とは動く末端を動かすトレーニングである。

ダンベルを持って行うアームカールや座って足を浮かせて膝を屈伸するレッグカールが例である。ボールを投げるのもOKCである。クラブを持ってスイングするときの上肢の屈伸回旋動作はOKCである。

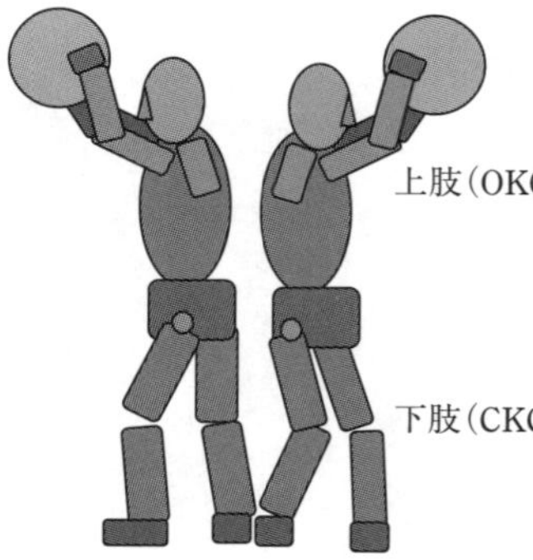

ゴルフでは下肢のCKCトレーニングと上肢のOKCト

図6-11　メディシンボールを持っての左右のボディターンエクササイズ

上肢（OKC）
下肢（CKC）

レーニングが行われる．図6-11はメディシンボールを持っての左右のボディターンエクササイズである．相手がいれば投げ合うことも有効である．重いメディシンボールは，手だけでは投げられない．全身を使った協調性のある動きを学ぶことになる（各論3章図3-4参照）．

（3） 姿勢反射，共同運動

　動きの中でからだの奥にセットされた動きが病的な状態のときに現れることが知られ，姿勢反射，共同運動として成書に記載されている．以前は病的反射といわれていたが，これはからだの奥にセットされたベーシックで生理的な動きが病的な状態の元で顕在化したと考えられている．姿勢反射の中に非対称性緊張性頸反射（ATNR：asymmetric tonic neck reflex）なるものが知られている．脳性麻痺児など緊張が高いものに，片側上肢を伸ばすと伸びている方向に顔を向けるという現象である[9]．図6-12のように両手をついて上を向き（首を緊張させ）片側の肘を曲げると首は伸びている方を向くことを実感できる．これは，ゴルフのスイングにもみることができる（各論 Additional Information 2 p.225参照）．右打者のトップのポジションをみると左肘を伸ばし，ボールを見る顔は左を向いている．インパクトの後，右肘は伸びていく．右下のボールのあったところを見ていられれば姿勢反射に合った動きとなる（図6-13）．

　脳卒中後の痙縮にみられる「共同運動」とは，特定の動きをしようとすると，その動きに関連する他の筋肉が不随意に動いてしまう現象である[9]．上肢にも下肢にもみられるが，緊張した一瞬のスポーツ動作にもみられる．前腕回内，肘の伸展，肩の内転内旋の組み合わさった動き（共同運動）は，ゴルフの中で見ることができる．トップに向かって右打者の左側は回内，肘の伸展，肩の内転内旋し，同時に右側では回外，肘の屈曲，

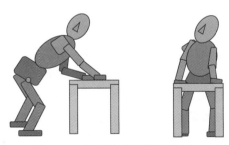

図6-12　非対称性緊張性頸反射（ATNR）

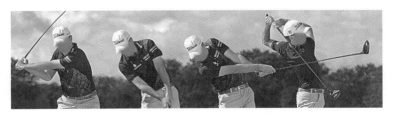

肘の伸展・回内と屈曲・回外が交互にみられる．
図6-13　ゴルフスイングの上肢の共同運動

肩の外転外旋，屈曲が同期して起こり，インパクトからフォロースルーにかけて左右逆になる。リストターンといわれる動きである（図6-13）。

SECTION 3　打球動作

（1）打球動作の定義

　　ゴルフの種目特性は打球動作と歩行である。打つという動作の定義は，手もしくは手に持った道具で短時間に対象に力を加えることといえる。平野によると「道具（ラケット，竹刀，シューズなど）を含めた身体の端を効果器とし，衝撃力を大きくするためにそれを加速し，ボール，あるいはヒトといった対象物にその衝撃力を与えること」と定義している[10]。シューズとあるのはボールを蹴ることも打つこととしているからであり，身体の端の頭でボールをヘッディングすることも含めている[10]。キーボードを打つ，鼓を打つ，碁を打つというように打つのはかならずしも大きな力ではない。ゴルフでもコントロールされたアプローチショットも打つのである。しかし，フルスイングしてできるだけ飛ばしたいという思いにとらわれている人も多い。ドライバーでは，できるだけ遠くに飛ばすため，クラブヘッドのスピードが求められる。クラブの材質，軽量化，回転をコントロールするために色々なノウハウが生まれて，クラブの進化は著しい。またボールも年々進化改良されている。

（2）打球動作と身体能力

　　一方こんな意見もある。ゴルフ解剖学[11]の著者Cデイビースによると，「ボールや用具の技術革新にも関わらず，北米のハンディキャップの平均値は過去30年にわたってまったくと言っていいほど変わっていない」という。その最も大きな理由として，ゴルファーはスイングを上手に行うための身体能力を改善する努力をしていないということが言える。最も有効なツールである自分の肉体をまず改善しようとする努力を怠っている。

　　飛距離を伸ばしたりショットの正確性や安定性を高めることに興味をもっているが，それを高価なクラブや新機能をうたうボールに求めるのである。「パワフルなスイングにとって必要なからだの動きを可能にするような体力を向上させるのが早道であり効果も長続きするのに」と述べている。

　　本書の目指すところも，このからだの理解とゴルフスイングの理解を通じて，ゴルフを健康に役立つものにしていきたいというところにある。

SECTION 4　腰・肩の回転と体幹の捻り

　昔からの言葉でテークバックして，トップでは肩が90度回りアゴの下にくるがその動きの中で，腰が45度回っているという。腰とはどこかと解剖学的にいうと，胸腰椎，骨盤，股関節を含むものと考える。腰を回すとは，股関節の内旋である。大腿，下腿，足は地面に固定されて，大腿骨頭の上で骨盤が回転する。内旋という言葉は近位に対して遠位がどう動くか表現するのが解剖学の約束だからである。肩の回転は胸椎の回転と肩甲骨の動きを合わせたものである。

　このとき，インパクトまでボールを見て頭を動かさないでというゴルフの教えは，頸椎が体幹以下の動きと逆回転しているということである。

　ゴルフスイングのバイオメカニクスのデータからスイング動作を記述すると，立位荷重して重力に対して垂直な軸（鉛直軸）周りに脊椎と股関節が回旋と逆回旋する（テークバックとダウンスイング）。脊椎には小さな可動域の関節がたくさん並んで協調して大きな動きとなる。同期してクラブを持った上肢の挙上，下垂が起こる。この複雑な動きを以下のバイオメカニクスの論文を引用して述べる[12]。

　10人のプロゴルファーと5人のアマチュア男性ゴルファーを対象に，3次元運動学および力学データを得て，分析した。上半身回転，骨盤回転，Xファクター（腰と肩の相対回転），Oファクター（骨盤傾斜），Sファクター（肩傾斜），および正規化された自由モーメント（地反力による回転力）を評価した。プロゴルファーにおいて，ピーク自由モーメント（体重当たり），ピークXファクター，ピークSファクターが各選手間で非常に安定しており，スイング動作の再現性が高かった。ダウンスイングは骨盤回転の逆転から始まり，続いて上半身回転の逆転が起こった。ピークXファクターはすべてのゴルファーのすべてのスイングにおいてピーク自由モーメントに先行し，ダウンスイング初期に発生した。ピーク自由モーメント（体重当たり），インパクト時のXファクター，ピークXファクター，ピーク上半身回転はクラブヘッドスピードと強い相関関係を示し，スイング効率の重要な因子であることが示された。スイングの曲線は，アマチュアとプロゴルファーでは大きな差異を示した。アマチュアの場合，プロの基準値から外れる要素が，ハンディキャップが高くなるにつれて増加した。

　最後に，ゴルフは止まっている状態から始まる。プレーヤーが意識して始動する。スコアは自己申告である。同伴競技者はいるものの，あくまで一人で行うスポーツである。自然の中で行い，偶然のラッキー・アンラッキーに一喜一憂する。孤独なゴルフ競技はメンタルのスポーツといわれる。

　ポジティブ心理学のアドラーの言葉に「人生が困難なのではない。あなたが人生を困難にしているのだ。人生は，きわめてシンプルである。」というこの言葉を言い換えると「ゴルフが難しいのではない。あなたがゴルフを難しくしているのだ。ゴルフはきわめてシンプルである。」ゴルフを学び直して，さらに，からだを学んで楽しいゴルフをしよう。

7章　栄養摂取と運動

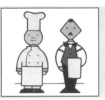

SECTION 1　運動強度とエネルギー代謝

　ゴルフの運動強度は，多くの要素が関与することから，消費エネルギーを正確に確認することが難しいのが現状である。

（1）　運動強度の評価と指標

　運動は主に以下の指標を用いて，低強度，中強度，高強度に分類する[1]（表7-1）。

①　％最高酸素摂取量（% peak $\dot{V}O_2$）

　運動時の酸素摂取量（$\dot{V}O_2$）は，運動強度を定量的に測る基本的な指標であり，そのうち peak $\dot{V}O_2$ は，運動中に到達した酸素摂取量の最高値を指す。これに対して，$\dot{V}O_2$max（最大酸素摂取量）（総論3章 p.33 参照）は，酸素摂取量が定常状態に達し「レベリング・オフ（酸素摂取量の増加が停止する状態）」が確認される必要がある。$\dot{V}O_2$max は有酸素系エネルギー供給能力の最大値である。一方，peak $\dot{V}O_2$ はレベリング・オフを確認せず，運動が続けられなくなるまでの間に到達した酸素摂取量の最高値を指す。

　例えば，トレッドミルや自転車エルゴメーターを用いて漸増運動負荷試験（総論3章 p.31 参照）を実施することで peak $\dot{V}O_2$ を測定できる。この値を基に % peak $\dot{V}O_2$ を算出し，個人の運動強度を評価することが可能である。例えば，% peak $\dot{V}O_2$ が30〜40％であれば低強度，40〜59％であれば中強度，60％以上であれば高強度と分類される。このような分類は，個々の体力レベルに応じた運動計画を立てる際に非常に有用である。

②　カルボーネン法：心拍予備能（HRR：Heart Rate Reserve）（総論3章 p.35参照）

　心拍数から運動強度を設定する方法である。カルボーネン法の式は

表7-1　運動強度に対する指標

	低強度	中強度	高強度
有酸素運動			
強　度			
% peak $\dot{V}O_2$	20〜<40%	40〜<60%	60〜70%
カルボーネン法（係数）	0.3〜<0.4	0.4〜<0.6	0.6〜0.7
RPE	10〜<12	12〜13	13
頻　度			
時間（分）	5〜10	15〜30	20〜60
回数/日	1〜3	1〜2	1〜2
回数/週	3〜5	3〜5	3〜7
筋力トレーニング			
強　度			
%1RM	20〜30%	40〜60%	80%
RPE	10〜11	11〜13	13〜16
頻　度			
反復回数	8〜15	8〜15	8〜15
回数/日	1〜3	1〜3	1
回数/週	2〜3	2〜3	2〜3
身体活動			
メッツ	1.0〜2.9メッツ	3.0〜5.9メッツ	6.0メッツ

出典：Group JCSJW 2014[1]を一部改変

目標心拍数＝((220－年齢)－安静時心拍数)×係数＋安静時心拍数

である。運動強度は係数（表7-1）によって調整され，運動時の目標心拍数が決定する。

③ **自覚的運動強度**（RPE：Rating of Perceived Exertion）：ボルグ（Borg）スケール
（総論3章 p.35参照）

運動時の主観的な運動強度を数字で表したものである。

④ **1RM**（1 repetition maximum）**に対する割合**（総論2章 p.21参照）

1RMは1回だけ持ち上げられる最大重量を指す。1RMの測定は，軽重量から始めて徐々に重量を増やし，最大重量を測定する。より安全な方法として，反復回数から1 of RMを推測する方法がある。これは，最大16回の反復回数が可能な重量は1RMの60％，最大10回の反復回数が可能な重量は1RMの75％とされている。

⑤ **メッツ**（MET/METs：Metabolic Equivalents of Task）（総論3章 p.31, 4章 p.42参照）

（2） 頻度の指標

WHOと厚生労働省は一日当たりの頻度を示さない傾向にある。ただし，有酸素運動や筋力トレーニングに関しては，「まとめて行う」場合と「小分けに行う」場合の効果が同程度であるとされる。安全を確保しつつ運動を継続するために，短時間での実施回数を増やすことで，1日および1週間の運動量を確保する方法が推奨される。

表7-2 身体活動の代謝当量（メッツ）一覧2024年度版：ゴルフによって，安静時より余分に消費されるエネルギーの推定量

活動の説明	フリスビーゴルフ*	ゴルフ					
		全般	練習	ラウンド			
			ショートコース，打ちっぱなし場	歩行		乗用カート
				キャディバッグ担ぎ	手引きカート	
強度（メッツ）	3.8	4.5	3.5	4.3	4.5	3.5
運動時間（分）	120	270	90	270	270	270
運動量（メッツ・時）	7.6	20.3	5.3	19.4	20.3	15.8
体重別エネルギー消費量（単位：kcal）							
40 kgの場合	224	630	150	594	630	450
50 kgの場合	280	788	188	743	788	563
60 kgの場合	336	945	225	891	945	675
70 kgの場合	392	1,103	263	1,040	1,103	788
80 kgの場合	448	1,260	300	1,188	1,260	900
90 kgの場合	504	1,418	338	1,337	1,418	1,013

注〕エネルギー消費量は，強度（メッツ）×時間（h）×体重（kg）の式から得られた値から安静時のエネルギー量を引いたもの。

＊フリスビー（ディスク）ゴルフ：ゴルフのボールの代わりにフライングディスクを使用し，バスケット型の専用ゴールに，何投で投げ入れることができるかを競うスポーツ

SECTION 2　ゴルフとエネルギー消費

図7-1は，ゴルフの様々な形式に割り当てられたメッツ値と，あらゆる年齢層に適した他の身体活動を比較したものである[2),3)]。

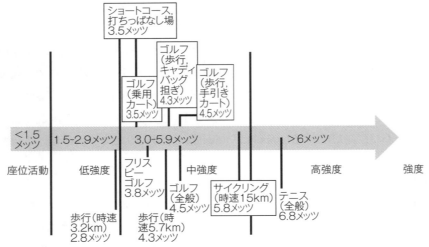

図7-1　異なる形式のゴルフや他に身体活動に対応するメッツ値

出典：Murray et al., 2017[3)]を一部改変

例えば，1メッツ・時は体重1kg当たり約1.0kcalに相当するため，表7-2のように，プレイヤーの体重や活動内容に応じて，付加エネルギー消費量（安静時より余分に消費したエネルギー）を換算することもできる。ゴルフのエネルギー消費には，性別，プレーヤーの技術レベル，クラブの運搬手段，気候，コースの地形など，さらにはエネルギー測定法など多くの因子が影響する（表7-3 QR コード）[4)]。

> QRコード：表7-3　様々なゴルフ技術レベルにおける9ホールおよび18ホールのエネルギー消費量

例えば，アマチュア女性ゴルファーのエネルギー消費は（1,823 ± 304 kcal），アマチュア男性ゴルファー（1,440 ± 611 kcal）より多いと報告された[5)]。この説明として，女性ゴルファーにとって，ゴルフ運動の身体的負荷が男性より高い可能性が推定された。

クラブの運搬法の影響は，アマチュアゴルファーについて携帯型呼気ガス分析装置（図7-2）を用いて測定され，乗用カートを使用したラウンドで1,303kcal，キャディと

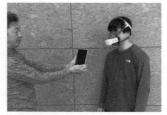

図7-2　携帯型呼気ガス分析装置を装着したアスリートとデータを確認するコーチ

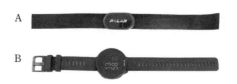

図7-3　心拍数モニター
A 胸ベルト型　B 手首装着型

の歩行ラウンドで1,527 kcal，自分でキャディバッグを担ぐ歩行ラウンドで1,954 kcal（11.3 kcal/分），と大きな差異が観察された[6]。参考までに，11.3 kcal/分という値は，一般的にマラソンを走る際に報告される値を上回っており，主な活動が歩行であるゴルフには過剰と感じられる[7]。ウェアラブル装置（図7-3）を使用して，測定したプロゴルファーのエネルギー消費は，低〜中強度の運動にしては高い数字であった（1,556 cal）[8]。歩行中のエネルギー消費が，ゴルフのラウンド全体における消費エネルギーの大部分を占めている。一方で，スイングは技術的な特性が異なる可能性があり，その技術的動作が約2秒で行われるため[9]，エネルギー消費量を定量化するのが難しい。ロボットによるスイング動作自体のエネルギー消費は非常に少なく，51 m/sでクラブを振る際に必要なエネルギーは約0.02 kcalであった[7]。またスクラッチゴルファー（ハンディキャップ0）の1スイング当たりの消費量は約0.08 kcal程度である[10]。仮に1ラウンドで80スイングを行った場合でも，スイングによる総エネルギー消費はわずか6.4 kcalに過ぎない[11]。ロボットのデータと比較すると，ゴルフボールを打つ際に使用されるエネルギーの大部分は，クラブを振ることではなく，からだを回転させることに費やされていることが明らかになった。

以上の消費結果を含めて，現在提唱される熟練したゴルファーレベルにおけるゴルフでのエネルギー必要量は40〜45 kcal/kgFFM/日とされている（表7-3）[12]。FFM（fat-free mass，除脂肪体重）とは体脂肪を除いた，からだの組成（筋肉，骨，内臓，体水分など）を指し，運動時のエネルギー代謝に大きく関与する。特に，体重に占める筋肉量が多いほど運動中のエネルギー消費量が高くなる傾向があるため，エネルギー消費の評価において重要な役割を果たす。例えば，FFMが60 kgのゴルファーの場合，この基準を適用すると，1日のエネルギー必要量は2,400〜2,700 kcalになる。

Column　ゴルフによる減量効果

65歳，身長178 cm，体重80 kg，体格指数（BMI）25の男性がゴルフを行う場合，その運動が健康にどのような影響を与えるかを考えてみよう。ゴルフ（歩行しながら手引きカートを使う）は，運動強度が4.5メッツとされており，これは安静時の約4.5倍のエネルギーを消費する運動である。この運動を4時間半行うと，4.5×4.5時間＝20.3メッツ・時（エクササイズ）となる（表7-2）。さらに，このエクササイズ量に体重（80 kg）を掛けることで，1回のゴルフで消費するエネルギー量は20.3×80＝1,620 kcalと計算される。メッツから安静時の1.0を引いた値を用いると「安静時より余分に消費されるエネルギー量」となる（1,260 Kcal）（表7-2）。

1 kgの体脂肪を減らすのに必要な消費エネルギー量は7,200 kcalである。

　　体脂肪1 g＝脂肪800 g＋水分200 g　　　脂肪1 g当たりのエネルギー量：9 kcal/g
　　脂肪800 g×9（kcal/g）＝7,200 kcal　　　体脂肪1 kg＝7,200 kcal

また，体重減少量の75％が脂肪成分（脂質），25％が除脂肪成分（糖質，たんぱく質など）であることから7,000〜7,400 kcalになるとの説もある[13]。

肥満症診療ガイドライン2022では，BMI 25〜35の場合は，3〜6か月で3％減量を目指す。食事では，たんぱく質を十分に摂りFFMの維持を目指す。運動や食事のコントロールで月に0.4〜0.8 kg（2,880〜5,760 kcal）を減らすことを目標とする。月に2〜5回ゴルフをすれば，3〜6か月で2.4 kgの減量が可能である。

SECTION 3　ゴルフパフォーマンス中の栄養補給と水分

　中強度の運動時には，30〜60g/時間のブドウ糖が筋肉や脳で利用される。このことから，一般的なスポーツ栄養のガイドラインでは，筋肉と肝臓のグリコーゲン利用を最大限に引き出すためには，運動する1〜4時間前に食事を摂取することを推奨している[14]。ゴルフ競技においては，血糖は10〜30％低下する。18ホールの競技ラウンドでは，ハーフラウンド中に何も摂取しないゴルファーは，20％の血糖低下を観察する。

　また，熟練したゴルファーでは，トレーニングによるグリコーゲン減少は40％に及ぶこともあるから，1日当たり必要な糖質としては3〜5g/kg体重/日程度の適切な補給が好ましいとされる（表7-4）。例えば，体重60kgの人は180〜300gの糖質を摂取が推奨され，これはおにぎり（約45gの糖質）×2個，ドライフルーツ（干しブドウ30g：約25gの糖質）×1袋，カステラ（1切れ：約40gの糖質）×2切れに相当する。たんぱく質摂取に関しての推奨は，熟練したゴルファーでは1.4〜2.0g/kg体重/日が望ましい（表7-4）[4),12)]。

表7-4　熟練したゴルファーにおける栄養管理の推奨案

栄養的因子	推奨されるコメント
カロリー摂取	エネルギー必要量は40〜45kcal/kgFFM/日が推奨される。筋肉量の増加を必要とする状況下で，300〜500kcal/日を上乗せする
たんぱく質	1.4〜2.0g/kg体重/日が望ましい。食事回数が数回以上の場合，各々で0.4g/kg体重を確保する
糖　質	一回の競技で糖質を中心として700kcalを維持する。筋トレのプログラム中なら3〜5g/kg体重/日が好ましい
水分管理	体液量を正常に維持するため，体重の1％以内の水分ロスに留める補水に努める糖質と電解質含有補水液が好ましい
サプリメント	カフェインは競技会の30分前に2〜5mg/kg体重摂取することで，疲労感軽減とパフォーマンス向上が期待される。クレアチン5g/日を筋トレプログラム中に少なくても1か月摂取すると筋肉内クレアチンを増加させる可能性が示唆される
その他・旅行など	旅行による疲労や時差解消に努める。ビタミンD補給や腸内善玉菌を増加させる乳酸飲料の摂取は，上気道感染を軽減する可能性が示唆される

FFM：fat-free mass，除脂肪体重　　　　　　　　　　　　　　　出典：Berlin et al., 2023を一部改変

　最近，わが国において競技ゴルファーを対象にしたランダム化比較試験（各論1章 p.115参照）で，グミの形状で高糖質と低糖質を補給し，2群間でゴルフラウンド中の血糖変化をCGM（continuous glucos monitaring：後述）を用いて比較した[15]。その結果，高糖質補給は，血糖値維持や疲労感の改善面で有用性が認められた。この際の高糖質補給群の糖質量は44g/時（60kgの体重では4時間ラウンドとして約3g/kg体重/日に相当する）と推算された。

　ラウンド中の水分管理も重要である。水分管理は，競技会の気候，経口水分摂取環境，着衣の種類，発汗程度，運動強度，認知機能などにより，大きく影響を受ける。ハンディキャップの低い大学生ゴルファーの尿比重の測定による脱水に関する研究からは，脱水群（スコア79.5±2.1）では非脱水群（スコア75.7±3.9）に比べて明らかにスコアは悪化

する。体液量を正常に維持するためには，水分喪失は，体重の1％以内に留めるような補水が必要である。この際，糖質補給と電解質含有補水液の飲用の両者が好ましい（表7-4）[4),12)]。

① ラウンド前の食事

コンビニでも買うことができる日本の携帯食の王様といえば「おにぎり」である。ご飯は食べてすぐにエネルギー源となるため，現在でもアスリートの補食に使われている。たんぱく質補給を考えるなら，人気のツナマヨもわるくない。スポーツ栄養では，あまりツナマヨの脂質にはこだわらず，高たんぱく食品として扱うことが多い。梅干しや昆布は塩分を摂取でき，シャケには疲労回復に効果的なアスタキサンチンが多く含まれ，抗酸化作用をもつ[16)]。スポーツ栄養で糖質吸収のよいものの代表とされる食品は，バナナ，あんぱん，おにぎり，エネルギーゼリーである。特にバナナはカリウムを含むため，お勧めである。自分でサンドウィッチを作るのであれば，厚焼き卵を挟んだものが望ましい。卵にはたんぱく質や必須アミノ酸が含まれているので，エネルギーの摂取だけでなく疲労回復にもなる。

② ラウンド中の栄養補給

チョコレートは効果的だと思われる[17)]が，特に砂糖を多く含むものは血糖値スパイク（後述）を引き起こし，集中力がなくなることが考えられるので種類や摂取量を考慮して適切に活用した方がよい。

ゴルフというと遊びの延長と考えられることが多いが，実はかなりの水分とエネルギーを消化するスポーツだ。よいスコアを出すには，ラウンドの前中後の栄養補給を考えることが大切であり，プロの選手ほど，そのことを理解しているが一般のゴルフ愛好家はそこまで考えていない。ゴルファー全体の3割ほどしか18ホールのスコアで100を切れない理由もそこにあると思われる。

SECTION 4　ゴルフパフォーマンス向上とサプリメント

（1）スポーツサプリメント

カフェインをサプリメントとして含有した食品の効果を36ホールの競技会において，二重盲検プラセボ対照試験＊を施行し検討した研究がある。その結果では，カフェイン補給群はプラセボ群に比較して，スコア改善とドライバー距離の増加が観察された。類似した研究においてもパット数減少なども報告されている。これらのカフェインに焦点を当てた研究から，1.5〜3mg/kgのカフェイン摂取は，ゴルフパフォーマンスを改善させる可能性がある。同様に，カフェインを競技会の30分前に2〜5mg/kg体重摂取することで，疲労感軽減とパフォーマンス向上が期待されるとの報告もある（表7-4参照）[4),12)]。

＊**二重盲検プラセボ対照試験**：研究者と被験者の両方が内容を知らず，プラセボ群と介入群を比較する最も厳格なランダム化比較試験の一つである。

なお，コーヒー一杯のカフェイン含有量は 80 mg 程度である。カフェインは多量摂取により有害性（頻脈，動悸，不安障害，神経過敏など）がある。心臓疾患を有する人は，大量摂取には注意が必要な成分の一つとされている。安全とされるカフェインの摂取量（上限値）は，欧州食品安全機関 200 mg/日，アメリカ 400 mg/日である。

② クレアチン（Cr）

クレアチンは体内でアミノ酸から合成され，クレアチンリン酸として蓄えられるエネルギー源であることから，クレアチン補給が筋力向上に関連するとの想像は難くない（総論2章 p.14 参照）。クレアチンの効果を検討した唯一のゴルフ関連研究としては，ハンディキャップ 5〜15 の男性ゴルファーにクレアチン，少量のカフェイン，Ca，ビタミン D，などの複合サプリメント製剤を投与し，プラセボ群と対照群を比較した研究がある[18]。その結果，ドライバー飛距離が 270 ± 19 ヤードから 284 ± 23 ヤードへ伸びたと報告された。ただし，この研究のみでクレアチンの有用性を議論するには不十分である。

③ その他

ビタミン D 補給や腸内善玉菌を増加させる乳酸飲料の摂取は，上気道感染を軽減する可能性が示唆されている（表7-4）[4),12)]。

（2）ゴルフと動物性・植物性混合プロテイン

たんぱく質摂取が筋力などのゴルフパフォーマンスを検討したランダム化比較試験は興味深い。動物性たんぱく質と植物性たんぱく質の混合プロテインサプリメントをハンディキャップ 20 以下のゴルファーにランダム化比較した 8 週間の観察では，サプリメント投与群で飛距離は 5.7 ± 14.0 ヤード伸び，ボール速度は 1.36 ± 2.87 m/s 増加した[19]。このことから，動物性たんぱく質と植物性たんぱく質を組み合わせた混合プロテインサプリメントは，ゴルファーの骨格筋機能を向上させる可能性が示唆された。

SECTION 5　生活習慣病予防と運動

運動によってからだのエネルギー消費が増え，代謝が活発になることで，生活習慣病のリスクを大幅に低減することができる。しかし，座りがちな生活が続くと，わずか 2 週間という短期間でもからだに様々な悪影響が現れることが明らかになっている[20]。例えば，血糖値を調整するインスリンのはたらきが低下したり，お腹回りや肝臓に脂肪が蓄積しやすくなったり，悪玉（LDL）コレステロールが増加するといった健康を脅かす兆候が生じるのである。

本セクションでは，糖尿病を中心に生活習慣病の現状を概観し，運動療法の重要性について詳しく解説する。高血圧や脂質異常症，心血管系疾患については各論 5 章で詳しく取り上げるため，ここでは主に糖尿病との関連性に焦点をしぼる。

（1）糖尿病の現状，合併症，運動療法の重要性

　厚生労働省の令和4年「国民健康・栄養調査」によると，現在の日本では男性の6人に1人，女性の11人に1人1,700万人が糖尿病，もしくは，その予備軍であり，さらには，40歳を超えると4人に1人がそれらに該当するとの報告がある。糖尿病の大部分を占める2型糖尿病は，特に肥満や運動不足との関連性が強く，糖尿病の予防としては，週3回，合計150分以上の運動を行うことが推奨されている[21]。本稿では医療における現実的な事象を中心に，医学的エビデンスをもとに解説を行う。

　糖尿病は1型糖尿病，2型糖尿病，その他の糖尿病に分類される（図7-4）。1型糖尿病の自己免疫疾患であり肥満や生活習慣は関連せず，発症早期からインスリン注射が必須になる糖尿病である。その他の糖尿病には膵臓や肝臓のがん，ステロイド使用，妊娠糖尿病，内分泌疾患などが含まれる。2型糖尿病以外の糖尿病があることは実地医療では重要なポイントであるが，今回は生活習慣と運動と特に関係の深い2型糖尿病に関して主に取り上げていく。

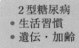

図7-4　糖尿病の分類

　2型糖尿病を語るうえで，欠かせない因子はインスリンと血糖値である。インスリンは，血管内の糖を細胞に入れ込んでエネルギーに変えることにより血糖値を下げる。このインスリンが，①分泌されにくいか，②効きのわるい体質，もしくは，③その両方，が糖尿病の発症因子とされる。

　日本では肥満の基準は，Body Mass Index（BMI）が25以上であるが，欧米ではBMI 30以上が肥満であることをご存知だろうか。これは糖尿病と肥満の相関性が民族間で遺伝的に異なることが理由の一つとして挙げられる。コーカソイド（白人種）に比較し，モンゴロイド（黄色人種）は比較的肥満が軽度でも2型糖尿病を発症するリスクが高く，日本人がアメリカに移住すると2倍近く糖尿病リスクが上昇するという報告がある。これは，モンゴロイドがコーカソイドに比べインスリン分泌能力が遺伝子レベルで低いことが原因で，肥満や加齢など，インスリンの効きが落ちる変化に対応しきれないためと考えられている[22]。実際に著者の医療機関でも，BMI 20程度の肥満のない患者も多数通院している。

　インスリンの分泌能力を根本的に上げることは，現代の一般診療では困難である。分泌を一時的に促す薬剤は存在するものの，効果的には限界がある。一方，2型糖尿病の薬を使用しない治療は，食事療法に加え，運動により筋肉量を増やすこと，脂肪細胞の機能を改善することであり，その結果としてインスリン抵抗性を改善させることを期待する。

　糖尿病は動脈硬化を引き起こす原因の一つである。三大合併症として『し・め・じ』

と比喩される．これは，神経（し），目（め），腎臓（じ）の障害が三大合併症であることを表している（図7-5）．その他にも，心筋梗塞，狭心症，脳梗塞や脳出血，足切断につながる閉塞性動脈硬化症などの動脈硬化性疾患の原因となる．合併症を起こさないために一般的には糖尿病の発症予防や，すでに糖尿病の診断のついた患者では，HbA1c*7％未満になることを目標とする．上記の合併症に関しては糖尿病を発症し，コントロールのわるい状態が5年以上経った際にみられることが多い．

*HbA1c（ヘモグロビンエーワンシー）：糖尿病のコントロール状態を表す指標として使われる．HbA1cは，血液中のヘモグロビン（赤血球のたんぱく質）がどのくらい糖と結びついているかを示す値である．この値は過去1～2か月の血糖値の平均を反映する．

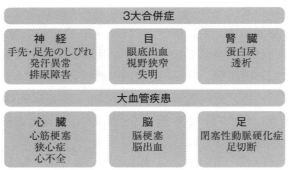

図7-5　糖尿病の3大合併症

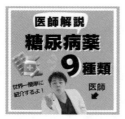

図7-6　糖尿病の9種類

治療薬に関しては，インスリン以外を除いても現在，薬理学的作用機序で分類すると9種類存在する[23]．

Column　糖尿病治療の新時代：体重管理と最新薬の可能性

　日本人に多い2型糖尿病は，肥満や過体重を原因とするインスリン抵抗性が原因である．そのため，治療計画は適切な体重管理がきわめて重要である．運動療法や食事のカロリー制限は基本であるが，昨今では，減量効果のある薬や心・腎保護作用を有し，血糖値を下げる以上の臓器保護の面で有益な治療薬が続々と開発され，実臨床で使用されている．特に体重減少作用が強い糖尿病薬として，GLP-1アナログ*やGIP/GLP-1アナログ*が注目されており，一部には「痩身薬」としての濫用問題が社会的に注目されている（ただし，本邦においてもGLP-1アナログ・セマグルチドが，糖尿病ではなく肥満症に適応される場合もある）．

*GLP-1アナログ：体内ホルモンGLP-1（グルカゴン様ペプチド-1）に似た作用を持ち，血糖値が高いときにインスリン分泌を促進し，グルカゴン分泌を抑制することで，血糖を調整する．さらに，満腹感を高めて体重を減らす効果が期待される．

*GIP/GLP-1アナログ：GIP（グルコース依存性インスリン分泌促進ポリペプチド）とGLP-1の両方の作用を持ち，体重減少効果が特に強い薬である．

　血糖降下作用以外の効果で患者さんにメリットを享受してもらいたいと考えている専門医としては腕がなる（やり甲斐のある）領域である．詳細は以下でわかりやすさにフォーカスした患者さん向きの投稿動画（著者の医療機関の公式チャンネル）があるため，参考にしていただきたい．

（2） 運動と血糖変動のパターン

　　血糖コントロールによる運動パフォーマンスの向上に関して考えると，日本でもプロ野球選手，サッカー選手，マラソン選手など多くのトップアスリートがパフォーマンスを向上させるため血糖値を測定している。特に持続グルコースモニタリング（CGM：continuous glucose monitoring）は自分の血糖コントロールの状態を知るうえで非常に有用なデバイスである。中でも食後の血糖値の急上昇，急下降は血糖値スパイクとよばれ耐糖能障害の初期段階と考えられている。血糖値スパイクの重症例とも解釈できる，反応性低血糖が引き起こされるとスポーツパフォーマンスの低下をきたす可能性がある。この血糖値スパイクを改善することにより，反応性低血糖の発症予防となり，運動パフォーマンス向上の可能性がある[24]。反応性低血糖に関しては下記の動画を参考にいただきたい。

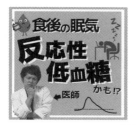

図7-7　反応性低血糖

　　また，夜間低血糖が睡眠の質を下げ，身体の回復の妨げとなり得る。血糖値が70 mg/dLを下回るとアドレナリンの分泌が始まるとされており，アドレナリンは覚醒反応を引き起こすことが知られている。こういった，覚醒反応が睡眠効率を低下させ，アスリートにおいて夜間低血糖に伴う睡眠の質の低下が，回復に悪影響を与える可能性があると考えられている。血糖値スパイクは，遺伝，年齢，体調，食事の内容など変動させる因子が多いが，血糖値スパイクを予防する食事方法がある。それは，①30分以上かけてゆっくり食べる，②野菜，肉，魚などを先に，糖質を含む炭水化物を最後に食べる，③食後にウォーキングレベルの軽い運動を行うなどが簡単に実行できる血糖値スパイク対策となる。

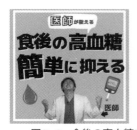

図7-8　食後の高血糖を簡単に抑える

　　なお，詳細な内容は以下の動画の血糖値スパイクの抑え方を参考にしていただきたい。
　　診療の場面では，運動は辛くて苦しいものと考えて努力をしている患者が多く，続かないことがしばしばみられる。本書のテーマの一つにウェルビーイングがあるが，ゴルフのような楽しみや趣味の一つとして運動を続けている患者は，長期に運動を継続できることが多く，結果として身体機能が保たれ，良好な血糖コントロールにつながると考えられる。実際に診療では患者に対しては趣味となるような運動を勧めたい。すべての，糖尿病予防・治療に関心のある人に，運動に対するポジティブなイメージを与えていけるように，医療従事者は患者に寄り添った提案ができるような提案力，コミュニケーション能力が求められる。

8章　運動の実践と心理的効果

SECTION 1　運動実践に関する社会・環境・心理的因子

　一般社団法人日本ゴルフ場経営者協会によると，2024年6月の全国ゴルフ場利用者数は約800万人であり，前年同月やコロナ禍前に比べて増加した。またレジャー白書2024によれば，ゴルフコースの参加率は前年より上昇し，ゴルフ練習場の参加率は前年と同程度で推移している。ゴルフ参加率や利用者数を左右する決定因子については，すでに複数のものが明らかになっている[1]。

（1）社会的因子

　ゴルフには社会的因子の関与が重要である。特にゴルフは友人や他人との関係性を深めるよい機会である。一緒にプレーすることで，相手との関係性が良好になり楽しさが広がる。こうした体験は，自信や心の健康やウェルビーイングによい影響を与える。配偶者，家族，友人，ゴルフ教室の指導者からのサポートなども，ゴルフの選択と継続性に多大に影響する。また，ゴルフサークルやコミュニティを介した競技への参加などは社会への帰属意識を高める。

　日本で行われた横断研究[2]（各論1章 p.111参照）では，成人2,993人（平均年齢49歳）を対象に，運動社会的サポート尺度[3]を基礎に調査を実施した。この調査では，「アドバイス・指導」「理解・共感」「激励・応援」「共同実施」「賞賛・評価」の5項目についての質問，年に1回以上ゴルフ場でプレーするかどうかについて関連を分析した。その結果，「家族や友人からゴルフに時間を使うことを理解されている（理解・共感）」と認識して

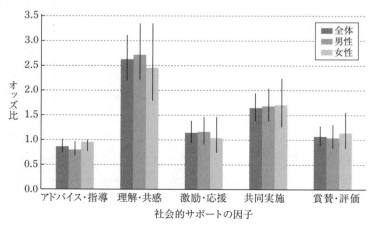

図8-1　社会的サポートとゴルフ行動との関連

出典：山本ら，2019[2]を基に著者作成

いる人はゴルフを実施するオッズ比（各論2章p.119参照）が高く，よい社会的因子である傾向がみられた（図8-1）。また，「家族や友人がゴルフを一緒に行ってくれる（共同実施）」と認識している人が，ゴルフ実施のオッズ比が高いことも示された。

（2） 環境的因子

ゴルフを始める動機には環境的因子が大きく関わる。ゴルフ場や練習場へのアクセスのよさ，自宅にゴルフ用品が揃っていることなどは，ゴルフを選択する重要な因子となる[2]。また近年，ナッジ（nudge）の活用が注目されている。ナッジとは，選択肢を制限せずに環境や情報の提示を工夫し，人びとが自然と望ましい行動をとるよう促す行動経済学のアプローチである[4]。この考えをゴルフに応用することで，ゴルフを始めたり続けたりする環境を整えることができる。

例えば，スマートフォンアプリを活用して初心者向けのゴルフチャレンジを提供し，「3回ボールに当てられたら初心者卒業！」といった目標を設定することで達成感を与える。さらに初心者向けの「ゴルフコン」を企画し，ゴルフを社交的なイベントとして体験する機会を増やす。すでにゴルフを楽しんでいる人に対しては，「ここからカートを使わずに歩けば○kcal消費！」といったサインを設置し，自然に運動量を増やすよう促す。

ゴルフの魅力は，風光明媚な自然環境の中で楽しめることにもある。特に高齢者にとって，美しい景色を楽しみながらプレーすることは，継続する大きな動機となる[5]。前述の通りゴルフをプレーすることで健康やウェルビーイングが向上することが報告されており，これは自然環境が与えるプラスな影響によるものと考えられる[6]。実際に，緑豊かな環境での運動は身体的・精神的な健康の改善につながることが明らかになっている[7]。

その一方で，ゴルフシミュレーターが，新たな運動手段として注目されている。これは，3Dモデリングによりリアルなゴルフコースを仮想空間に再現し，実際のゴルフクラブでスクリーンに向かってショットを打つことでプレーが可能となる。この技術の導入により，天候や移動距離に関係なく，誰でも気軽にゴルフを楽しむことができるようになった。韓国の研究ではゴルフシミュレーターの参加者を年齢別に分析し，レジャー制約（個人がレジャー活動に参加する際に直面する障害や困難），参加のメリット，継続参加意向について調査が行われた[8]。その結果，若年層ではコストが主な障壁となっていた一方，高齢者層では身体的・精神的なメリットが強く認識されていた。またレジャー活動において最も重要とされる継続参加意向も高齢者層で有意に高いことが示されている。これはゴルフシミュレーターが高齢者にとって負担の少ない運動手段であり，健康維持に寄与する可能性があることを示唆している。

（3） 心理的因子

ゴルフを開始する理由（因子）として，自分のスキルを伸ばしたい，楽しみたいとい

う心理的因子がある[5]。プレーすることでゴルフのスキルが上達すると動機は強まり，やる気や楽しさが増す因子もある。これに対して，ゴルフを嫌悪する因子（バリア）としては悪天候や時間不足の問題などがある。これら嫌悪因子とゴルフの選択・継続の間には強い負の相関がある。よってバリアを克服するには，「自己効力感(self-efficacy)」が重要である[4]。自己効力感とは，「自分ならできるという自信を自分で認識する」ことである。そして自己効力感を向上させる4大因子として，①成功体験を積むこと，②他者の経験をみて学ぶこと（代理的経験），③励ましの言葉をかけられること（言語的説得），④生理・情動的に喚起[9]すること，が昇げられる。

自己効力感の高いゴルファーは困難（バリア）挑戦に直面しても粘り強く取り組む姿勢をもち，計画的な練習を重ねる傾向がある。また競技中に感じる不安やストレスの影響を受けにくく，安定したパフォーマンスを発揮することができるとされる[10]。

前述の日本の研究では，自己効力感の尺度[11]（肉体的疲労，精神的ストレス，時間のなさ，悪天候の全4項目）を基本として，ゴルフ特有と思われる2つのバリア（よいスコアがでない，仲間と予定が合わない）も尺度項目に追加し評価した。その結果，以下のようなバリアがある状況でも，ゴルフをする自信（自己効力感）が高い者ほど，ゴルフを実施する心理的因子のオッズ比が高い傾向が観察された。具体的には「気分がすぐれないときでも」「天気がよくないときでも」「よいスコアが出ないときでも」その傾向がみられた（図8-2）。ゴルフはスコアがプレーの結果を直接反映するスポーツである一方，スコア以外の楽しみや価値を感じている者ほどゴルフを継続していることが示唆されるのである。

近年，心理的観点から，MZ世代（ミレニアル世代およびZ世代，現在の20代から30代の若い世代）のゴルフへの関心が注目されている。MZ世代は，デジタル技術に精進し，変化する環境に対して柔軟に適応する能力を備えている。このMZ世代においては，ゴルフシミュレーターへの関心が高まっており，ゴルフに対する自己効力感に興味をもつ

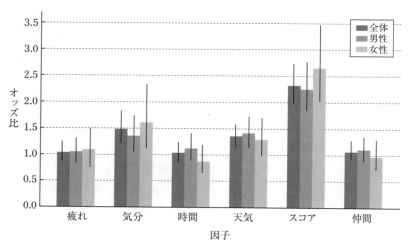

図8-2 自己効力感とゴルフ行動との関連

出典：図8-1と同じ

人が増えている[12]。また健康増進，リフレッシュの追求，社交性の向上などを目的としたゴルフシミュレーターへの参加が，「自己肯定感（self-esteem）」や心理的幸福感（psychological happiness）に対して肯定的な影響を与えることも明らかになっている。自己肯定感とは，個人が自らを価値のある存在と認識し，自分を肯定的または否定的に評価する度合いを指す概念である[13]。さらに，自己肯定感は人生全体の満足度にも影響を及ぼすとされている。一方，心理的幸福感とは様々な因子の組み合わせによってもたらされる認知面および感情面における肯定的な状態を指す[12]。それは一時的な喜び（joy）のような感情ではなく，継続的に持続する状態である。ゴルフの普及促進の観点からも自己肯定感と心理的幸福感は重要な要素といえる。

SECTION 2　運動により得られる心理的効果と促進因子

　WHOの高齢者に対する運動ガイドラインによると，運動は身体活動の生理的機能改善だけではなく，心理的効果や社会的効果についてもその効用が推奨されている[14]。
　ゴルフなどの身体活動による身体的効果と心理的効果については以下がある[15],[16]。
　①　ゴルフによる身体活動は不安や抑うつを減少させる効果が期待できる。
　②　運動に固有の感情尺度の評価法が開発され練習場やコースなどで心理的効果を把握するのに役立っている[17]。例えば，荒井らの表8-1に示す感情尺度では，回答した得点を以下の3つの感情カテゴリに分類し，それぞれの項目の得点を合計する。
　否定的な感情：5, 6, 10, 11　高揚感：1, 4, 9, 12　安心感：2, 3, 7, 8。

表8-1　運動場面の感情尺度の評価

項　目	全く感じない	あまり感じない	どちらでもない	少し感じる	かなり感じる
1　燃え上がった	1	2	3	4	5
2　安心した	1	2	3	4	5
3　安らいだ	1	2	3	4	5
4　夢中な	1	2	3	4	5
5　沈んだ	1	2	3	4	5
6　いやがった	1	2	3	4	5
7　落ち着いた	1	2	3	4	5
8　のんびりした	1	2	3	4	5
9　わくわくした	1	2	3	4	5
10　心苦しい	1	2	3	4	5
11　うろたえた	1	2	3	4	5
12　胸おどる	1	2	3	4	5

出典：荒井ら，2003[17]を基に作成

　③　ゴルフに行く自尊心（self-worth）や仲間との連帯感，自然への帰属感などは好ましい心理的変容と関連する。自尊心とは自分の存在そのものに対する根本的な価値をどのように感じているかを指す。例えば，ゴルフでナイスショットを決めた瞬間に「自分はやればできる存在だ」と感じることや，仲間とのラウンドで「自分は大切にされてい

る」と実感することが挙げられる。

パークゴルフに関する研究では，以下の効果が確認されている（図8-3）。体験イメージが「楽しい」または「健康によい」と感じられることで，参加者は前向きな態度を形成し，他者からの期待や自己効力感を高め，それに伴い行動意欲も向上することが明らかになっている[18]。また社会的サポートは行動意欲に対する調整因子として機能し，他者からの励ましや支援を受けることで，参加の意志がさらに強化されることが示されている。これらの知見はゴルフ全般にも応用可能であり，プレーの楽しさや健康促進の側面を強調することが，参加者の意欲向上につながると考えられる。さらに，家族や友人，地球コミュニティからの社会的サポートが，ゴルフへの継続的な参加を促す重要な要素となることが示唆される。

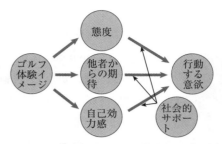

図8-3　健康行動における社会的サポートの役割

出典：Kim & Jeong, 2024[18]を一部改変

SECTION 3　運動と行動変容・理論モデル

運動を開始しても，短期間では大きな効果や達成感は経験できない。運動の成果は，長期的な継続の後に評価されるものである。米国では運動を開始後6か月以内に約半数が脱落（ドロップアウト）するとの研究成果もある[19]。運動を継続することは時に難しいが，どうすれば運動を継続できるかに注目した理論が行動変容・理論モデルの「トランスセオリティカル・モデル」である（図8-4）[20]。このモデルは個人の行動開始に対する意思（準備ステージ・準備段階 readiness）に合わせ介入を行う手法である。その四要素は，①行動変容ステージ，②自己効力感，③意思決定のバランス，④行動変容プロセスである。この中の行動変容ステージには5つの段階があり，それらは，①無関心期：現在行っておらず，今後も行うつもりもない，②関心期：現在は行っていないが，今後行うつもりはある，③準備期：不定期に行っているか，もしくは今後すぐに行うつもりである，④実行期：定期的に行っているが，まだ始めたばかりである，そして，⑤維持期：定期的に継続して行っているである。これら5つのステージは①〜⑤のステージに

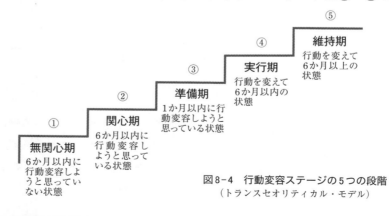

図8-4　行動変容ステージの5つの段階
（トランスセオリティカル・モデル）

必ずしも連続的に移行するのではなく，前後のステージを行ったり来たりする，あるいはステージを飛ばしたりするなど，非線形に進行する場合がある。

前述の日本の研究では，変容ステージ尺度[6]の項目を基に，「私は現在ゴルフを行っておらず，今後も行うつもりはない（無関心期）」「私は現在ゴルフを行っていないが，近い将来（1年以内）に始めたいと思っている（関心期）」「私はゴルフを定期的ではないがときどき（年に1回程度）は行っている（準備期）」「私は現在ゴルフを定期的（年に2回以上）行っているが，その継続期間は5年未満である（実行期）」「私は現在ゴルフを定期的（年に2回以上）行っており，その継続期間は5年以上である（維持期）」を質問した。その結果，運動行動変容ステージが準備期から実行期へと移行しても，行動変容のオッズ比は一定以上に維持されていた（図8-5）。

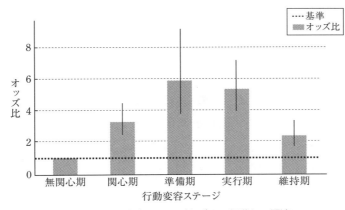

図8-5　行動変容ステージとゴルフ行動との関連

出典：図8-1と同じ

そしてトランスセオリティカル・モデルが他の理論・モデルに比べて優れている点は行動変容の説明だけにとどまらず，「どのようにすれば人の行動を変容させることができるか」という具体的方策を示していることである[16), 21]。運動の継続に焦点をあてた行動変容理論・モデルおよび技法は，この点で興味深い。運動継続の具体的な認知的方策として①「意識の高揚」（ゴルフのメリットについてもっと知り，やってみたいと思うこ

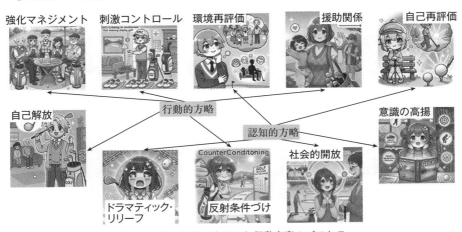

図8-6　運動継続に注目した行動変容のプロセス

と），②「ドラマティック・リリーフ」（感情を揺さぶられて「これじゃいけない」と思う経験をすること），③「自己再評価」（自分がどうありたいかを見つめ直すこと），④「環境再評価」（ゴルフをすると自分だけでなく周りにもよい影響を与えることを知ること），⑤「社会的開放」（ゴルフをしやすい環境やサポートを得ること）の5項目がある（図8-6）。また，行動的方策（実際に行動すること）として①「反射条件づけ」（ゴルフする習慣を身につけるためにきっかけをつくること），②「援助関係」（ゴルフをサポートしてくれる仲間や友人を見つけること），③「強化マネジメント」（ゴルフを続けるためのご褒美や目標を設定すること），④「自己解放」（自分自身に「やるんだ！」と宣言すること），⑤「刺激コントロール」（ゴルフをしやすい環境を整えること）の5項目で計10項目のプロセスが考えられている。

SECTION 4　運動実践と目標管理のバランス

（1）　高い心理的効果をもたらす運動実践

運動は，やればやるだけよいものなのか。本書の読者が主として大学生，あるいは社会人であることを考えると，運動を実践（ゴルフをプレーすること）するのみでは十分ではない。若年者なら体力だけでなく，人格形成を念頭に，道徳心，常識，広い社会性などもバランスよく身につける必要がある。

また，時には生活費を稼ぐための活動も必要である。

ゴルフなどの運動に際し，その目標設定についても，高すぎる目標，低すぎる目標，さらに達成までに時間がかかり過ぎる目標などの因子は，時に大きなストレス負荷となり逆効果になりかねない（図8-7）。タスク（やるべきこと，この場合ゴルフ）の難易度と個人の能力が合致すると，最高の達成感や喜びが得られる。この心理状態を「フロー（最適体験）」あるいは「ゾーン」とよぶ（各論7章 p.172参照）[19]。ゴルファーがフロー体験を経験することで，不安やストレスの軽減，自己効力感の向上が得られることが知られている[22),23)]。

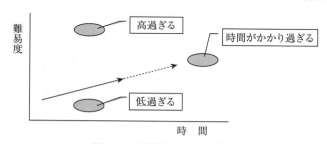

図8-7　目標管理と心理的効果

さて，目的の実現のためには実行可能な適切な目標の設定が不可欠である。近未来的な目標の達成後は次の目的が設定され，さらにそれが次の目的となり，新たな目標の確立に正の連鎖反応が惹起される。例えば，ゴルフを通じて「ゴルフを学び，人間性を高める」という大きな目的があるとする。その目的を達成するために，次に「月例*競技で優勝する」という具体的な目標が設定される。すると，日々の練習にも明確な方向性が

生まれる。フェアウェイキープ率を70％にするといった具体的な取り組みが生まれ，その結果として月例競技での優勝という目的が達成されるのである。

このように目的と目標は相互に関連し合い，一つの目標が達成されると，次の目標が自然と明確になる。月例競技で優勝した後には，次にグランドマンスリー*，さらにはクラブチャンピオン*といった，より高い目標が設定されていく。段階的に目標を積み重ねることで日々の練習がより意味のあるものとなり，継続的な成長へとつながるのである。「チャンスの女神の前髪をつかむ」という言葉が示すように，準備を怠らず，目標を明確にし，目の前に現れたチャンスを確実につかむことが成長と成功への鍵である。

*月　例：ゴルフクラブが毎月開催する競技会
*グランドマンスリー：その年の月例競技の優勝者が一堂に会し，年間王者を決める大会
*クラブチャンピオン：クラブ会員の中で最も優れたゴルファーを決める大会。クラブ内での最高峰のタイトルとされ，多くのゴルファーが目指す栄誉ある目標である。

（2）　チャンスの女神の教え

「チャンスの女神」は，特徴的な髪型をしているといわれている。前髪は長く豊かだが，後ろ髪はまったくない「つるっぱげ」の状態である。この髪型には，チャンスを逃さずつかむための重要な教訓が込められている。

目の前にチャンスが現れたとき，すぐに行動すればその前髪をつかむことができる。しかし，一度チャンスが過ぎ去って後ろへ行ってしまうと，後ろ髪がないため掴み直すことは非常に難しくなる。事前にしっかりと準備をしていれば目の前のチャンスを容易につかむことができる一方，準備不足ではチャンスを逃してしまうのである。

（3）　目標管理のプロセス（図8-8）

①　必要性の把握

目標達成の第一歩は現状を冷静に分析し，必要な課題を明らかにすることから始まる。大学ゴルフ部を例にすると，前年の試合結果や個々の成績データを振り返ることで具体的な必要性が浮き彫りになる。例えば，「ドライバーの飛距離を平均300ヤード以上に伸ばす」「5メートル以内のパット成功率を15％向上させる」といった課題が設定される。これにより，チームや個人が目指すべき方向性が明確になるのである。

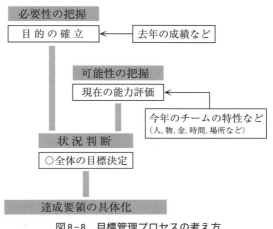

図8-8　目標管理プロセスの考え方

②　可能性の把握

必要性を認識した後は，それを達成するために現状の強みやリソースを見きわめる段

階に進む。例えば、飛距離を武器とするチームであれば、ティーショットを活かした攻撃的な戦略が考えられる。一方で、アプローチやパットが得意な選手が多い場合、ショートゲームを磨いてスコアを縮める方針が適している。ここで重要なのは「人」「物」「金」「時間」「場所」といったリソースを具体的に把握することである。

③ 状況判断

必要性と可能性を整理した後、チームとしての目標を決定するための状況判断が行われる。この段階ではリーダーや指導者が情報をもとにチーム全体の方向性を示す。例えば、「今年は地区大会でAブロック昇格を目指し、来年度は全国大会出場を狙う」といった具体的な方針が設定される。そして、この目標を達成するために、長期・中期・短期の計画が練られるのである（図8-9）。

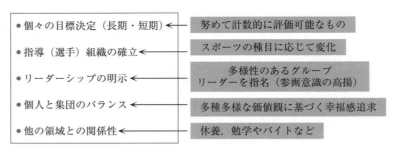

図8-9 達成要領の具体化の一例

④ 達成要領の具体化

＜個々の目標決定（長期・短期）＞

目標達成の鍵は実現可能なステップを段階的に設定し、それを具体化することである。例えば、長期的には「全国大会出場」、中期的には「地区大会Aブロック昇格」、短期的には「ショットのミスを減らし、フェアウェイキープ率を上げる」といった目標が挙げられる。このように、現実的なステップを踏むことで、無理なく目標に近づいていくことが可能になる。

＜指導（選手）組織の確立＞

ゴルフは個人競技である一方、団体戦（スクランブル競技*やマッチプレー）ではチームとしての結束が勝利の鍵となる。選手一人ひとりが持つ技術課題や特性に応じた指導が求められるが、同時にチーム全体での戦略的アプローチが必要になる。

***スクランブル競技**：主にゴルフのチーム戦で行われる形式の一つであり、チーム内で最もよいショットを選択しながらプレーを進める競技形式を指す。

＜リーダーシップの明示＞

リーダーシップの明示により個々の役割や責任が明確になり、チーム全体が一つの目標に向かって団結する。例えば、選手やコーチが「昨年は地区大会Bグループで中位だったが、今年はAグループ昇格を目指したい」と情報を提供し、キャプテンが「Aグループ上位3チーム入り」を目標として設定する。そのうえで、ドライバー飛距離を平均20ヤード伸ばすなど具体的短期目標を提示し、チーム全体の取り組みを明確にする。

＜個人と集団のバランス＞
　ゴルフチームには多様な価値観をもつ選手が集まる。「自分のスコアを向上させたい」と考える選手もいれば，「チームの勝利を支えることに喜びを感じる」選手もいる。
　このような価値観を尊重し，個々の目標とチーム全体の目標を調和させることが強いチームをつくるために不可欠である。

Column　米軍とゴルフ

　米軍は世界最強の軍隊といわれる。その米軍でもゴルフは重要な役割を果たしてきた。軍人は，「戦場という特殊な環境で職務を遂行する。その米軍になくてはならない運動実践の一つがゴルフだ。極度の緊張から解き放たれた軍人，それを支える家族と仲間，彼らがいかにリラックスし，平静の生活を取り戻していくか。これにゴルフがどのような役割を果たしているのか，それをみていく。
　全米の40の州には少なくとも1つの軍のゴルフコースがある[24]。多くのコースは有名な建築家によって設計されている。ハワイのオアフ島にある海兵隊基地のカネオヘ・クリッパー・ゴルフコースのように，非常に美しい景色を誇るものもある。コロラド州コロラドスプリングスにある空軍士官学校のゴルフコースはロッキー山脈を見渡すことができる。素晴らしい自然に溶け込んだリフレッシュのための環境である。
　「軍にとって，ゴルフはリフレッシュとレクリエーションの場です」と話すのは，ルー・ハリス氏だ。彼はフロリダ州タンパ近郊にあるマクディル空軍基地の2つの18ホールコースを管理する。この基地には24時間営業の照明付きドライビングレンジ（ゴルフ練習場，打ちっぱなし場）もある。「彼らが先週，昨日何をしていたのか，または来週どこに行くのかはわかりません。だからこそ，世界で何が起こっているかを気にせず，ただ楽しく過ごせる場所を提供したいのです。これがゴルフの本来の意味です」と語る。
　「ゴルフはリハビリ，仲間との交流，競技の場として素晴らしいツールです」と語るのは，元海軍士官で2009年に退役，その後，プロゴルファーとなり，2016年のPGAツアークイッケン・ローンズ・ナショナルで優勝したビリー・ハーレー三世だ。彼は多くの退役軍人と会い，彼らの多くがゴルフを通じて人生を変えたという話を聞いている。
　これらの会話から，ゴルフはいかに軍隊の士気，福利厚生としての大きな役割を持ち，軍人とその家族に提供される様々な活動やプログラムの一つであることが理解できたであろう。

9章　筋力トレーニングとスポーツパフォーマンス

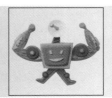

SECTION 1　筋力トレーニング（筋トレ）とは

　人間は，多くの筋肉を使ってスムーズにかつ効率的に動く。筋トレを学ぶことは，健康不安の解消にも役立ち，結果的にヘルスウェルビーイングを実感する手助けともなる[1]。

（1）筋トレの特徴

　筋トレとは，「外部からの負荷を用いて筋肉に刺激を与え，筋力，筋量，持久力，柔軟性の向上を目指すトレーニング手段」である。筋トレは状況に応じて，ウェイトトレーニング，レジスタンストレーニングなどのよび方があるが本章では，総じて「筋トレ」とする。

①　筋力とは

　筋肉が発揮する力のことである。筋力は筋量とそれを支配する神経系機能に影響される。筋力を向上させるためには，筋の断面積の増大（筋肥大）と筋力の発揮に関与する神経系機能の改善が条件となる。筋力は，重量物を持ち上げることで測定される。

②　筋トレの歴史

　筋トレは人類の文明と同じ長い歴史がある。代表的な物語はギリシアのミロの物語で，ミロは子牛を毎日持ち上げ，子牛が成長するとともにミロも強くなっていったとの寓話である。この寓話は漸進的な負荷（子牛の成長する過程で重くなること）を伴うトレーニングの原則の象徴ともいえる[2]。歴史的に俯瞰すると，獲物をとるため，戦争で生き残るため，武道をきわめるため，スポーツで競技力を向上させるためなど，元々は筋トレとして発達・確立したものではなく，練習・修行といった形で模索され，それを科学者が研究することでトレーニングとして理論づけられ，発展してきたのである[3]。

（2）筋トレの方法

　一般的には，筋トレは，バーベル，ダンベル（図9-1），トレーニングマシンなどを使った激しい運動により筋骨隆々になるものを連想する。筋トレの方法は実に様々である。
　なお，広義にはウォーキングなどの軽い運動も「負荷運動」に含まれるが，筋トレは，筋力やパワーを高める効果が期待できる「一定レベル以上の（比較的強めの）負荷」を利用した運動と狭義には定義される。

①　自重トレーニング

　身体自体を使ったエクササイズである。腕立て伏せ，上体起こし，懸垂などがある。ヨガやピラティス（各論10章 p.202参照）も筋力を鍛える自重トレーニングといえる。

② フリーウェイト

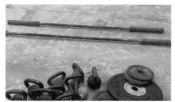
バーベル，ケトルベル

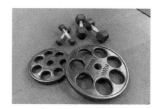
ダンベル，プレート

図9-1　フリーウェイトのための道具

バーベルやダンベルを使用したトレーニングである。筋トレのために最初に開発されたツールである。ダンベルは安価なものもあり，取り入れやすいく利便性もある。

③ マシントレーニング（図9-2）

腕や脚などの部位に合わせてデザインされており，マシンによって鍛える部位が決められている。筋力に応じて負荷が変えられる。マシンからマシンへと移動して使っていく。近年ではAIが使用者の筋力を自動的に測定し，適切な負荷を設定する機器なども開発されている。バーベルやダンベルと比較して高価であるのが難点である。

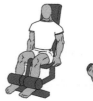

図9-2　マシンレッグエクステンション

SECTION 2　筋トレの実際

近年，筋トレの方法は目覚しく進歩している。それは，科学者たちが多くの被験者に対して様々なトレーニングを実施し，その評価をしてきたからである。

（1）筋トレを実施するうえでの注意点

① 傷害予防

傷害予防は用具の管理，手入れに始まり，重い重量では補助やサポートなど十分に注意することをトレーニングに関係する人すべての共通認識にすべきである。慢性の傷害予防は，安全かつ効果的にトレーニングを行ううえで非常に重要である。傷害は障害・外傷・損傷を含む広い概念として用いている。他章も参照されたい（総論10章，各論6章）。

●正しいフォームの習得

●ウォームアップ，クールダウン（総論10章 p.97，各論6章 p.171参照）

●疲労回復

筋トレは筋肉・筋力の成長のために負荷を与え，筋線維を微小に損傷させ，修復を促進させる。筋トレ実施後に疲労により低下した筋力が休息後実施前より上昇することがある。この修復過程は「超回復」とよばれ，筋肥大や筋力増強につながる。疲労回復は，筋トレで損傷した筋線維を修復し，超回復を促す重要なプロセスであり，体力レベルや年齢により異なることから，自分に合った疲労回復方法を知ることが重要である。

（2） 筋トレの原理・原則

筋トレには，3つの原理と5つの原則が存在する(総論2章p.19参照)。それらの捉え方は，例えば「全面性の原則」は含まない場合もあるなど，必ずしも統一されていない。一方，効率よい筋肉トレとして適切な原理・原則にはある程度の共通性がある[4],[5]。

（3） 筋トレを実施する

筋トレは難しいものではない。フリーウェイト，マシントレーニングが実施できるフィットネスジムは増加している。傷害に注意して指導を受けて行うべきである。

① 頻度

筋トレの頻度は，個人の目ざす目的に合わせたトレーニング計画で決まる。週ごとの頻度は必ずしも多くなくとも，数か月単位で継続し，習慣化することが重要である。

② 筋トレの目的に応じた方法

目的に応じてトレーニング方法を選択する(総論2章p.21)。

方法は3つに分類できる（表9-1）[6]。

表9-1　筋トレの目的に応じた方法と例

方法	目的	筋トレで扱う最大負荷が100 kgの場合の例
最大筋力法	筋力向上	100 kgを挙上する
最大反復法	筋肥大	100 kgよりも低い負荷を挙上する。中強度の負荷，例えば75 kgから疲労困憊まで挙上する
最大スピード法	力の発揮速度，爆発的な筋力	最大速度で挙上する。現実的には50 kg程度で，できるだけ速く挙上する

③ 筋トレのエクササイズ例

一般人がひき締まった身体をつくることや，スポーツを楽しむことを目指すレベルを想定し，動作パターン，筋群を一通り鍛えられる種目を選択したものを紹介する。

図9-3　オーバーヘッドプレス

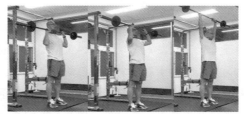

動作：下から頭の上に押す種目　　筋群：三角筋，僧帽筋，上腕三頭筋
バリエーション：バーベルをダンベルに持ちかえる。逆立ちで地面を押す

図9-4　斜め懸垂，ダンベルロウ

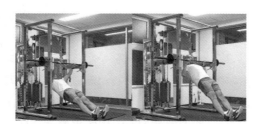

動作：引く種目　　筋群：広背筋，大円筋，棘下筋，上腕二頭筋
バリエーション：鉄棒にぶら下がって懸垂。ダンベルを持って下から上に引く

図9-5 腕立て伏せ
ベンチプレス

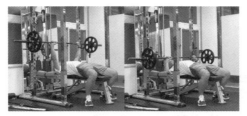

動作：後ろから前に押す種目　　筋群：大胸筋，上腕三頭筋，三角筋
バリエーション：下向きになって地面を押す。ダンベルに持ちかえて押す

図9-6 デッドリフト

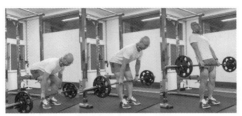

動作：股関節を開き下から上に持ち上げる種目
筋群：大臀筋，ハムストリングス，脊柱起立筋群
バリエーション：片足で行う。ダンベルを持って行う

図9-7 スクワット，
ウォールシット

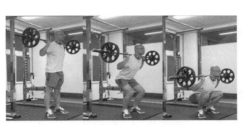

動作：股関節を上下に移動させる種目　　筋群：大腿四頭筋，内転筋，大臀筋
バリエーション：重りを持たない。片足で行う。ダンベルを持って行う。バーベルを持つ位置を変える

SECTION 3　パフォーマンス向上のための筋トレ

　スポーツのパフォーマンスを理解し，現在の体力レベル，その選手の形態や動きの特徴を把握したうえでの筋トレでなければならない[7]。

（1）筋トレとスポーツパフォーマンスの関係

　筋トレにより筋力を高めることで，スポーツパフォーマンスは向上する。例えば，筋パワー(総論2章 p.23参照)が必要な場合は，最大筋力法や最大スピード法が有効である(表9-1)[8]。

（2）効率的に鍛えるプログラム

　筋トレにおいては，エクササイズと休息の設定によって様々な効果が得られる(総論2章 p.21参照)。休息時間には，筋肥大に関連する成長ホルモン，およびテストステロンなどの分泌量が変化するとの研究がある[9]。また，セットごとに重量を増やし，反復回数を減らしていき，筋力と筋肥大を同時に成長させる手法がある。筋力を鍛える（重い重量，

少ない反復回数)，筋肥大を促す(軽い重量，多い反復回数)を共存させる。

(3) コアを鍛える筋トレとスポーツパフォーマンスの関係

コアとは，腹筋(前部)，傍脊柱筋，および臀筋(後部)，横隔膜(上部)，および骨盤帯や骨盤底筋(下部)からなる筋肉群で一種の「箱」とみなすことができる[10]。これらの筋肉は，下肢と上肢の筋群に連結している。そのため，コア筋肉は，運動中の体幹の回旋や荷重伝達を助ける。最近では，体幹の筋肉を「インナーマッスル」(深層筋 intrinsic, internal, deep muscle)，「アウターマッスル」(表層筋 superficial, external muscle)ともよぶが，これらは脊椎を中心に2層になって包む筋肉構造を指す。コアの筋トレは，競技に応じた最適な体幹の筋力に焦点を当てて選ばれるべきである[11]。

① コア筋力

コア筋力とは，コアの筋肉が収縮力や腹圧を通じて力を発揮する能力を指す。高負荷の動的コア筋トレは，筋線維の肥大を引き起こし，筋力を向上させる。例えば，重い重量でのスクワットを実施する際にコアの筋群が高いレベルで活性化する[12]。

② コア安定性

コア安定性とは，静的または動的な動作中に，腰椎骨盤領域における受動的および能動的な安定機構が，体幹と股関節の姿勢，安定性，制御を維持する能力を指す。アスリートにとって，静的で低強度のコア安定性トレーニングは，ト

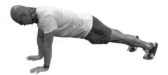

図9-8　プランク

レーニングの基本動作である。例えば，プランク*(腹筋パフォーマンステスト)は，その一例である(図9-8)。(総論10章 p.104，各論2章 p.126参照)。

＊プランク：自重と重力を用いて体感を鍛える等尺性のトレーニング(総論2章 p.18参照)である。主に腹直筋・腹斜筋・腹横筋・脊柱起立筋などを強化し，姿勢維持に必要な筋力と安定性を高める。頭部から足首までを一直線に保ち，腰の反りや肩のすくみを防ぐことで効果を最大化できる。

(4) 柔軟性とパフォーマンス

運動能力の一つとして柔軟性が挙げられる。柔軟性は，エクササイズの正しいフォームを習得していくうえで身につけていくものである。関節可動域が向上することでより

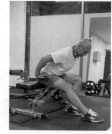

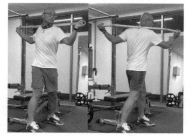

図9-9 A　スタティックストレッチングの例：ハムストリングスのストレッチング

図9-9 B　ダイナミックストレッチングの例：体幹の回旋

多くの筋肉への刺激が可能になり筋肉の機能向上につながる。柔軟性はスムーズな動作を可能にし，運動パフォーマンスの向上につながる。柔軟性が低い状態での筋トレや運動は筋肉や関節への負担を増すことになり，傷害リスクを高める[10),13)]。

① スタティックストレッチングとダイナミックストレッチング

柔軟性を高めるストレッチングには，スタティック及びダイナミックストレッチングがある（図9-9）（各論6章 p.169参照）。自身のトレーニングの目的や体力状態によって両方を組み合わせて行うことが理想である（表9-2）。

表9-2 スタティックストレッチングとダイナミックストレッチングの比較

項 目	スタティックストレッチング	ダイナミックストレッチング
特 徴	筋肉を伸ばして保持	リズミカルに動かす
効 果	柔軟性向上，リラックス	柔軟性向上，運動の準備
実施タイミング	クールダウン，休憩	ウォームアップ

② 筋膜の可動性と可動性トレーニング

筋膜システムは，筋肉，靭帯，腱，関節包，支持帯，その他の線維性結合組織を覆う三次元の結合組織のマトリックスであり，弾力性のある連続した張力ネットワークとして，運動エネルギーを蓄える役割を果たすとされている[14)]。健全な組織では，筋膜の弾性によって可動域（ROM：range of motion）の改善や回復プロセスを促進し，急性筋肉痛や遅発性筋肉痛の影響を軽減すると考えられている。また，筋膜は筋収縮中の機械的ストレスを分散し，拮抗筋や協働筋の間で力を伝達する役割を果たし，痛みの調節にも関与している可能性が指摘されている。疼痛や可動域制限などに対し，筋膜からのアプローチが行われるようになった。例えば，超音波画像を見ながら生理食塩水を注入して筋膜の動きを回復させるハイドロリリースが行われるようになった。2010年代には，柔軟性に関しては，セルフ筋膜リリース後に有意な改善が報告されており，こうした筋膜の健康管理を軸とした可動性トレーニングにも関心が集まりつつある[15)]。

（5）ファンクショナルトレーニング

トレーニングには単一の筋肉を鍛えるものから，基本動作の改善を目指し，多くの筋肉群が連携してはたらくことに重点を置く，ファンクショナル（機能的）トレーニングが提唱されてきた。ファンクショナルトレーニングは，様々なリハビリテーション環境で成功を収めてきたプログラムで，スポーツパフォーマンスの向上を目指したフィットネス分野でも人気が高まっている[16)]。例えば，ファンクショナル・ムーブメント・スクリーン（FMS）とよばれるものは，スクワットやまたぐ動作7項目で基本動作をチェックする（図9-10）[17),18)]。意外とできないアスリートが結構いる。この基本動作に注目してからだの動きづくりをするという流れはアレキサンダー，ピラティス，フェルデンクライスなどボディワークとよばれるもので，ヨガや導引など連綿と続くものである（各論10章 p.202参照）。

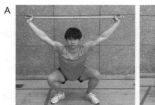
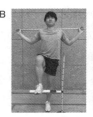
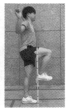

A　ディープ・スクワット　　B　ハードル・ステップ

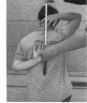
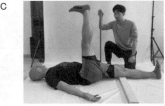
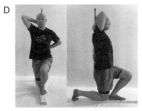

C　ショルダー・モビリティ　アクティブ・ストレート・レッグ・レイズ　D　インライン・ランジ

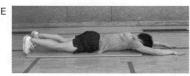
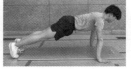
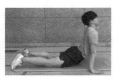

E　トランク・スタビリティ・プッシュアップ

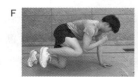
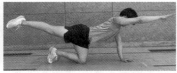
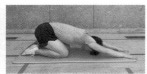

F　ロータリー・スタビリティ

図9-10　ファンクショナル・ムーブメント・スクリーン（FMS）
出典：Functional Movement Systems より許可を得て作成

SECTION 4　ゴルフと筋トレ

（1）ゴルフパフォーマンスと筋トレ

パフォーマンス向上において，筋トレは有効である。筋力の成長はゴルフのスイングの速度，飛距離を向上させる。さらに，筋力の成長はゴルフラウンドを楽しむための体力向上にもつながる（各論1〜3章参照）。

① ウォームアップ（図9-11）

筋トレのためのウォームアップは，傷害の予防だけでなくパフォーマンス向上にも寄与する。筋トレ時だけでなく，ゴルフラウンド，ゴルフ練習日にも行うため，ウォームアップ自体が筋トレであるともいえる。前項で紹介したストレッチング，可動性トレーニングが推奨される。

② 筋トレプログラム

筋力強化やそれに付随するプログラムは，ゴルファーの筋力，柔軟性，バランス能力が向上し，傷害の発生予

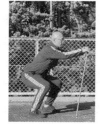

図9-11　ウォームアップ

防やゴルフスイングに良い影響をもたらし，全体的なパフォーマンスを向上させる。先行研究においても大腿部の中間でバーを持ち上げる「等尺性ミッド・サイプル」テストにおいて最大筋力が高い男性ゴルファーほどクラブヘッドスピードが速いと報告されている[19]。SECTION 2で紹介したフリーウェイト（ベンチプレスやスクワット）やマシンウェイト，自重を使ったエクササイズで検討がされている[20]。

③ 総合的なアプローチ

70歳前後の男性ゴルファーを対象に，8週間のファンクショナルトレーニング（柔軟性，コア安定性，バランス，筋力トレ）を行ったところ，クラブヘッドスピードが向上したとの報告がある[21]。この研究は，ファンクショナルトレーニングが高齢者のゴルフパフォーマンスに好影響を与える可能性を示唆する。

（2） ゴルフとバイオメカニクス

バイオメカニクスをスポーツに活用することで，運動効率の向上やけがの予防，パフォーマンス向上を期待できる。近年はモーションキャプチャーや3D分析などを用い，精緻な分析が可能となってきている。また，研究室での分析だけでなく，スマートフォンのカメラ，アプリの組み合わせで解析できるものが提供され始めている。

① ゴルフにおけるバイオメカニクス活用例

ゴルフにおいてバイオメカニクスは様々な場面で活用されている。スイング分析，クラブセッティング，筋トレ，クラブやシューズの開発など多岐にわたる。スイング分析では自分の癖を客観的に認識し，スイングの改善点を見つけられるため，効率的な練習や筋トレへとつながる。さらに，バイオメカニクスはゴルフショップや練習場で体験することも可能である[22],[23]。

② ゴルフに特化したエクササイズ例

ゴルフのバイオメカニクス，スタンスを踏まえてエクササイズを行うことがゴルフパフォーマンスへの効果を得るうえで重要となる。

体幹部の回旋動作

後面（背面）に近い体幹部であるポステリア・チェーン（臀部・ハムストリングス・広背筋など後面の筋連鎖）を使ってからだをひねりながら引き上げる。体幹部の回旋に関連する筋力を向上し，スイングの安定性，スイング時の身体のコントロール能力の向上を目指す[24],[25]（図9-12）。

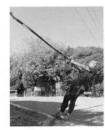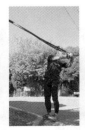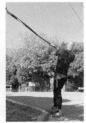

図9-12　サスペンショントレーナーを用いたポステリア・チェーン・ローテーション

10章　運動障害と予防

SECTION 1　スポーツ障害とスポーツ外傷

（1）スポーツ活動における障害と外傷の重要性

スポーツ活動はアスリートだけのものではなく，スポーツ愛好家・アマチュアなど対象やレベルを問わず行われる。その目的は競技にとどまらず，余暇や心身の健康維持など多岐にわたる。スポーツ活動中に何らかの原因でいわゆる"けが"をする場合がある。けがは一度引き起こすと一時的に競技を離脱するだけではなく，機能や能力に障害が残る可能性がある。アスリートの中には再発を繰り返し，スポーツ活動のレベルを下げたり，種目を変更したりせざるを得ない場合もある。スポーツ活動中のけがは予防することが前提となるが，けがをした後の応急処置からスポーツ復帰（再開）に向けたリハビリテーション，復帰後の再発防止などの対応が重要である。

スポーツのけがは，大きくスポーツ障害とスポーツ外傷に分けられるが，その予防や対策が異なる。ここでは，スポーツ障害とスポーツ外傷の違いを解説する。

（2）スポーツ障害

① スポーツ障害とは

表10-1　代表的なスポーツ障害の例

スポーツ障害（通称）	病態
上腕骨外側上顆炎（テニス肘）	手関節（手首）を反らす筋肉の付着部である上腕骨外側上顆の炎症。スポーツではテニスに多いことから通称テニス肘とよばれる
上腕骨内側上顆炎（ゴルフ肘）	手関節を曲げる筋肉の付着部である上腕骨内側上顆の炎症。ゴルフにおいてスイングの反復で生じることから通称ゴルフ肘とよばれる
腸脛靱帯炎（ランナー膝）	腸脛靱帯がランニングのような反復動作によって大腿骨の外側顆と腸脛靱帯，および周囲の組織がこすれ合い炎症する
膝蓋腱障害（ジャンパー膝）	太もも前の大腿四頭筋の最終である膝蓋腱がジャンプ着地の反復により炎症や微細な損傷を引き起こす
オスグッドシュラッター病	成長期障害の一つ。大腿四頭筋の繰り返しの収縮で脛骨粗面の骨端軟骨が剥離され炎症する

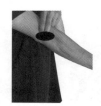
テニス肘

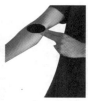
ゴルフ肘

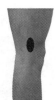
ランナー膝

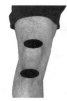
ジャンパー膝

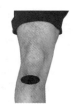
オスグッドシュラッター病

使い過ぎ（オーバーユース）や誤った動作によって筋肉，骨，関節に負荷が蓄積することで生じる組織損傷や身体機能の障害を指す。

② 障害の発生メカニズム

オーバーユースによる影響が最も大きいが，誤った運動の仕方や筋力・柔軟性の不足などのコンディション不良を含む内的な因子がベースにある。加えてスポーツ用具（シューズや道具の形状）やプレー環境（床面・芝の種類や状態）などの外的因子がスポーツ障害のリスクを高めることもある。上記の条件に加え，筋力，骨・関節などの組織に過剰なメカニカルストレス*が加わることで段階的に組織障害が発生する。代表的な例を表10-1に示した。

> *メカニカルストレス：細胞や組織が受ける刺激や力学的な負荷のことを指す。日常生活やスポーツなどの動きの中，ある程度の負荷は必ず生じるものであり，適度なメカニカルストレスは，生体機能の維持には必要である。例えば，筋力トレーニングによって，骨格筋にメカニカルストレスを加えることで身体が強化されるが，反対に寝たきり状態になると筋や骨のメカニカルストレスが減少し，筋力や骨の強度が低下する。

（3） スポーツ外傷

① スポーツ外傷とは

スポーツ活動中に筋肉や骨・関節に大きな外力が加わることによって発生する傷害を指す。この中には，他のプレーヤーとの接触や，ボールやクラブなどの用具に当たるなどの外力に加えて，急激な減速や方向転換のような動作によって生じる傷害も含む。その代表的な例として，靭帯損傷（捻挫），骨折，打撲，肉離れなどがある。

② 外傷の発生メカニズム

組織の耐容範囲を超えるメカニカルストレスによって筋，骨，関節の組織が損傷する。特に瞬間的な外的ストレスが原因である。

（4） スポーツ障害とスポーツ外傷の予防と対策

① スポーツ障害の予防

＜ウォームアップとクールダウン＞

運動前にウォームアップを行うことで，筋肉の温度（筋温）の上昇，筋肉のねばり（筋粘性抵抗）の減少，呼吸・循環応答の促進などの生理学的効果を引き出す。取り入れるべき内容は種目ごとに異なり，例えば，トラック競技選手であれば，直線的な走行系，サッカーやバスケットボールなどの球技ではストップ動作や方向転換などの動作，ゴルフや野球などの回旋を伴う競技では股関節や体幹部の回旋可動域を拡大させるようなウォームアップが重要である。

運動後はクールダウンによって筋肉痛や疲労感の軽減に努める。クールダウンは，ストレッチングや軽いジョギング，バイク運動*による能動的なものと，マッサージや交代浴*などの受動的なものがある。

> *バイク運動：エアロバイク（室内用の固定式自転車）を使用した有酸素運動のこと。
> *交代浴：温水と冷水に交互に浸かる入浴法である。

<適切なトレーニング計画>

スポーツ障害がオーバーユースによって生じやすいことから，予防には運動量をコントロールするための適切なトレーニング計画が重要となる。例えば，トレーニング部位ごとに分けることで同じ部位に集中する負荷を分散させる方法がある。

<正しいフォームの習得>

不適切なフォームで運動することによって，特定の組織への異常なメカニカルストレスが蓄積しやすい。例えば，ほとんどのスポーツに必要なスクワット動作で，図のような不良姿勢をとることで，膝前面の障害が生じやすい。例えば，図10-1右の良好例に比べると，左の不良例は身体の重心から膝関節の位置が遠い。そのため，物理学的に膝前面の大腿四頭筋がより強くはたらくため，このようなスクワットの反復は，膝の前面に異常なメカニカルストレスが加わりやすい。

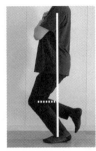 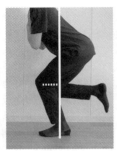

不良例　　　　　良好例

図10-1　不良なフォームによる異常なメカニカルストレス

<休養・リカバリーの重要性>

十分な休養をとり，過度な疲労蓄積を避ける。特にチームスポーツでは個別の運動量をコントロールすることが困難であるため，休養日の設定が重要である。睡眠，栄養補給を十分にとる。また，運動後の過度なアルコール摂取はタンパク質合成や筋の再生に悪影響を及ぼすため要注意である。

② スポーツ外傷の予防

<適切なウォームアップ>

スポーツ外傷は偶発的なものばかりでなく，ウォームアップ不足による筋・腱や靭帯への急激な負担が含まれる。スポーツ障害と同様，ウォームアップは重要である。ウォームアップは，特定の競技や運動に必要な動作に焦点を当て，柔軟性や可動域を高めることで，筋肉や関節を適切に動かすことを目的とする。例えば，サッカーに特化してジャンプ着地や方向転換，相手との接触とその後の安定した着地等のプログラムを取り入れたことによりシーズン中の足関節捻挫や靭帯損傷などのスポーツ外傷発生率の軽減効果が示されている[1]。

<安全な環境づくり>

競技場やトレーニング施設，用具を定期的に点検し，破損や不具合を早期に発見し，必要に応じて修理や交換を行う。種目ごとに安全ルールを設定・確認し，参加者へ周知する。ルール違反者に対する指導も間接的に外傷予防につながる。

<保護具の使用>

保護具の適切な使用は外力や衝撃から身を守り，スポーツ外傷のリスクを減らすことができる。例えば，サッカーのすね当て，アメリカンフットボールのヘルメットやショルダーパッドなどがこれに該当する。

③ ゴルフによるスポーツ障害・外傷の予防

ゴルフはスポーツ障害や外傷が比較的少ない運動であるが，時に上腕骨内側上顆炎（ゴルフ肘）や上腕骨外側上顆炎（テニス肘）などを認めることがある。障害部位は，プロゴルファーとアマチュアゴルファーで異なることも知られている。

なお，ゴルフに関連した整形外科的損傷の特徴と予防の詳細に関しては，他項に譲る（各論6章 p.168参照）。

（5） スポーツ障害とスポーツ外傷の治療とリハビリテーション

① スポーツ障害の治療

＜負荷量の調整＞

障害される組織によっては，修復が期待できる靭帯や筋・腱に対して過剰な安静や固定によって極端に負荷が制限されると，組織の強度が大幅に低下する。反対に，過剰な負荷をかけ続けることで炎症が慢性化し，修復が妨げられ，治癒しにくい可能性もある。負荷量の調整は容易ではないため，専門家の意見を取り入れながらの調整が必要である。

＜原因となる姿勢・動作の修正＞

負荷量を調整するだけでは障害された組織のストレスを減らすことはできない。例えば，一定期間の休息後スポーツを再開したときに症状がすぐに再燃することがある。また，適切な治療をしていても，私生活で持続的に不良姿勢をとっている場合には，回復が遅れる。これらのことから，障害された組織に異常な負荷が集中する原因となる不良動作は，修正する必要がある。

＜機能障害のコンディショニング＞

筋肉の柔軟性低下，筋力低下，関節の可動範囲の制限（可動域制限）などの障害の総称を機能障害という。機能障害が残存している場合，上記の姿勢・動作の修正が上手くいかない場合が多い。例えば，太もも裏のハムストリングの柔軟性が不足している場合，立位姿勢やスクワット姿勢において理想的な姿勢・動作を行いにくい。また，腹筋群の筋力が低下し腰部の背筋群が過剰に固い状態だと，いわゆる腰が反りすぎた姿勢になりやすい。

② スポーツ外傷の治療

＜応急処置の重要性＞

スポーツ現場で外傷が発生した場合には，適切な応急処置を行うことで二次的な障害を最小限に抑える必要がある。応急処置の基本はRICE処置である。RICEとは，Rest（安静），Ice（冷却），Compression（圧迫），Elevation（挙上）の4つの処置の頭文字を並べたものである。例えば，足関節捻挫が発生した場合，患部を動かないように固定し，患部をアイシング*で冷却し，テーピングやバンデージで適度な圧迫を加え，タオルやクッション，ベンチなどを活用して脚を心臓より高い位置に挙上する。スポーツ外傷に備え，適切な救急用品を準備し，手順を明確にしておく必要がある。

*アイシング：損傷組織の治癒を促進することはなく，痛みの緩和を目的としている。

＜適切な医療機関での診断と治療＞

いずれの障害・外傷も，状態の程度を可能な限り正確に把握するために適切な医療機関に受診し，診断と治療を受けることが望ましい。またリハビリテーションにおいても，障害の程度や患者の身体特性に合わせた治療プランを計画・実行する必要がある。

SECTION 2　スポーツ理学療法の全体像

理学療法士は，医師の指示の下に理学療法を行う職種である。スポーツ分野における理学療法の主な役割として①スポーツ外傷・障害の予防，②スポーツ障害・外傷を負った後のスポーツ復帰を目標としたリハビリテーション，③スポーツを行うためのコンディショニング，④パフォーマンス向上　が挙げられる。このセクションではスポーツ理学療法の概要を解説する。

（1）　スポーツ理学療法の流れ

理学療法の大まかな流れは図10-2のようになる。大まかなプロセスは①情報収集，②検査の測定，③統合と解釈・問題点の，④ゴール設定，⑤治療プログラム計画・実施，⑥治療効果判定　である。重要なことは，実行した治療プログラムが患者に適しているかを確認すること，そして必要に応じ再評価を行い，ゴールや治療プログラムを修正することである。

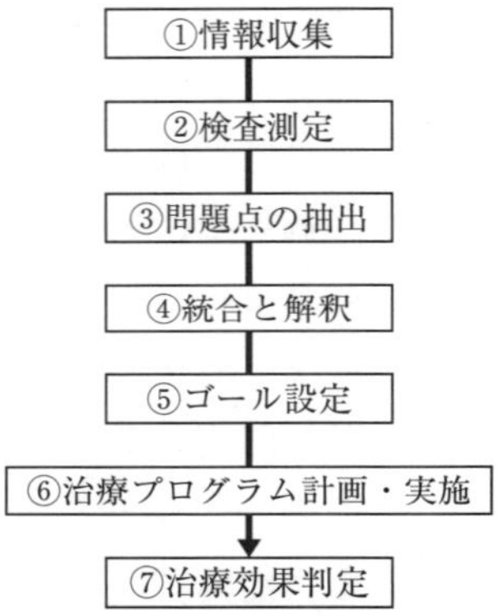

① 情報収集

目的は患者の全体像の把握である。

問診：主訴，現病歴，既往歴，生活状況などを聴取し，患者の目標や希望を確認する。

診療録の確認：医師の診断結果，既往歴，画像所見，過去の治療歴等を確認する。

② 検査測定

症状の評価（痛みの評価）は，PQRSTに基づいて確認する（表10-2）。実際に症状を誘

図10-2　理学療法の主な流れ

①情報収集
②検査測定
③問題点の抽出
④統合と解釈
⑤ゴール設定
⑥治療プログラム計画・実施
⑦治療効果判定

表10-2　痛みの評価方法（PQRST）

P	Provocative/ Palliative factor	増悪因子/ 緩和因子	どうしたら痛みが強くなるか，楽になるか
Q	Quality	性　質	どのような痛みか
R	Region	場　所	どこが痛いか
R	Radiation	放　散	放散痛はないか
	Related symptoms	随伴症状	随伴症状はないか
S	Severity	強　さ	どの位の強さか
T	Temporal factors	持続時間	いつから痛いか，どのくらい続いたか
	Treatment	治　療	これまでにどんな治療をしたか

発する動作があれば可能な範囲で模倣させ確認する。丁寧な触診により症状を誘発している部位や組織を確認する。

●**関節可動域**：関節が動く範囲を関節可動域という。骨・関節の損傷や変形，筋・腱の柔軟性低下など何らかの病態がある時に関節可動域が制限されるため，その程度を角度計（ゴニオメーター）を用いて数値化する。また，関節を動かしている際に感じる抵抗感（エンドフィール）によって可動域制限の原因を推測する（表10-3）。必ず左右差を確認し，患部の関節可動域の制限の程度を評する。

表10-3 エンドフィールの例

	エンドフィール	制限因子	例
正常	筋肉・腱	関節可動の最終域に向かうにつれ，徐々に固くなる。弾力性がある	筋肉のストレッチング
	関節包	関節可動の最終域で急に固くなる 弾力性がある	膝の最終伸展
	骨性	骨同士の接触で急に固くなる	肘の最終伸展
異常	皮膚	関節可動の最終域に向かうにつれ，徐々に固くなる	手術創部周辺の皮膚
	筋肉の緊張	運動中に反射的な筋肉の防御収縮 痛みを伴うことが多い	スポーツ外傷の急性期

ある関節の可動域制限が別の部位の疼痛につながることがある。例えば，腰痛を訴えるゴルファーの特徴として，リード脚側の股関節内旋可動域が狭いことが示されている[2]。スイング時にリード脚側の股関節内旋が制限され，骨盤の回旋も同時に制限されることで，骨盤の回旋を補うために腰椎を過剰に回旋させる異常なメカニカルストレスが生じる。

●**筋　力**：筋力は徒手筋力検査で段階付けを行い，筋力測定装置を用いて数値化する。この際には，必ず左右差を確認し，患側の筋力低下状況を評価する。腰痛の既往歴のあるゴルファーは，体幹の伸展筋力やリード脚の股関節の内転筋力が低下しやすい[3]。

●**バランス能力**：バランスは静的と動的に分けられる。静的バランスは静止した状態を維持できる能力であり，片脚立位バランスの保持時間を開眼や閉眼状態で確認する。動的バランスは動作中のバランスを保持できる能力であり，ファンクショナル・リーチ・テスト（FRT：Functional Reach Test）（各論4章 p.147参照）やスター・エクスカーション・バ

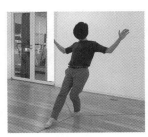
前　方

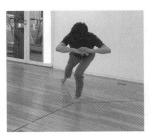
後内側

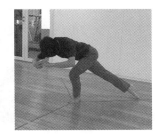
後外側

図10-3　SEBTの一例

ランス・テスト（SEBT：Star Excursion Balance Test）などがある（図10-3）。

SEBTでは，まず45°刻みに8本のラインを作成する（図は代表的な3方向である前方，後内側，後外側）。片脚立位の状態から，各方向に片方の脚をリーチし，バランスを崩さずに元の姿勢まで戻れる最大距離を計測する。図は左を支持脚としているときのリーチ距離を計測しており，左側での動的バランスとして記録・評価する。患者内での左右差を評価するためには，各リーチ距離ごとの差を確認する。患者間での比較には各リーチ距離の下肢長（上前腸骨棘-足部外果）比率を用いて，体格による影響を補正する。

慢性腰痛を抱えるゴルファーは，腰痛のないゴルファーに比べて内外側，後側など複数の方向の動的バランス能力が低下している[4]。

●**姿勢・動作分析**：症状を誘発する姿勢・動作を観察し，患部に負荷されていると想定される異常なメカニカルストレスを分析する。

③，④ 問題点の抽出，統合と解釈

患部に生じる異常なメカニカルストレスの原因を各検査・測定項目を統合して解釈する。具体的には，症状を誘発する姿勢・動作と筋力や関節可動域，バランス能力などの評価項目との関連性を考慮して検証する（図10-8）。治療対象となる問題点を抽出する。

⑤ ゴール設定

患者の目標や希望によりゴールに必要な期限は異なる。必要に応じて「短期（治療開始から数日～数週）」，「中期（治療開始から数週～数か月）」，「長期（治療開始から数か月～数年）」のように治療期間分けしてゴールを設定，これを患者と共有する。

⑥ 治療プログラム計画・実施

設定したゴールを達成するために必要な理学療法治療プログラムを計画する。

⑦ 治療効果の判定

治療プログラムの効果判定は必須である。適宜プログラム変更の必要性について検討し，場合により内容の追加，変更，中止を調整する。

（2） スポーツ理学療法における治療内容

理学療法士が行う治療は，大きく運動療法，物理療法，徒手療法，補装具や補助具の調整，テーピングの貼付・指導に分けられる。運動療法は運動による治療を指し，ストレッチングや関節可動域運動，筋力トレーニングやバランストレーニング，動作トレーニングなどが含まれる。徒手療法は，手を用いて筋・腱などの組織や関節を動かす治療である。物理療法は，熱，寒冷，電気，音波などの物理的な刺激を用いる治療である。

（3） 多職種連携

受傷アスリートのリハビリテーションやパフォーマンス向上に向けた指導において，他職種との連携は必須である。医師，アスレティックトレーナー，ストレングス＆コンディショニングスタッフ，鍼灸・マッサージ師，健康運動実践指導者，柔道整復師，栄養士，チーム関係者など，アスリートに関わる職種は多岐にわたる。各専門職ができる

ことには限りがあるため，専門職間の連携を深めながらアスリートを支える仕組みや体制を構築していくことが重要である。

SECTION 3　ゴルフと理学療法

　ゴルファーがスポーツ障害・外傷を負った際に，理学療法士が対応することが多い。ゴルフにおけるスポーツ外傷は，ボールやクラブが当たることや，カートから落ちるなど稀な事象であるが，一方でスイングの反復によってスポーツ障害が生じることは多い。
　このセクションでは，ゴルファーの中でも多い腰痛に対するスポーツ理学療法について症例を想定して紹介する。

〔症例〕 30歳代男性（右打ち，職種はデスクワーク）

　ゴルフを始めて1年。これまで10回ほどラウンドに出ており，平均スコアは120。飛距離を伸ばすために，直近2か月間で打ちっぱなしに週3回通うようになり，特に練習前後のウォームアップやクールダウンは実施していなかった。練習中から右腰背部痛を自覚していたが翌日には治まるため放置していた。徐々にスイング中の痛みが強くなってきた。最近は日常生活で重い物を持ったり，後ろに振り向いたりしても痛い。近医で診察を受けX線およびCT検査で骨の異常は認めなかった。椎間関節性腰痛，および筋・筋膜性腰痛の診断の元に理学療法が開始された。

〔理学療法所見〕

〔主　訴〕 ゴルフ中に段々痛みが出てくる。以前はラウンドや練習後には治まっていたが，今はスイングをする度に痛く，休んでも軽快しない。

〔痛　み〕 右腰椎周辺と腰椎3-4番と腰椎4-5番の椎間関節（総論6章 p.63参照）に圧痛あり。体幹伸展と左右の回旋で痛みは増悪する（図10-4）A図では体幹の伸展と右回旋の組み合わせで（白矢印）腰痛が出現することを確認している。B図ではスイング中のインパクト（各論 Addicional Information 2. p.225参照）の瞬間に体幹が右に過剰に傾斜している（側屈）ことを確認している。C図ではフォロースルーで脊柱の伸展運動が強く，逆C

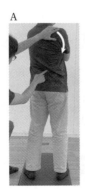
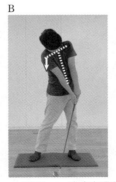
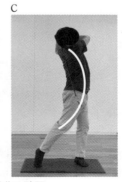

図10-4　疼痛出現動作の確認

姿勢がみられる。

〔姿勢・動作〕 静止立位：腰椎前弯姿勢．スイング：アドレスで腰椎前弯位，骨盤前傾位。インパクトで体幹が右に傾斜（側屈）。フォロースルーにおいて逆 C 姿勢になる（図10-4）。

〔関節可動域〕 体幹の回旋角度制限あり（左右20°：正常は40°）（図10-5 A 図）。左股関節内旋制限あり（右30°，左15°）（図10-5 B 図）。左股関節伸展制限あり（右20，左5°）。

〔筋の長さテスト〕 左腸腰筋の長さテスト陽性，広背筋の長さテスト陽性（図10-6）。A 図は腸腰筋の長さテストである。患者は計測する下肢の反対側の膝を抱えて仰向けに寝る。左の腸腰筋が短い場合，足が浮いてしまう（黒矢印）。B 図は広背筋の長さテストである。患者は横向きで，理学療法士が肩関節を持ち上げている。脊柱を自然な中間位で挙上した角度より，骨盤を後傾させることで（白矢印）腕が上がらなくなる（白点矢印）ことで広背筋が短いことを疑う。

〔筋　力〕 体幹回旋筋力低下（徒手筋力段階5段階中の3）：仰向け姿勢で両上肢は身体の前に置いた状態から，体幹を回旋し，肩甲骨を浮かすことができるレベル）（図10-7 A 図）

〔筋持久力〕 フロントプランクテスト50秒，サイドプランクテスト30秒（図10-7のA，B図）。B 図はフロントプランクテストで，C 図はサイドプ

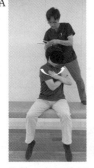
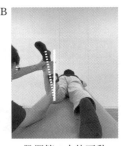

体幹の左回旋可動域（角度）をゴニオメーターで計測　　股間節の内旋可動域を傾斜計で計測

図10-5　関節可動域テスト

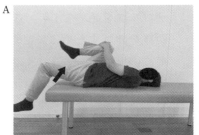
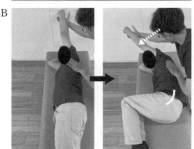

図10-6　筋の長さテスト

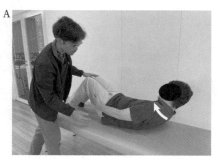
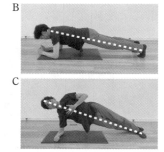

図10-7　筋力・筋持久力テスト

ランクテストである。それぞれ図のようなプランク姿勢を正しく維持できる時間を計測する図のようなプランク姿勢を正しく維持できる時間を計測する。

〔動的バランス〕 SEBT（図10-3）において，後内側のリーチ距離が左軸／右軸でそれぞ

れ54cm／50cm，後外側のリーチ距離が左軸／右軸でそれぞれ50cm／55cm

〔統合と解釈・問題点の抽出〕（図10-8）
- 姿勢・スイングアドレス姿勢において腰椎前弯が強調されている
- スイング動作において疼痛部位に過剰にメカニカルストレスが集積している。
- 機能障害によってこれらの異常な姿勢動作パターンとなっており，自己修正が困難な状況にある。

　　技術的な要素について，理学療法士が指導を加えることは不適切である。あくまでも不良な姿勢・動作になっている要因を機能的な問題点から解釈し，仮説を立てている。

〔目標設定〕
短期目標：日常生活での疼痛消失。日常生活での姿勢修正。機能障害改善のためのエクササイズ，ケアの習慣化
中期目標：機能障害改善のためのエクササイズ，ケアを習慣化し，打ちっ放しで疼痛なくプレーできる。
長期目標：腰痛を予防するためのセルフコンディショニングができる。腰痛を悪化させずにプレーを楽しむことができる。

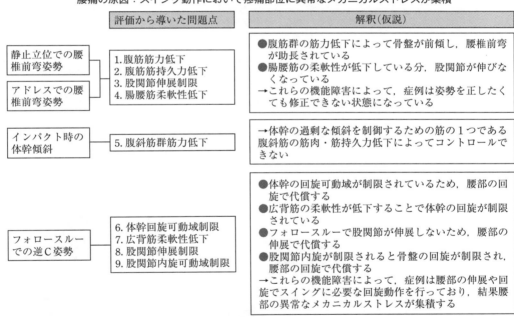

図10-8　評価から考察する腰痛の原因

〔治療プログラム〕（表10-9）
- 患者教育：腰痛の原因についての教育的指導。ウォームアップやクールダウンをせずにゴルフの強度が強まっていることによって機能障害が生じ，それと関連して不良な姿勢・フォームによって疼痛部位に過剰なストレスが蓄積している状態であることを伝え，それを改善させるために以下のエクササイズやケアが必要であることを共有した。
- 問題点1→カールアップ運動（10×2セット／日）

- ●問題点2, 5→フロントプランク（40秒/日）・サイドプランク（20秒/日）
- ●問題点3, 4, 8→腸腰筋ストレッチング（股関節伸展ストレッチング）（30秒×3-5セット/日）
- ●問題点6→体幹回旋ストレッチング（10回×2-3セット/日）
- ●問題点7→広背筋ストレッチング（30秒×2-3セット/日）
- ●問題点9→股関節内旋ストレッチング（30秒3-5セット/日）

〔治療効果判定〕

短期効果：日常生活中の痛みが消失した。段階的にゴルフを再開することが医師より許可された。

中期効果：ゴルフ中に10段階中1点の痛みが出るが、翌日には0になる。処方したセルフエクササイズ・ケアを継続できているため、理学療法を終了した。

長期効果：理学療法が終了しているが、医師の診察においてウォームアップやクールダウンを継続し、腰痛が再燃していないことを確認した。

表10-9 評価結果から処方したセルフケアプログラム

メニュー	方法・ポイント
カールアップ運動	仰向けで膝を立てる。顎を天井に軽く突き出すような姿勢で背中を少し床から浮かす。腰の反りを修正するイメージ（白矢印）
腸腰筋ストレッチング	反対の片膝立ちとなる。腰を反らないよう注意してながら体幹を少し傾斜させ、股関節前面の腸腰筋を伸ばす（白矢印）。 ＊体幹が前傾しお辞儀状態だと、腸腰筋は伸びにくい
体幹回旋ストレッチング	横向きになり、脚を曲げる。右手で膝周辺を押さえ（白丸）、腰が動かない状態を作ってから、上半身を天井に向けて胸部周辺を伸ばす。
広背筋ストレッチング	四つ這いから、伸ばしたい方と反対に両手を置く。その状態から正座するように後方へ移動し、肩後方の広背筋を伸ばす（白線）。
股関節内旋ストレッチング	伸ばす方と反対の脚を、伸ばす側の膝にかける。そのままかけた脚で引っ張り、股関節を内旋する（白矢印）。お尻が浮いて腰が回っていると、股関節のストレッチングにならないため注意

〔姿 勢〕

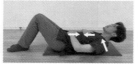
カールアップ運動

腸腰筋ストレッチング

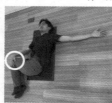
体幹回旋ストレッチング

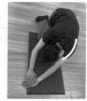
広背筋ストレッチング

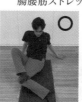
股間節内旋ストレッチング

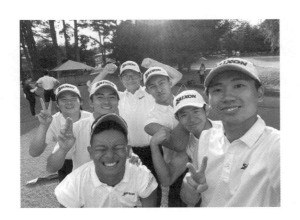

こんにちは！

　私は大学ゴルフ部で主将をやっています。そんな私が，オススメするゴルフに関係する2つの漫画を紹介させていただきます！

nnnnnnnnnnnnnnnnnnnnnnnnnnn

1つ目が「ライジングインパクト」という漫画です！

　この漫画は，アニメでもやっていた「七つの大罪」という漫画と同じ作者が描いている漫画です。
　主人公は，野球少年だったのですが，その野球よりも遠くにボールを飛ばせる「ゴルフ」に魅了され，ライジングインパクトとよばれる驚異的な才能を駆使し，様々な強敵に出会いながら，成長していく物語です。

2つ目が「オーイ！とんぼ」です！

　中年ゴルファーが，ある離島に転居してきました。その離島には島民だけで作った3ホールのゴルフコースがあり，島の住民で中学3年生の大井とんぼという少女は，クラブ一本でこのコースを毎日プレーしており，その様子は元プロゴルファーの中年からしたら型にハマらない衝撃的なものでした。
　競技ゴルフをさせてみたくなった中年ゴルファーは，とんぼを説得して，競技ゴルフに挑戦させていくという物語です。
　この「オーイ！とんぼ」は，もちろん物語もおもしろいのですが，同じくらい実戦でも使えるような技術的なことも書いてあり，実際に私はその知識を使ったりしています。

　どちらもアニメも放送されているので，ぜひアニメからでも見ていただけると嬉しいです。

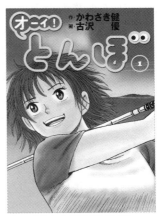

オーイ！とんぼの漫画の絵
©かわさき健・古沢優／ゴルフダイジェスト社

上原遥河

1章　ゴルフと下半身の筋肉

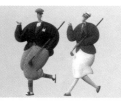

Point：①ゴルフとガーデニングには下半身の動かし方に共通点がある。ガーデニングでシャベルを使って土を掘るときには，下半身の安定性と上半身のスムーズな動きが重要である。
②この動作は，ゴルフスイングの下半身が安定し，体幹と上半身が効果的に動くことと似ている。
③ゴルフのスイングにおける力は，下半身（足底）が接する地面から生まれ，身体全体を通じてボールへと伝達される。
④本章では，下半身の筋肉について詳しく掘り下げる。特に，健康度を高め，ゴルフでのパフォーマンスを向上させるために，下半身の筋肉をどのように鍛えるのがよいか解説する。また，ゴルフは単なるレジャー活動ではなく，下半身の筋肉を自然に鍛え上げることができるユニークなスポーツであるという新たな視点を提供する。

1　下肢の筋肉（脚力）は寿命と関係する

下肢筋群とは，下肢の筋肉のことをいい，下肢の大きな筋群には
①大腿四頭筋　　　　（大腿部前面）
②ハムストリングス　（大腿部後面）
があり，脚力はこれらの総合的な筋力のことをいう（図1-1）[1]。特に大腿四頭筋は，大腿部の前面に広く分布している筋肉で全身の筋肉中でも特に強く，大きい筋肉である。また，人体で最も衰えやすいが，鍛えれば発達しやすい筋肉であるといわれている。

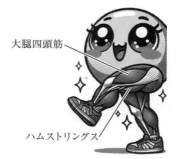

図1-1　下肢の大きな筋肉

また，大腿四頭筋は，膝の安定性の約80％寄与する[1]。これらの筋肉が弱くなると，膝により，多くの負担がかかる。ハムストリングスは，大腿部の後面に分布している筋肉で，大腿四頭筋と連動して，膝に滑らかな安定性をもたらし，膝関節を屈曲させるはたらきがある。

「下肢の筋肉（脚力）を鍛えることはとても大事」とする科学的根拠の一つコホート研究*では，中年期の脚力がその後の寿命にどのように影響するか調査を行っている[2]。

1946年生まれの5,362人のイギリス人に対して53歳時に脚力測定を行った。

*コホート研究：観察研究の一種。特定の特性をもつ集団を追跡し，特定の結果や成果
（例：疾患の発症）を観察する研究のこと。
例えば，筋力トレーニング（筋トレ）と認知症の関連を調べる。
コホート研究のアプローチ
● 筋トレを定期的に行う集団と，そうでない集団を数年間追跡する。
● 認知症の発症率を比較し，筋トレが脳機能に与える影響を分析する。
観察研究には，他にケースコントロール研究，横断研究，縦断研究などがある。

● 脚力の測定

〔測定方法〕 椅子立ち座りテスト(以下,立ち座りテストという)

① ひじ掛けのない椅子に浅めに座る(背もたれから離れる)(図1-2)。
② 両手を胸の前で交叉させておく。
③ 両膝を握りこぶし一つ分くらい開く(できるだけO脚,X脚にならない)。
④ 足底を床につけ踵を完全に伸びるまで立ち上がり,素早く座位姿勢に戻る。

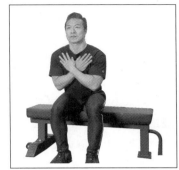

図1-2 椅子立ち座りテスト

テストを開始すると同時に,立ち座り動作を決められた回数,または(決められた時間)繰り返す。立つときは,両膝が完全に伸びるまで立ち上がり,素早く座位姿勢に戻る。練習を5〜10回行い,姿勢を確認したうえで本番を行う。

特に立ち上がったときに,膝や腰が伸びていない場合があるので注意する。

立ち座りテストには,時間テストと回数テストの2つのバージョンがある。時間テストでは,対象者に立ち座り動作を決められた時間行わせて,その回数を計測する。1分間立ち座りテストの場合,繰り返し回数の平均は,脳卒中患者で8.1回から若い男性で50.0回の範囲である[3]。回数テストでは,対象者に立ち座り動作を決められた回数を行わせて,遂行時間を測定する。

〔調査結果〕

前述の調査では,53歳時に脚力測定を行い,その後66歳までの13年間にわたって追跡調査を行った。その期間中に6.4%の人が亡くなった。性別を調整した分析では,立ち座り速度(回数/分)を5分の1ずつ分類し,健康上の理由で実施できなかった人も含めて分析した。下位20%のグループ(1;最低)の平均値は,男性22.6回/分,女性21.6回/分で,上位

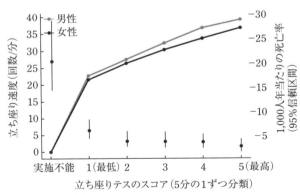

図1-3 53歳時の立ち座りテストの成績と66歳までの全原因による死亡率との関連

出典:Cooper et al., 2014[2]を基に作成

20%のグループ(5;最高)の平均値は,男性39.3回/分,女性36.8回/分であった(図1-3:折れ線グラフと左Y軸)。男女の立ち座り速度と全死亡率の関連を分析した結果,下位20%のグループの死亡率は6.43/1,000人年で,上位20%のグループ(3.04/1,000人年)の2倍以上となった(図1-3:誤差棒グラフと右Y軸)。つまり,脚力が低い人は脚力が高い人と比較して死亡率が2倍以上高く,運動不足などのリスク因子をもつ傾向があり,それが死亡率の上昇につながっている可能性がある。さらに,健康上の理由で立ち座りテ

ストが実施不能な人の死亡率は20.47/1,000人年で，上位20％のグループと比べて約7倍に達した。性別，体格，社会経済的地位，ライフスタイル因子，健康状態によっても死亡率に違いが生じる可能性があるが，これらを調整しても，脚力と死亡率の間には同様の関連がみられた。

〔日本人の測定結果〕

日本人においても，前述のイギリスの調査結果と類似の報告がある。地域在住の要支援・要介護認定の高齢者を対象として，在宅で簡便に測定が可能な修正版5回立ち座りテスト（両手を膝の上に置いた姿勢で，椅子からの立ち座り動作の遂行時間を測定する）を用いた研究が報告されている[4]。

その結果，要支援・要介護認定の高齢者において，生活空間での移動範囲の程度を，修正版5回立ち座りテストにより高い精度で評価できることが明らかになった。また，別の日本の研究では，年齢が上がるにつれて，男女ともに10秒間立ち座りテスト（対象者に立ち座り動作を10秒間行わせて，その回数を計測する）の成績が低下することが明らかとなった（図1-4）[5]。

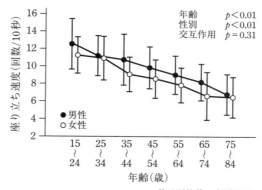

図1-4　日本人の平均的な脚力

出典：Otsuki, 2021[5]を一部改変

以上より，脚力は全身の筋力と相関があり，脚力を測定することで，筋力不足を評価できることが示された。例えば，歩行，階段昇降，日常生活や運動の多くは脚を使うが，運動不足の場合は脚力が低くなっている可能性があり，測定することで自分の体力・運動量・筋肉のバランスなどをふり返ることができる。同年代と比べて劣っている場合や，以前の自身の記録より著しく低下している場合は，日常の運動習慣を見直す必要がある。

2　大腿四頭筋とゴルフ

脚力を維持するうえで重要なのは，大腿四頭筋の厚みであるが，ゴルフをすることで，この筋肉の厚さを維持でき，果たして脚力を維持できるのか，多くの人が興味をもつだろう。その問題を検証した研究がある。ゴルフに必要な下半身の筋肉についての研究である[6]。

65～95歳の女性70人のデータを用いた横断研究*で週に最低1ラウンドのゴルフをプレーし，そしてホール間を歩くゴルファーと非ゴルファーを比較した。後者は習慣的に中強度3.0メッツ以上には達しない軽い運動しかしていない。両者を比べた結果，大腿四頭筋の厚さは，前者が2.78cm，後者が2.18cmであると判明した（図1-5）。さらに年齢とBMIを調整しても結果は同じであった。これは，ゴルフをすることで脚力が鍛え

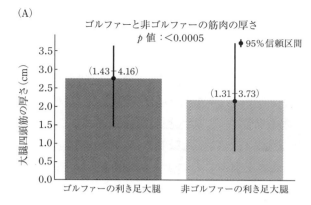
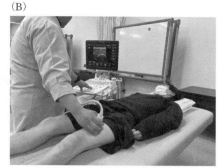

図1-5 （A）ゴルファーと非ゴルファーの利き足大腿部前面の筋肉の厚さの超音波測定
（B）被験者を仰向けにさせた状態で超音波画像を設定

出典：Herrick et al., 2017[6]を基に作成

られることを示唆している。

　横断研究：ある特定の集団に対してある一時点におけるデータを収集し，分析・検討する研究のこと。
　　例えば，朝食を食べないことと肥満の関係を調べる。
　　横断研究のアプローチ
　　●朝食を食べる習慣のある集団
　　●朝食を食べる習慣のない集団などを同じ時点で集計して分析するということである。

　前述の死亡率との関連をみると，女性がゴルフによって脚力を鍛えることは，寿命によい影響を与える可能性があることが示唆される。

　ところで，大腿四頭筋は，ゴルフでどのように使われるのだろうか。ラウンド中の歩行やカートの乗り降りはもちろん，傾斜地などのバランスをくずしやすいところでは，重要なはたらきをする。スイング時には，からだの軸がぶれないように保ち，ショットの際には，土台となる下半身とからだ全体を支える役目をする。鍛えやすい筋肉群なので，エクササイズをうまく日常生活にとり入れるとよい。とはいえ，毎日行う必要はない。ゴルフのラウンドをしない日でも，週に3回程度エクササイズすれば，筋力を強化し，その後維持するには十分である[1]。例えば，階段を上るときに，右足を一番下の段に置く。右足はそのままにして，左足を上げ下げする。その際，右膝が内側に倒れないようにしっかりと位置を保つように意識する。この筋トレを10回行ったら足を入れ替える。最初の10回のステップアップでは，右の大腿四頭筋，殿筋，ハムストリングスを鍛えている。足を入れ替えることで，反対側も鍛えることができ，わずか1分で完了する。8週間続けた後には，維持レベルに達するとされている。

3　キャディバック運搬と筋力への効果

　ゴルフプレーの際，キャディバッグを運ぶ運動量はかなりの身体的負荷である。キャディバッグの標準重量は存在しないがプロのバック重量は12.5kg程度の重さがある。キャディバッグの影響を検討した1990年代に日本で行われた横断研究では，長期間クラブを運んでいるキャディ（20〜59歳の女性74名）の大腿四頭筋の筋力が，通常の活動を行う事務職員や主婦群（20〜59歳の女性433名）と比較して平均で18.1kg大きかったことが報告されている[7]。これは，クラブを運ぶことによる荷重負荷が大腿四頭筋の筋力向上に寄与することを示唆している。一方，ゴルファー自身によるキャディバッグの運搬がゴルファーの筋力と関連するかを調べた研究の報告はない。現在はカートの利用が主流だが，ゴルファーがバッグを担ぎながら歩いた場合には，筋力的負荷が加わると考えられる。

　ゴルファーがラウンドごとに歩く歩数は平均11,948歩であり[8]，キャディの平均20,499歩[9]と比較すると運動量に大きな差があるとの報告もあるが，ゴルフコースの状況やプレーヤーのスキルレベルなどが影響を及ぼしている点も考慮する必要がある。

4　ゴルフ技術向上における下半身の筋トレ

　筋肉質の人でもゴルフが不得意な場合がある。そのため筋トレなどの運動をしなくてもゴルフのプレーに支障はないと勘違いしているゴルファーは多い。しかし，それは誤解で，実はゴルフの上達には，筋トレは最も大切な要素の一つである。

（1）飛距離と筋トレの関係

　ゴルフスイングの向上には，最大飛距離が重要視される。正確性を保ちながら飛距離

表1-1　アマチュアの年齢別クラブヘッドスピード（m/s）

年齢層	性別	サンプルサイズ	25パーセンタイル	50パーセンタイル	75パーセンタイル	90パーセンタイル	99パーセンタイル
10〜16（歳）	男性	130	35.6	41.4	46.0	48.1	51.2
	女性	112	33.1	37.1	39.2	41.8	44.0
17〜29	男性	26	49.3	50.5	52.6	55.4	56.4
	女性	42	38.4	41.5	43.0	44.2	45.0
30〜50	男性	95	44.2	46.2	48.2	50.1	56.4
	女性	1	NA	NA	NA	NA	NA
50〜60	男性	56	41.7	44.2	45.9	48.1	49.3
	女性	15	32.5	32.8	35.5	36.3	38.6
60歳以上	男性	81	38.2	41.7	43.4	44.3	46.8
	女性	53	31.8	32.6	33.8	35.1	35.6

出典：TPI（Titleist Performance Institute）[10]より許可を得て転載
NA：not available（データなし）

を伸ばせば，スコアを抑えることが可能である。そのための重要な要素として，クラブヘッドスピードがある（表1-1）。クラブヘッドスピードが上がれば，ボールスピードやキャリー距離（ボールが空中にある間進んだ距離），ラン（ボールが地面に着地してから転がった距離）など他の指標も向上する。高いクラブヘッドスピードには下半身の筋力が必要である[11],[12]。TPI（タイトリスト パフォーマンス インスティテュート）によれば，自分の「年齢性別」でどのパーセンタイル*に該当するかを知ることは，目標を決定するのに役立つ。30・40・50代女性については，データがないが日本プロドラコン協会のアマチュアのデータでは，平均スピードはそれぞれ38・35・34m/sとなっている。

　*パーセンタイル：データを大きさ順に並べて，100回に区切り小さい方からどの位置にあるかをみるものであり，50パーセンタイルは，小さい方から50/100のところにあるデータのことである。

　一方，筋骨隆々の肉体派でもゴルフ成績が芳しくないのは，ゴルフの動きでその筋肉がうまく協調運動できていないからである。ゴルフの腕を上達させたかったら，鍛え方や鍛えるべき筋肉はどこかを理解することが近道である。

〔筋電図〕

　ゴルフスイング時の筋肉の動きを調査する方法の一つとして，筋電図がある。これは筋肉の電気的な活動を記録し，脳や神経系から筋肉への信号の強さやタイミングに関する情報を教えてくれる。ほとんどの研究はゴルフスイングを5つの期に一般的に分けている[12],[13]（図1-6）。①バックスイング-アドレスからトップスイングまで，②ダウンスイング-トップスイングからクラブが水平位置になるまで，③加速期-クラブが水平位置からボールインパクトまで，④フォロースルー前期-インパクトからクラブが再び水平位置になるまで，⑤フォロースルー後期-クラブが水平位置からスイング完了まで（図1-6）。筋電図の分析から，ゴルフスイング時にダウンスイングでは，後ろ足側（右打ちのゴルファーで右）の下肢の筋肉が活性化されていることが確認されており[13]，筋トレプログラムにも下半身の運動を取り入れることが重要である。

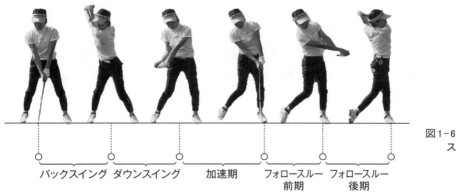

図1-6　ゴルフのスイング期

バックスイング　ダウンスイング　加速期　フォロースルー前期　フォロースルー後期

（2）筋トレの具体的な効果

　下半身の筋力評価には，スクワット（総論9章 p.91参照）が最も一般的に使用されている。1回最大重量（1RM）（総論2章 p.21参照）が下半身の最大筋力を評価するための一般的な方法である。大学ゴルフ部の男女学生16人を対象とした介入研究*では，11週間の筋トレ

プログラムを実施した[15]ところ，介入前後の体力的因子の変化として，男性においてスクワットでの1RMが有意に向上した（10.94％，99.02から109.9kg，効果量$d=0.66$）。クラブヘッドスピードも若干向上し，特に女性で大きな改善がみられた（1.62％，47.27から48.04 m/s，$d=0.22$，男性で0.61％，女性で3.36％）であった。

筋トレはクラブヘッドスピード以外にもパッティング（グリーン部分にボールがのった後に，パターを使ってカップインを狙うショット）の距離コントロールにも効果がある。パッティングには，「距離」と「方向」の2つの重要な要素があるが，今回は距離，つまり「タッチ」についてテストした。被験者は，ボールの進む方向に対して垂直に引かれたラインから4.6メートル離れた場所から，15球のパットを打った（図1-7）。このラインは平坦で真っ直ぐである。すべてのパットがそのラインからどれだけずれたかを測定し，その平均を出して，介入前後のパットの精度を比較した。

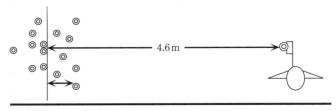

図1-7　パッティング距離コントロールテスト

出典：Doan et al., 2006[15]を一部改変

トレーニング後，男性のみのグループではパッティングの距離のコントロールが29.6％（$d=1.64$）という大きな改善がみられた（図1-8）。

効果量の「d」という値は，通常，コーエンのd（Cohen's d）として知られており，2群間の平均値の差を標準偏差（＝バラツキ）で割ったものである。この値が大きいほど，集団内のバラツキに対して平均値の差が相対的に大きく，効果が大きいことを意味する。一般的に，dの値が0.2は小さな効果，0.5は中程度の効果，0.8以上は大きな効果と考えられる。

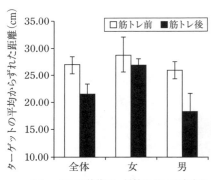

トレーニング前後で，男性において有意な差（$p<0.05$）が観察された

図1-8　パッティング距離コントロールの精度をトレーニング前後で測定した
（平均値±標準偏差）

出典：図1-7と同じ

介入研究：実験的研究の一種である。特定の介入が与える影響を観察し，比較することによって，その介入の効果を評価する研究のこと。
　　例えば，健康食品プログラムと血圧の関係を調べる。
　　　介入研究のアプローチ
　　　　高血圧の成人を2つのグループに分ける。
　●介入群には3か月間特定の健康食品プログラムを実施させる。
　　●比較対照群には通常の食生活を続けてもらう。
　　　研究開始前と3か月後の血圧を測定し，介入群と比較対照群の血圧の変化を比較分析する。
　　　特に因果関係を明らかにするのに有効である。介入研究には，ランダム化比較試験や非ランダム化比較試験などが含まれる。

（3） 筋トレのランダム化比較試験

上述のようなゴルフ部の介入研究は，単群試験に相当し，設ける群は介入群一つで，対照を置いていない。そのため，「筋トレの効果が本当に筋トレによるものか，他の因子によるものか」を判断するのが難しいことがある。一方で，次に紹介するランダム化比較試験*では，被験者が

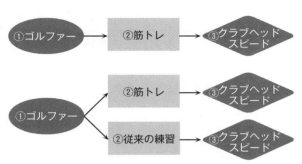

図1-9　単群試験（上）とランダム化比較試験（下）

ランダムにグループ分けされる（図1-9）。介入群には新しい筋トレを実施させ，対照群には従来の練習を継続させる。この方法により，「ほんとうに新しい筋トレが効果的かどうか」をより正確に判断できる。

> *ランダム化比較試験：介入の有効性を評価するために広く用いられる。参加者を無作為に（ランダムに）少なくとも2つのグループに割り当てる。一つは介入を受けるグループ（介入群），もう一つは何も介入を受けないグループ（対照群）である。

例えば，男性アマチュア11人（平均年齢29歳，ハンディキャップ* 5.5）を対象としたイギリスのランダム化比較試験では，スクワットやランジ*（図1-10）などを含む筋トレプログラムを8週間実施した[16]ところ，対照群（従来の練習）で有意な変化はみられなかったが，介入群（筋トレ）ではクラブヘッドスピードは，平均で1.5％（$d=$

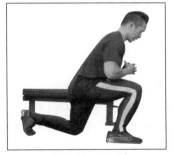

図1-10　ランジ

0.37，49.9から50.7m/s）有意な向上がみられた。この研究では，ドライバー（最大の飛距離を得ることのできるクラブ）のキャリーの距離の変化も検討しており，介入群で4.3％（$d=0.74$，247から258ヤード）の向上をもたらした。

> *ハンディキャップ：プレーヤーの技量を数値で表し，年齢，性別，実力の異なるプレーヤーがゴルフゲームで対等に競うことができるように考えられている。一般的に上級者は0から10，中級者は11-20，初級者は21-30である[17]。
>
> *ランジ：足を前後に開いた姿勢で股関節や膝関節の曲げ伸ばしを行う筋トレである。スクワットに比べ，可動域の大きさや片脚での支持が求められるため，進行的なトレーニングとして用いられることがある。

これらの研究結果から，ゴルフのスキルアップを目指すならば，単にプレーの量を増やすだけでなく，筋トレにも着目し，特に下肢の筋トレを取り入れることが重要であることがわかる。

5 股関節周囲の筋肉強化によるパフォーマンス向上

ゴルフスイング時に，下半身と腕の間で力をうまく伝えるためには，股関節周囲の筋肉がとても大切である。この筋肉が強ければ，からだの中心部が安定して，ゴルフが上達する可能性がある。股関節を動かす筋肉は多くあり，それぞれが連携ではたらき，複数の動作を担っているが，代表的なものは

① 大殿筋　　　　　　（臀部）
② 大腿四頭筋　　　　（大腿部前面）
③ ハムストリングス　（大腿部後面）
④ 内転筋群　　　　　（大腿部内側）

などがある（図1-11）。これらの筋群の重要性は多くの研究で示されている。

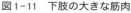

図1-11　下肢の大きな筋肉

筋電図の分析において，ダウンスイングでは右大殿筋が最大随意収縮の80〜100％に達し，加速期では，左大殿筋が中程度から高いレベルの活動を示した[13),14)]。

例えば，男性アマチュア257人（平均年齢46歳）を対象としたアメリカで行われた観察研究では，被験者を横向きに寝かせた状態で股関節を外側に開く（外転：主に中殿筋）および内側に引き寄せる（内転：主に内転筋群）等尺性収縮を測定した。

その結果ハンディキャップ0未満のグループは0以上のグループと比較して，左右の股関節外転および右の股関節内転の筋力が有意に高かった（図1-12）[18)]。また，アマチュア82人を対象とした別の研究では，左股関節外転能力とドライバー飛距離に有意な関係があることが報告された（相関係数 *r = 0.32）[19)]。さらに，男性アマチュアボランティア15人（平均年齢47歳，ハンディキャップ12.1）の8週間の筋トレの介入後には，股関節の筋力が右外転で9.9％，左外転で8.6％有意に向上し，それに伴ってクラブヘッドスピードも5.2％（42.4〜44.7m/s）向上したことが報告されている[20)]。

＊**相関係数**：二つの変数間の関連の強さと方向を示す統計的指標。−1から＋1の範囲で変動し，＋1は完全な正の相関（一方の変数が増加するともう一方も増加する），−1は完全な負の相関（一方が増加すると，もう一方は減少する）を意味する。0の値は相関がないことを意味する。

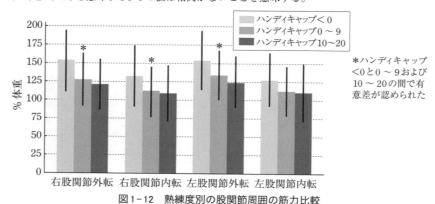

図1-12　熟練度別の股関節周囲の筋力比較

出典：Sell *et al*., 2007[18)]を基に作成

ゴルフのスイングパフォーマンスを向上させるためには，下半身の安定性と筋力が重要であるが，その中でも，股関節周囲の筋肉を強化することで，スイング全体にパワーをもたらし，骨盤と股関節の良好なアライメントを保つことができる。それにより，膝への負担も最小限に抑えることができる。プロのゴルフ選手は，あらゆるスポーツ選手の中でも特に強い股関節周囲の筋力をもっている。

　これらの研究結果を総合すると，ゴルフを通じた下半身の筋肉（大腿四頭筋など）の強化は，高齢者の健康維持（寿命）に寄与するだけでなく，ゴルフのクラブヘッドスピードやキャリーの距離の向上に直結する可能性がある。したがって，ゴルフプレーヤーは，ただ技術の練習に留まらず，適切な筋トレを取り入れることが重要である。まさに「ゴルフは下半身・脚力強化から」である。

Column　ゴルフとユーモアの歴史：運動と笑いの狭間

　ゴルフは，昔から冗談の的であった。アメリカのユーモア作家，マーク・トウェインが「ゴルフとは，よい散歩を台無しにするもの」といったエピソードは有名である。コメディアンのロドニー・デンジャーフィールドも，ゴルフをテーマに笑いを提供した。彼は1980年の映画『キャディシャック』で，エリートカントリークラブの平和を乱すアル・チェルヴィックというキャラクターを演じ，大ブレイクした。デンジャーフィールドのユーモアの裏には，彼の実生活でのエピソードも隠されている。ある日，彼の妻ジョアンが「ゴルフをすると寿命が5年延びる」と，ゴルフを始めることを提案した。彼は，「その寿命を延ばすために，どれくらい長くプレーしなければならないの？」とジョークで切り返したそうだ。
　ゴルフといえば，ゴルフカートでコースを移動し，飲み物を片手にする怠惰なゴルファーの姿がコメディで描かれる。デンジャーフィールドのキャラクターも，ビールタップつきのゴルフバッグをもちながらプレーするという典型的な「怠け者ゴルファー」であった。英国では，6人に1人が身体活動の不足が死亡原因とされ，年間74億ポンドの経済コストをかけているとの深刻な問題が報告されている。そんな中，スコットランドでは「処方箋によるゴルフ」というパイロットプロジェクトが開始された。これは，医師が患者にゴルフを推奨することで，運動不足解消や健康維持を目的とした新たな取り組みである。ゴルフは，かつては冗談やコメディの対象となってきた経緯もあるが，最近では健康的なライフスタイルを支える重要なスポーツとして認識されつつある。

2章　ゴルフと体幹の筋肉

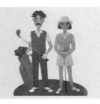

Point：①体幹部分の筋肉は，単なる集合された筋肉群以上の意味をもつ。
　　　　②体幹の筋肉は，ゴルフクラブを振る，つまりスイングの際に特別な力を生み出すだけではなく，「活動的で健康的なライフスタイル」を支える秘密兵器でもある。
　　　　③本章では，ゴルフが体幹筋肉の持久力向上に果たす重要な役割について述べるとともに，クラブヘッドスピードやキャリーの距離を向上させるために有効な体幹トレーニングについて解説する。さらに，ゴルフがサルコペニアの予防や改善に寄与する可能性についても取り上げる。

1　体幹の強さと腰の重要性

　体幹筋の持久力とは，腹部，背部，腰部といったからだの中心部分の筋肉が，長時間にわたって疲れずに力を発揮し続けられる能力のことである(総論9章 p.92参照)。この持久力は，からだを安定させ，動きをスムーズにするために欠かせない。ゴルフはこの体幹筋の持久力を鍛えるのに適したスポーツであり，定期的にプレーすることで腰痛の予防や改善に役立つとされている。
　例えば，ゴルフスイングでは，腰をひねる動作が多く，これには体幹の筋肉が重要な役割をしている。特に，背部の筋(背筋)は，からだを反らせるはたらきをもつ体

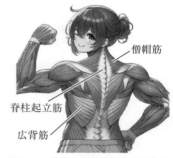

図2-1　背筋：体幹伸展筋の脊柱起立筋を中心とし，僧帽筋，広背筋などの周辺筋肉

幹伸展筋を含み，その代表例が脊柱起立筋である(図2-1)。この筋肉は，背骨を支えながら，からだを安定させる重要な役割を果たしており，鍛えることで腰痛を予防することができる。また，背筋群には体幹伸展筋のほか，僧帽筋や広背筋も含まれ，これらの筋肉が体幹の安定性を支えることで，スイングの正確性や力強さを向上させることができる。

(1)　背筋持久力と腰の健康状態

　フィンランドの研究では，37～57歳の男女約500人を対象に，背筋の持久力と腰の健康状態の関連を調査した[1]。

● 背筋持久力の測定

〔測定方法〕スタティック・バック・エクステンションテスト
　特に体幹伸展筋の持久力を測定する方法である[2]。
①　高さ30 cm，幅18 cm，長さ135 cmのベンチにうつ伏せになる。
②　骨盤の前方にある出っ張った骨(上前腸骨棘)をベンチの短い側に合わせて，上半

身をベンチから越えさせ，足をベンチに固定する（図2-2A）。

③ 上半身を可能な限り水平に保つよう指示され，その保持の時間（秒）を記録する（図2-2B）。1回の試みだけ許され，最小0秒，最大240秒である。

なお，上体そらしは腰痛を引き起こす可能性があるため注意が必要である。ベンチからはみ出した状態で，前屈位から水平位まで背屈する形で行われる。

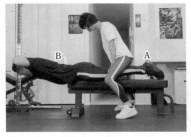

図2-2　スタティック・バック・エクステンションテスト

〔調査結果〕

前述の調査では，結果に応じて3つのグループに分けた。「低フィット群」は背筋力が低い20％の人びとと，「中フィット群」は中間の40％，「高フィット群」は最も背筋が高い40％である。そして，この3つのグループの移動能力や腰の健康状態を調べた結果，背筋を鍛えることの大切さが浮き彫りになった（表2-1）。

表2-1　移動能力や腰部機能・症状の指標

評価基準	評価項目	評価指標
移動能力	階段を上ることについての難易度を尋ねる質問を使用：「複数階の階段を休憩なしでどの程度上れますか？」	少し困難がある / 全く問題がない
腰部機能・症状	一般的な腰の状態を尋ねる質問を使用：「腰の状態をどのように表現しますか？」	わるい / 普通 / よい
	特定のタスクにおける制限を尋ねる質問を使用：「前屈姿勢で作業中に，腰に問題を感じる頻度はどれくらいですか？」	よく / 時々 / めったにない
	腰痛の症状を尋ねる質問を使用：「腰の痛みを感じる頻度はどれくらいですか？」	よく / 時々 / めったにない

出典：Suni et al., 1998[1]を一部改変

① 背筋が強いと移動能力がアップ

階段を休まずに上れる割合を見てみると，「高フィット群」の人びとは，低フィット群の人びとよりも圧倒的に良好な結果を示した。実際，男性ではその可能性が8.5倍（オッズ比*），女性では2.8倍も高かった。これは，背筋の持久力が移動能力に大きく関わっており，背筋を鍛えれば階段の上り下りが楽になる可能性がある。

*オッズ比：2つのグループで特定の事象が起こる確率の「比率」を比較する方法である。この指標を使うことで，特定の行動や因子（例：ゴルフ）が健康にどのような影響を与えているかを評価することができる。

　例えば，「ゴルフを習慣的に行っている人と行っていない人の腰痛の発生リスク」を比較するとする。この場合，以下の手順でオッズ比を計算する。

① ゴルフを行っている人のオッズ
　ゴルフを行っている人のうち，腰痛がない人の割合を計算する（＝腰痛がない人 / 腰痛がある人）

② ゴルフを行っていない人のオッズ
　ゴルフを行っていない人のうち，腰痛がない人の割合を計算する（＝腰痛がない人 / 腰痛がある人）

③ オッズ比を計算　オッズ比は次の式で求めることができる

$$\text{オッズ比} = \frac{\text{ゴルフを行っている人のオッズ}}{\text{ゴルフを行っていない人のオッズ}}$$

この式は,「腰痛のない人の割合」がゴルフを行っていない人と比べて,ゴルフを行っている人では何倍高いか,ということである。オッズ比が1ならゴルフを行うことは腰痛の発生リスクに差がない(同等),1より大きければ,ゴルフを行うことで腰痛が予防される可能性(腰痛のない人の割合)が高い,1より小さい場合ゴルフを行うことで腰痛の発生リスクが高まる可能性を示している。

② 腰の健康も背筋次第

背筋力が高い「高フィット群」の男性は,一般的な腰の機能が,「低フィット群」の人びとよりも3.7倍良好であることが示された。また,前屈姿勢で腰に問題が生じる割合は,「低フィット群」と比べて2.6倍も少なく,腰痛が少ない割合は2.9倍であった。つまり,背筋が発達していると,日常生活やスポーツ中でも腰が快適に動いてくれる可能性が高いということである。

(2) 背筋持久力と身体活動

ノルウェーの人口登録簿から無作為に抽出された2,040名(65～85歳)を対象に,スタティック・バック・エクステンションを調査した研究がある[3]。身体活動レベルを定量化するために,参加者には歩数計機能が内蔵された加速度計を装着した。この結果,1日当たり1,000歩の増加が,約5秒のスタティック・バック・エクステンションの保持時間向上と有意に関連しており($p=0.001$),身体活動レベルを向上させることが背筋持久力の改善に寄与する可能性が示唆された。

また,女性は男性に比べてスタティック・バック・エクステンションの保持時間が有意に優れていた(女性65.6秒,男性49.6秒,$p=0.02$)。この性差の理由として,女性が男性よりも低強度の身体活動(例:家事)に費やす時間が長いこと(女性216分,男性190分,$p=0.001$)が示された。このような活動が体幹伸展筋の持久力を維持する因子となった可能性がある。歩行や低強度の活動によるスタティック・バック・エクステンションの改善を考慮すると,ゴルフは歩行を含み,歩行強度の調整が容易であり,背筋の持久力維持に寄与する可能性がある。

2 背筋とゴルフ

(1) ゴルフが背筋持久力に与える影響

腰痛予防には背筋の持久力が欠かせない。しかし,ゴルフをプレーすることで背筋の持久力が維持されるか,あるいは向上するのだろうか。この問いに対する答えは「イエス」である。この答えのヒントを与える研究として,フィンランドが行った介入研究がある[4]。この研究では,48～64歳の123人のボランティアを対象に,ゴルフが背筋の持久力に与える影響を20週間にわたり調査した。

参加者を2つのグループに分け,一方を介入群(ゴルフを行うグループ),もう一方を対照群(ゴルフを行わず,通常の活動を続けるグループ)とした。ゴルフ群は,週に2回,18ホールのラウンドをプレーし,カートの使用を控え,コースを歩いて移動するよう

指示された。一方，対照群は，普段の活動性の低いライフスタイルを続け，ガーデニングや家庭内の修理など，通常の夏季の活動を行うよう指示された。

〔測定結果〕

20週間（5〜9月）の追跡調査から，ゴルフが背筋持久力に与える効果について，興味深い結果が得られた。

ゴルフ群の参加者は，スタティック・バック・エクステンションの保持時間が調査開始時の平均93秒から101秒へと8秒増加した（図2-3）。一方，通常活動では，保持時間が91秒から89秒へと2秒減少した。介入開始時の基礎値を調整した解析の結果，20週間後にはゴルフ群と対照群（通常活動群）との間に平均13秒の有意な差が認められた（$p=0.02$）。この研究から，ゴルフが中年層の背筋持久力を維持・向上させるスポーツであることが示唆される。つまり，コースを歩いてラウンドするだけで，腰痛予防に効果が期待できる可能性がある。

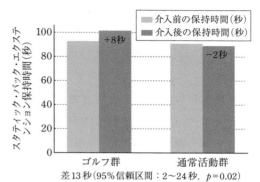

図2-3 スタティック・バック・エクステンション保持時間の群別変化

出典：Parkkari et al., 2000[4]を基に作成

（2） 腰部の筋力とゴルフパフォーマンスの関係性

筋力とは，筋肉が1回の動作で発揮できる最大限の力を指す。17〜71歳までの男性101人（平均年齢38歳）を対象に行われた観察研究*では，少なくとも2年間にわたり年間25回以上のプレーをするレクリエーションゴルファーを対象に，腰部の瞬発的な最大の等尺性筋力（総論2章 p.17参照）がスイングパフォーマンスにどのように影響を与えるかを調査した[5]。

> *観察研究：2つ以上の物事（変数）の関係を調べるための研究である。例えば，「Aが増えるとBも増えるのか？」や「Xが変わるとYにどんな影響があるのか？」といった関連性を測ることが目的である。この研究では，実験のように何かを操作したりせず，自然に起きている状況を観察してデータを集める。

腰部の筋力測定には背筋力計を使用した。参加者は膝と股関節をわずかに曲げた状態でプラットフォームに立ち，腕をまっすぐ伸ばして背筋力計のバーを握りながら，背中をコントロールされた動きで伸展するよう指示された。動作中は急激な動きやひっ張りを避け，滑らかに行う必要があった。3回の測定のうち，最も高い値が記録され，平均値は143.9 ± 39.1 kgであった。この腰部の筋力とスイングパフォーマンスの間には，強い相関が認められた。

＜腰部の筋力とクラブヘッドスピードの関係＞

腰部の筋力はゴルフスイングにおいて重要な要素である。例えば，腰部の筋力とクラブヘッドスピードには関連性があり，ドライバーでは，中程度の正の相関（相関係数 $r=0.56$），5番アイアンでは中程度から強い正の相関（$r=0.60$）がみられた。相関係数 r

（各論1章 p.116参照）によって，どれだけ関連が強いかわかる。また，腰部の筋力とキャリー距離にも関連があり，ドライバーでは中程度の正の相関（$r=0.47$），5番アイアンでは，やや弱い正の相関（$r=0.44$）が確認されている。

さらに，腰部の筋力がどの程度スイングに影響を与えるかを示す指標として「決定係数」（r^2）が用いられる。例えば，5番アイアンのクラブヘッドスピードでは決定係数が0.36であり，これは腰部の筋力が速度の変動の約36％を説明していることを意味する。残りの64％は，ジャンプ力，短時間で大きな力を発揮する能力，柔軟性など，他の要因に依存すると考えられる。

この研究は，腰部筋力を強化するトレーニングがゴルフパフォーマンスの向上に寄与する可能性を示唆している。ただし，メタ解析*によれば，腰部筋力とゴルフパフォーマンスの関連性を詳細に調べた研究はまだ少なく，本研究はその貴重な知見の一つである[6]。

*メタ解析：複数の研究結果を統合し全体的な傾向を探る方法である。例えば，ゴルフが健康に与える影響について，「体重が減る」という結果と「変化がない」という結果をもつ研究があった場合，これらを統合することで，より信頼性の高い結論が導き出される。このような手法は，研究の信頼性を高めるために重要である。

（3） ゴルフは安全で健康的なスポーツ

ゴルフは背筋を鍛える効果が期待できるだけでなく，安全性の面でも優れたスポーツである。例えば，フィンランドの研究によれば，ゴルフ中や練習中に発生するけがの発生率は1,000プレー時間当たり約0.3件と非常に低い。この数値は，サッカーの約4件やバレーボール，バドミントン，テニスの約3件と比べても際立って低く，ゴルフが安心して楽しめるスポーツであることを示している。

＜アマチュアゴルファーにおける，けがの実態＞

アメリカとスイスで行われた調査では，910名のアマチュアゴルファーが参加しており，その中央値年齢は60歳，ゴルフ歴は20年，週に平均2.3ラウンドをプレーしていることがわかっていた[7]。この調査によると，1人当たり年間のけが発生率は約3.79件であった。特にけがによる負担が大きい部位として，腰（5.9日），肩（3.5日），膝（2.1日）が挙げられている。

けがのリスクに影響を与える主な因子として，以下のことが確認されている。

年　齢：10歳年齢が上がるごとに，けがのリスクが約2％増加する。
過去のけが歴：けがをした経験がある人は，新たなけがのリスクが3倍以上高い。
変形性関節症：この疾患をもつ人は，もたない人に比べてけがのリスクが約3.3倍高い。

一方で，週あたりのゴルフプレー日数やハンディキャップのレベルは，けがのリスクに大きな影響を与えないことも示された。

これらの調査結果から，ゴルフそのものが腰や関節のけがを直接引き起こすわけではなく，年齢や過去のけがの有無，体力や健康状態がリスクに影響を与えていることが明らかである。適切なスイングフォームを身につけ，日頃から体力や柔軟性を高めるトレーニングを行うことで，ゴルフはさらに安全で健康的なスポーツとなる。

3 サルコペニアの予防とゴルフなどの身体活動

(1) サルコペニアとは

「サルコペニア」という言葉は，アメリカのローゼンバーグ教授によって提案されたものであり，その歴史は25年と比較的浅い。ギリシャ語で「サルコ（筋肉）」と「ペニア（減少）」を組み合わせたこの用語は，加齢による筋肉量と筋力の低下が高齢者の障害の主要な原因であることに注目し提唱された。

骨粗鬆症が注目される一方で，筋肉の問題も同じくらい重要であるという思いが，この言葉の背景にある[8]。サルコペニアは25～30歳頃から始まり，加齢とともに徐々に進行する。2016年には，国際疾病分類で独自の疾患コードが付与され，正式に疾患として認識された。サルコペニアは，単に筋肉量と筋力が減るだけでなく，転倒，骨折，入院，

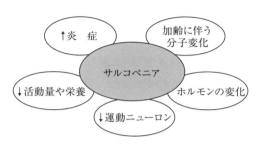

図2-4　サルコペニアの原因となる因子
出典：Watson JD. 2012[9]を一部改変

さらには死亡リスクの上昇に関連する重大な健康問題である。高齢者においては，認知機能や活力の低下や，QOLを大きく損なうことが指摘されている（総論5章 p.50参照）。サルコペニアの原因となる因子として，図2-4にあるものが挙げられる[9]。

(2) サルコペニアの診断基準と測定

2018年には，サルコペニアのスクリーニング，診断，管理に関する国際的な指針（ICFSR：International Clinical Practice Guidelines for Sarcopenia）が策定された。この指針では，特に65歳以上，または重大な健康イベント（例：大きな手術や病気）を経験した後の人びとに対し，サルコペニアのスクリーニングを行うことが推奨されている[10]。

サルコペニアの診断は，筋肉量，筋力，身体機能の3つを評価する包括的な方法で行う。アジアでは，食習慣や体格の違いを考慮して，アジアサルコペニアワーキンググループ（AWGS：Asian Working Group for Sarcopenia）の基準が使用されている[11]。

(3) サルコペニアの有病率

最近のメタ解析では，アジア地域の60歳以上の高齢者におけるサルコペニアの有病率は16.5％であった[12]。さらにサルコペニアの初期段階を示す「可能性のあるサルコペニア」の有病率は28.7％と報告された。2型糖尿病（総論7章 p.75参照）をもつ高齢者は，特にサルコペニアのリスクが高く，有病率は20.5％であった。これは糖尿病がサルコペニアのハイリスク因子であることを示している。

(4) 筋肉の質とCTの役割

最近では筋肉量だけでなく，「筋肉の質」も重視されている。筋肉には，少量の脂肪

が含まれている．健康な筋肉では，脂肪は筋肉の外側や筋線維（総論2章p.12参照）の間にごくわずかに存在しており，「筋間脂肪」や「筋内脂肪」とよばれる．しかし，加齢や運動不足，またはサルコペニアや肥満といった疾患が進むと，筋肉内の脂肪が増えることがある．この状態を「筋脂肪症（myosteatosis）」とよぶ．筋脂肪症では，筋肉としての機能が低下し，筋力が低下する．コンピュータ断層撮影（CT：computed tomography）を用いると，筋肉内の脂肪を測定できる[13]．筋肉内の脂肪が少ないほど健康な筋肉とされSMRA（skeletal muscle radiation attenuation）という筋肉内のX線の減衰から評価する指標が用いられている．牛肉ではサシ（霜降り）が高級とされる一方で，SMRAによる筋肉質の評価としては低い．通常，第3腰椎レベルの筋肉を評価することにより全身の筋肉の状態を把握できるとされる（図2-5）[14]．男性と女性におけるSMRAのカットオフ値は，それぞれ38.5 HU（Hounsfield unit：CTで使用される単位で画像の密度を示す）と34.3 HUである．この数値はサルコペニアの診断に用いられ参照されることがある．

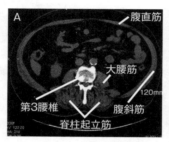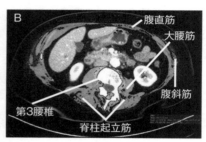

図2-5　A 80歳男性 第3腰椎の高さで撮像されたCTの水平断面像　B. 76歳女性，同部分の画像に，筋肉組織を特定し，色を重ねて表示したもの

出典：Janiszewski *et al.*, 2023[14]を一部改変

（5）　身体活動によるサルコペニアリスクの低下

筋肉の質を示すSMRAを用いて，身体活動が筋肉の質にどのように影響するかが調査した[14]．対象は89名の男女（平均年齢70歳）で，ウォーキング，ウェイトリフティング，ヨガといった身体活動に加え，ゴルフやダンスなど低強度の運動，さらには筋トレやジョギングなど中強度から高強度の運動を指標とした．対象者には，過去10年間で少なくとも1年間，週1回以上継続して行っていた身体活動を回答してもらい，その身体活動量（総メッツ時間/週）とSMRAの関係が検討された．

結果として，身体活動量が多いほどSMRAが高くなることが判明した（図2-6A）．SMRAは，概ねメッツが1単位増えるごとに平均で0.2 HU高くなった（$p = 0.036$，未調整モデル*）．ただし，年齢やBMI，がんの既往歴などの因子を調整すると，この関連性は弱まり，SMRAの増加は0.1 HU（$p = 0.153$）に留まる．このことから，身体活動とSMRAの関係がBMIやがんの既往歴といった他の因子に左右される可能性が示唆された．この様に，身体活動がSMRAを向上させる効果は，他の因子の影響を受けやすい．

*未調整モデル：データ分析をする際に，交絡因子の影響を調整せずに，関心のある因子と結果の因果関係だけを推定したモデル．例えば，「身体活動量（メッツ）が増えると筋肉の質（SMRA）がどう変化するか」を，他の因子を考慮しないでシンプルに分析する方法である．

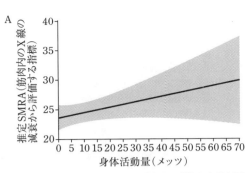
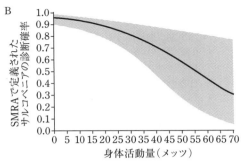

図2-6　SMRA（筋肉の質）と身体活動量（メッツ）の関係

出典：Janiszewski *et al*., 2023[13]を一部改変

　さらに，SMRAのカットオフ値に基づくサルコペニア診断のリスクは，メッツが1単位増えるごとに6％低下することも確認された（図2-6B，$p = 0.005$）。つまり，SMRAの向上が限定的だとしても，ゴルフなどの身体活動量が増えることでサルコペニアのリスクが低下する。これらの結果から，筋肉の質に影響する他の因子（栄養状態や健康管理）も考慮しつつ，運動を習慣化することが効果的だといえる。

4　ゴルフ技術向上における体幹の筋トレの重要性

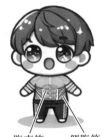

　ゴルフスイングで効果的にからだを回転させるには，体幹の筋力とその協調（協働）性が重要である[15]。効率的な軸回転ができることで，最終的にボールへ強い力を伝えることができる。特にダウンスイング中の上半身と骨盤が速く回転するほど，ボールのスピードが速くなる[16]。

　スイングの加速期（各論1章p.113参照）においては，体幹の筋肉，特に腹斜筋（図2-7）や脊柱起立筋（図2-1参照）が重要な役割を果たす[17],[18]。腹斜筋は，腹部の側面にある側腹筋の一部であり，片側が

腹直筋　側腹筋
　　　（腹斜筋・腹横筋）
図2-7　腹筋

収縮するとからだを回転させ，左右ともに収縮すると体幹を前屈させる。また，強く息を吐く動作を助ける。また，腹斜筋は，他の側腹筋である腹横筋（腹部の最も内側にある筋肉）とともに腹部に圧力をかける腹圧を高め，スイングの安定性を向上させる役割をもつ。加えて，腹横筋は排便や排尿，さらには出産時のいきみの動作をサポートする。

（1）　ゴルフパフォーマンスと腹筋の持久力

　カナダによる観察研究では，トップアマチュアの男女24人（平均年齢23歳）を対象に，腹筋の持久力がゴルフスイングの質にどのように影響するかを調査した[19]。

●腹筋の持久力の測定

〔測定方法〕：腹筋パフォーマンステストであり，いわゆる「プランク」というトレーニングに相当する（総論9章p.92参照）。

　3つの位置で実施する：前面（腹直筋*），支配側（利き側の側腹筋），非支配側（非利き

側の側腹筋）（総論10章図10-7 B, C 参照）。

*腹直筋：腹筋のうち腹部の正面にある筋肉（図2-7参照）で，骨盤を固定しておけば体幹を前方に屈し，逆に胸郭（胸の骨の部分）を固定しておけば骨盤を引き上げる。

前面（プランク）
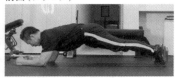

支配側（利き側）
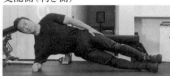

注）利き側とは，主に利き手と同じ側の体幹を指す。

図2-8　腹筋パフォーマンステスト

① うつ伏せの姿勢で始め，両手と肘を床につける（図2-8）。
② テストは，手とつま先を支点として，からだを床から持ち上げるときに始まる。
③ からだの体幹は真っすぐ，中立的な位置に保つ。
④ 結果は動かずにその姿勢を保った最大の時間（腰を上げてから下ろすまで）で評価する。
⑤ テストは，下記の(a)〜(c)のいずれかに該当したときに終了とする。
　(a) 被験者がからだを床につける。
　(b) からだの中心部がぶれる（再調整や再配置）。
　(c) 腰や頭が床に向かって垂れ下がるとき。
⑥ 結果は秒単位で測定する。

〔測定結果〕

前述の調査により，腹筋の持久力とゴルフパフォーマンスには，重要な関連があることが明らかとなった。腹直筋と側腹筋の持久力は，男女を統合した結果において，ドライバーのキャリー距離やチップショット後のパット距離と有意に関連していた（表2-2）。また，利き側の側腹筋の持久力はチップショット後の平均パット距離と関連があり，非利き側の側腹筋の持久力は，バンカーショット後の平均パット距離と関連していた。チップショットは，パッティンググリーン周辺からピンに向けてボールを寄せるためのショットであり，バンカーショットは砂で覆われた「バンカー」とよばれる障害エリアからボールを打ち出すショットである（Additionol Infomation 1 p.219参照）。

これらの結果は，腹筋の強化がゴルフスイングやショートゲームのパフォーマンス向上にも寄与する可能性を示している。

表2-2　ゴルフパフォーマンスと腹筋関連指標（トップアマチュア選手の平均 ± 標準偏差）

測定項目	全体	男性	女性
ドライバーのキャリー距離（ヤード）	244.9 ± 31.1	295.2 ± 13	238.4 ± 11
5番アイアンのキャリー距離（ヤード）	181.1 ± 19.8	198.8 ± 7.1	162.4 ± 7.2
チップショット後のパット距離（m）	2.6 ± 0.52	2.3 ± 0.52	2.8 ± 0.40
バンカーショット後のパット距離（m）	4.3 ± 3.5	3.4 ± 0.98	5.2 ± 4.8
腹直筋持久力（秒）	153.3 ± 51.2	170.9 ± 54.8	136.8 ± 42.8
利き側の側腹筋持久力（秒）	81.1 ± 25.7	84.1 ± 28.5	77.7 ± 22.7
非利き側の側腹筋持久力（秒）	88.6 ± 30.6	92.1 ± 25.2	84.9 ± 35.9

出典：Wells et al., 2009[19]を一部改変

男女別に分析した結果，特に女性ゴルファーにおいて，利き側の腹筋力とドライバー飛距離との間に有意な関連が確認された。一方，男性では，この関連がみられなかった。この理由として，男性は身長が高いため，腹筋力テストにおいて手と足の間の「てこ」の距離が長くなり，テスト結果に悪影響を与えた可能性が考えられる。また，このテストが筋力ではなく筋持久力をより反映するものであったため，ゴルフスイングで重要とされる筋パワーを十分に測定できていなかった可能性もある。女性ゴルファーにおいては，利き側の腹筋が強いことがゴルフスイングのパワー向上に寄与し，結果としてドライバーの飛距離が伸びる可能性が示唆された。さらに，男性・女性ともにバンカーショットやチップショット後のパット距離との間に相関がみられたことから，体幹の筋力が遠距離ショットだけでなく，パッティンググリーン周辺での安定性やショートゲームにおける正確なコントロールにも重要であることが示された。

（2） クラブヘッドスピードと体幹部筋肉量

　日本で行われた研究によると，男性プロゴルファーにおいて，クラブヘッドと体幹の筋肉の横断面積（CSA：cross-sectional area）には重要な関連があることが判明した[20]。この研究では，日本国内の22人の男性プロゴルファー（平均年齢33歳）を対象に，体幹の筋肉がゴルフパフォーマンスにどのように影響するかを調査した。体幹筋の横断面積は，磁気共鳴画像装置（MRI）を用いて，第4腰椎と第5腰椎の間の水平断面から測定された。分析対象となった筋肉は，大腰筋，脊柱起立筋群，腹斜筋群，腹直筋であり，それぞれの横断面積を身長の2乗で補正した値を用いて解析が行われた。その結果，クラブヘッドスピードと最も強い関連があったのは「利き側腹斜筋群」の横断面積であることが明らかになった。この研究は，ゴルフパフォーマンスを向上させるためには，特に利き側腹斜筋の強化が重要であることを示唆している。体幹筋を鍛えることがゴルフのパフォーマンス向上に貢献することを裏づける重要なデータである。

　別の日本の研究においても，ゴルフ熟練者の体幹筋量は左右非対称であり，一般の学生と比較して筋肉の体積が有意に大きいことが明らかになった[21]。さらに，利き側の脊柱起立筋の筋体積と，大腰筋の左右差率（非利き側優位）が，クラブヘッドスピードに寄与する筋であることが示された。ダウンスイング中，体幹は利き側に側屈し，非利き側の股関節屈曲を伴いながら左回旋を行うため，これらの動作に関与する筋肉の発達が，クラブヘッドスピードの向上と関係していると考えられた。

（3） 体幹部の回旋可動性改善プログラム

　体幹部回旋可動性を改善するプログラムが，ゴルフのキャリー距離を向上させることが報告されている。例えば，ゴルファー17人（平均年齢43歳，ハンディキャップ12.5）が参加した観察研究では，回旋可動性改善プログラムを実施した結果，キャリーの距離が平均で13.8ヤード増加した（209.5から223.3ヤード，$p = 0.002$，6.6％の増加に相当する）[22]。この回旋可動性改善プログラムは，比較的手軽な機器を使って行えるもので

あり，ゴルフスイングのすべての段階で重要な回旋可動性改善し，全身のバランスやパワーを高める効果がある。具体的なエクササイズは，以下の4種類である（図2-9）。

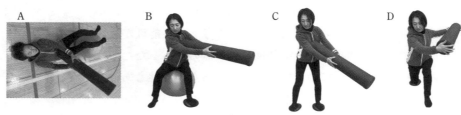

図2-9　体幹部の回旋可動性改善プログラム

出典：Latella et al., 2008[22]を基に作成

A. 仰向けでストレッチポールを持つ運動（体幹部の安定と分離）
B. バランスボールに座った状態での運動（からだのコアの安定性を強化）
C. ゴム製のディスクに乗って立つ運動（バランス力の向上）
D. ランジの動作を取り入れた運動（片膝をゴム製ディスクに置きながら行う）

これらの動きは，ゴルフスイングのバックスイング，インパクト，フォロースルーといった重要な期を意識して設計されている。

このトレーニングを継続的に行うことで，ゴルフスイングに必要な筋力や神経の応答性が向上し，パフォーマンスの全体的な向上につながると期待されている。

（4）ゴルフスイング向上に寄与する神経筋トレーニング

最適なスイングは，単に筋力の強さだけでなく，筋肉を動かす神経系との協働が必要である。ゴルフスイングのような複雑な動作には，筋肉の迅速な収縮と弛緩（ストレッチ・ショートニングサイクル），筋肉群の協調動作，力を発揮するタイミングが求められる（各論3章 p.138参照）。これらを高めるには，「ケーブルウッドチョップ」とよばれるエクササイズが有効である[23]（図2-10）。このエクササイズは，ゴルフスイングに類似した回転運動を行うエクササイズで，実施手順は以下の通りである。

まず，重りのスタックから約1.5メートル離れた場所で立ち，肩幅に足を広げ，膝を軽く曲げて，腰を前方に傾ける。

A. 両手でケーブルを握り，体幹と腰を重りのスタックに向けて回転させ，前腕を水平に保つ。

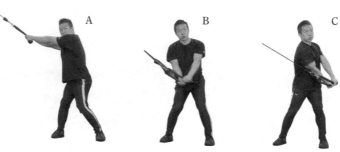

図2-10　ケーブルウッドチョップ

B. ケーブルを下方および前方へ引き，体幹と腰を重りのスタックから反対方向に回転させる。この際，腰を先導し，体幹と腕を迅速に動かし，前腕をまっすぐ保つ。
C. 前腕が水平から垂直位置に移動すると，1回の連動運動が完了する。

このエクササイズの効果を検討した研究では，10名の男性上級者群（平均年齢23歳，ハンディキャップ0.3）と10名の男性初級者群（平均年齢28歳，ハンディキャップ20.3）を比較した。

その結果，上級者群のクラブヘッドスピードは，初心者群よりも12％速く，5番アイアンを用いた場合，上級者群は平均37.6m/s，初心者群は平均33.0m/sであった（$p<0.01$）（図2-11A）。また，ケーブルウッドチョップでの推定1RMは，上級者群が68.9kg，初級者群が53.7kgであり，上級者群の方が28％大きい筋力を示した（$p<0.01$, $d=1.88$）（図2-11B）。

さらに，この筋力はクラブヘッドスピードと有意な相関関係があることが明らかにされた（$p<0.01$，相関係数$r=0.71$）。

これらの結果は，ゴルフトレーニングにおいて，スポーツ固有のエクササイズを取り入れることがパフォーマンス向上に重要であることを示唆している。

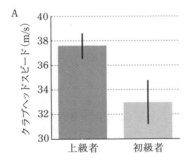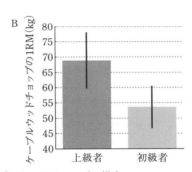

A クラブヘッドスピード，B ケーブルウッドチョップの推定1RM
図2-11 ゴルフ上級者と初級者の比較

出典：Keogh et al., 2009[23]を基に作成

（5） ゴルフに役立つ簡単な体幹トレーニング

ゴルフプレーヤーにとって，体幹の筋肉を強化することは，スイングを安定させ，からだを効率的に動かすために重要である。このトレーニングを特殊なものとして捉えるのではなく，ゴルフの一部として習慣的に取り入れることにより，無理なく健康とパ

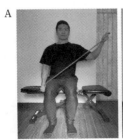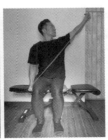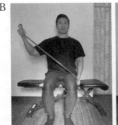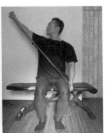

A 左側のエクササイズ，B 右側のエクササイズ
図2-12 ダウンスイング時に重要な腹斜筋を強化するエクササイズ

フォーマンス向上が図れる。ゴルフスイングの動きに直結する腹斜筋を鍛える簡単なエクササイズを紹介する[24]。この運動は特にダウンスイング時の安定性やからだのコントロールを自然に向上させる効果を有する。

このエクササイズに必要な道具は，弾性バンド（エクササイズバンド）のみである。弾性バンドはスポーツ用品店やオンラインショップで手軽に購入できる（図2-12）。

まず，椅子に座り，弾性バンドの一端を右大腿部の膝付近にしっかりと固定する。バンドのもう一端を左手で握る。左手をからだの前方から左側斜め後方へひっ張りながら腕をまっすぐ伸ばし，からだを快適な範囲で左方向に回旋させる。この際，バンドの角度が大腿部から左手にかけて約45度になるよう意識する。からだをひねった姿勢を5秒間保持した後，ゆっくりと元の姿勢に戻る。エクササイズの強度はバンドの長さで調整可能であり，バンドが短いほど抵抗が大きくなり，筋肉への負荷が高まる。適切な負荷を感じる位置でバンドを調整し，無理なく運動を行うことが肝要である。

このエクササイズは，シンプルな動作でありながらゴルフスイングに欠かせない回旋運動を強化するのに効果的である。特に高齢のゴルフプレーヤーにとっても負担が少なく，日常生活においても無理なく実施可能な運動である。ゴルフパフォーマンスの向上と健康維持のために，積極的に実践することが推奨される。

Column　大阪市大方式ダイナミック運動療法

スポーツ愛好家やアスリートの腰痛治療において，ダイナミック運動療法は長い歴史をもつ重要なリハビリテーション手段である[25],[26]。ダイナミック療法は，以下の特徴をもっている。
1. 痛みがあっても動ける部分を積極的に鍛える。
2. 階段を上るように体力を段階的に養成する（図2-13）。
3. 進捗をクラウス-ウェーバー（KW）変法で管理する（図2-14）。

KWテスト変法は，砂のうやフリーウエイトを使用して，安全に負荷をかけた状態でテストを行う。腹筋や背筋の強さおよび持久力を測定するテストであり，7つの種目から構成される。テストは40点満点で評価され，測定時間に応じて点数が加算される方式である。また，男子は体重の10％，女子は5％の負荷を加えて実施する。この方法においては，運動療法を60日間実施し，3kgの負荷で合格することがスポーツ復帰の目安とされている。

ダイナミック運動療法は，再発率が非常に低いことが報告されている。また，腰痛を抱えるスポーツ選手が競技復帰する際に効果を発揮しており，男子バレーボール選手が16kgの負荷を加えたKWテストで満点を記録した事例も存在する。さらに，ダイナミックスポーツ医学研究所の理学療法士やトレーナー4名が16kgの負荷付きで実施した結果，以下のような成績が得られている。

平均総合点：20/40　　腹筋群（強さ）：7/10
腹筋群（持久性）：8/18　背筋群（持久性）：5/12。
これらの結果から，負荷の大きさがパフォーマンスに影響を与えることが示唆されている。

ダイナミック運動療法は，腰痛治療だけでなく全身の体力向上や再発予防にも効果的な方法である。この療法は，スポーツ愛好家やアスリートにとって競技復帰を支援するだけでなく，日常生活の質を向上させる手段としても有用である。

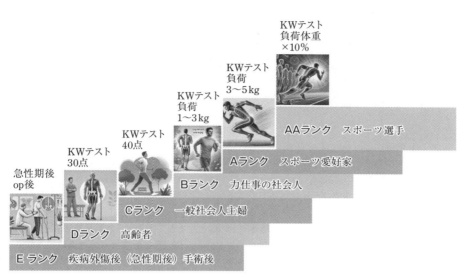

図2-13 ダイナミック運動療法のランク設定基準
KWテストの結果に基づいてランクが決定され、負荷量も設定される。市川宣恭先生原図
出典：ダイナミックスポーツ医学研究所の許可を得て作成

				評点
腹筋群（強さ）	1	支持なし 5点 支持あり 4点（完全に起き上がる） / 3点 腰椎が完全に床から離れる / 2点 肩甲骨より上が床から離れる / 1点 頭より上が床から離れる		/5
	2	支持なし 5点 支持あり 4点（完全に起き上がる） / 3点 腰椎が完全に床から離れる / 2点 肩甲骨より上が床から離れる / 1点 頭より上が床から離れる		/5
腹筋群（持久力）	1	支持	60秒保持（背を丸めて）	60秒以上 6点／59〜50 5点／49〜40 4点／39〜30 3点／29〜20 2点／19〜10 1点／9秒以下 0	/6
	2	25°	60秒保持（腰を曲げないように）		/6
	3	支持 25°	60秒保持（背を丸めて）		/6
腹筋群（持久性）	4	支持 25°	60秒保持		/6
	5	25°	60秒保持（腰を曲げないように）		/6
			合計点		/40

図2-14 クラウス－ウェーバー（KW）テスト変法（大阪市大方式）
出典：ダイナミックスポーツ医学研究所の許可を得て転載

3章　ゴルフと上半身の筋肉

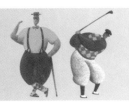

Point：①ゴルフスイングは，肩・体幹・下半身の筋肉の協調と適切なトレーニングで最大のパフォーマンスを発揮する。
②筋力や柔軟性，そしてからだの各部分が順番に加速していく「キネティックチェーン（運動連鎖）」とよばれる動きの連携は，からだ全体を効率的に使ううえで重要である。
③弾性力を活用するプライオメトリクストレーニングは，クラブヘッドスピードと飛距離を向上させる効果的な方法である。
④上腕三頭筋の強化が安定性と飛距離向上の鍵となるが，正確性を意識した練習も重要である。
⑤「肘まる体操」は，体幹や脊椎を効果的に動かし，障害予防とフォーム改善に役立つエクササイズである。

1 ゴルフスイングにおける上半身の筋肉

適切な技術をもつゴルファーが繰り出すスイングは，まさに見る者を魅了する「動く芸術」である[1]。例えば，典型的な男性ゴルファーが繰り出すショットでは，約13.6 kgの筋肉がフル稼働し，わずか0.0005秒という瞬間にボールに約900 kgもの力を加える[2]。これをエネルギー換算すると約4馬力である。日常的な例に置き換えるなら，家庭用掃除機（1～2馬力）の2倍のパワーを生み出している計算になる。さらに，クラブヘッドはわずか0.2秒で秒速45 m（時速160 km）という驚異的なスピードに到達する[2]。これほどの動きを，トップアマチュアともなれば，ショットごとにクラブフェースの向きを2度以内に保ちながら実現しているのである。

タイガー・ウッズやアニカ・ソレンスタムといった伝説的プレーヤーが，なぜ世界の頂点に立てたのか，それは，技術だけではない。彼らは徹底的なフィジカルトレーニングを通じて，からだの準備を科学的に行っていた[3]。上半身の筋肉をどう鍛えていったのだろうか。

上半身とは，上肢が連絡している頭，脊椎（頚椎，胸椎；図3-1A），胸郭（胸部の骨と筋肉で構成され，内臓を保護する骨格構造），腹部を含めた部分をいう。ゴルフに関係する上肢の筋肉という観点から考えてみよう。下肢で発揮された大きな力をグリップを握った手を介してクラブヘッドに伝えるためには，まず，肩甲骨と鎖骨（図3-1）を脊椎，胸郭につなぎ止める筋肉がはたらく。背面には僧帽筋（図3-1A）という大きな筋肉が表面にみられ，体幹と鎖骨肩甲骨をつなげている。広背筋（図2-1参照）は骨盤，腰椎に広く起始をもち上腕骨に付着している。僧帽筋の下に菱形筋，肩甲挙筋が肩甲骨内縁に付いて脊椎と結びつけている（図3-1A）。腹側では胸鎖乳突筋，大胸筋，小胸筋，前鋸筋（図3-1B）が頭，肋骨，胸骨と鎖骨，肩甲骨，上腕骨につながり，スイングの中で生まれる強大な遠心力に対抗している。肩関節，肘関節，前腕，手指の多くの関節を動かす

筋肉については，紙面の制限もあり詳細には述べられないが，たくさんの筋肉が協調して動作が実現している。そこには，ヒトの進化の中で得てきた構造と機能（総論6章p.61参照）がつまっている。これらの知識を学ぶだけでは，スイングはよくならない。実践し自分のからだに落とし込むことが必要である。しかし，練習だけでは効率がわるい。そこで，本章ではスイングに必要な知識を述べる。

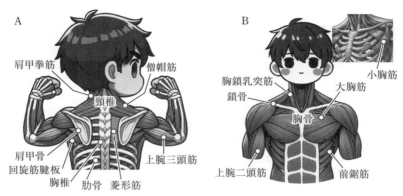

図3-1　胸部および上肢の筋群

注）説明をわかりやすくするため，右利き・左利きを問わず，「右」を右，「左」を左として表記する。

Column　進化と上肢のスポーツ障害

ヒトは進化の中で，400万年をかけて二足歩行という運動形態を獲得して，頭が発達して手を使って道具をつくり，文明をつくるに至ったという。二足歩行するヒトの特徴は手を使うところにある。荷重から逃れ発達したヒトの上肢の特徴は，肩の大きな可動域，肘前腕の回外の（手のひらを上向きにする）動き，親指が対立対向（他の指の指先に向かって接触する動き）できるように進化して，いろいろなことができるようになったことである。四つ足動物の前肢は，回内位で固定されているのである。ヒトは四つん這いから，いきなり立ち上がったわけではない。私たちとサルの共通した祖先が森の中で生活をして，木登りしたり腕渡りを行うようになり，その生活様式がヒトにこのような構造をもたらすことになった。

進化の中でヒトの特徴は新しく得た構造機能を使いながら，古い機能を捨てないで，いろいろな場面で使い分けていることを考えてみると，上肢の様々な機能が理解できる。上肢には荷重装置としての前肢の役割が形を変えて残り，力を入れて，物を押したり，からだを支えるときに発揮される。この筋肉は腕立て伏せ（プッシュアップ：図3-2，総論図9-10 E）やベンチプレス（総論図9-5）などで鍛えられる[4]。

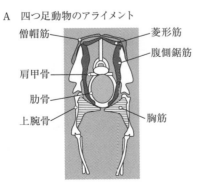
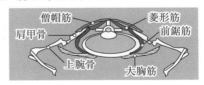

図3-2　腕立て伏せプッシュアップ
出典：渡會公治，2007[4]を一部改変

ボールや槍などを投げたり，ラケットやクラブを使ってボールを打つ，重い金棒などを振り回したりするときに使われる上肢の筋肉は木にぶら下がって，からだを支えたり，スイングしてからだを移動させる腕渡りの動きを行う筋肉と考えられる。腕渡りとは雲梯で遊ぶ子どもが移動する動きであるが，足を地に着け腕渡りのようにからだを回転させるとスイング動作になる。この動きの筋肉は懸垂などで鍛えられる。

　下肢で発揮された大きな力を手，および手に持った道具に伝えるために上肢の筋は機能する。下肢ほど大きいわけではない，スピードのある動きをコントロールすることが必要で，動きのトレーニングが必要となる。軽くてスピードが出せるクラブをスイングするだけでなく，重いメディシンボールを投げるトレーニングもお勧めである（図3-4参照）。上手に投げるためには，体幹下肢の力とキネティックチェーン（運動連鎖）に乗った動きのドリルが必要になる。

　上肢のスポーツ障害は，スイングスポーツによくみられる。予防のキーワードは，アライメントとキネティックチェーンである。キネティックチェーンに乗らないアライメントを乱すからだの使い方が関節や筋肉に負荷をかけてスポーツ障害を発生させる。肩の回旋筋腱板（肩周囲の筋肉；図3-1A）障害，上腕骨外側上顆炎（各論6章p.168参照）や肘の靭帯損傷，手指の腱鞘炎などである。解剖・機能を学び（総論6章参照），体幹回旋，リリースなどの基本動作，スキルを磨くことが治療・予防に有効である。

渡會公治

（1）　ゴルフのダウンスイングとフォロースルーを支える仕組み

　スイングの中でも，ダウンスイング（Additionol Information 2 p.225参照）は，特に後半にクラブヘッドが加速し，ボールを遠くに飛ばすための重要な局面である。この動作では，下半身の体重移動が非常に重要であり，適切な体重移動を行うことでクラブを最大限に加速させることができる。さらに，回旋筋腱板（図3-1A参照）がバランスよく鍛えられていることが飛距離の向上に不可欠である[5),6)]。この筋肉は右肩と左肩の両方で重要な役割を果たし，筋電図を用いた研究により，その必要性が示されている。より遠くに飛ばすためには，回旋筋腱板を両側で強化するだけでなく，広背筋や大胸筋のほか，下肢の筋力を鍛えることで，ダウンスイング中に非常に大きな力を発揮できるようになる。

　一方，フォロースルー（Additionol Information 2 p.226参照）では，左腕はスイングをひっ張る役割をもち，スイング技術において特に重要な要素となる。リードアーム（左腕）を効果的に活用するには，体幹の回旋（ひねる動き）が不可欠である。この動作には，外腹斜筋や内腹斜筋といった筋肉が主に関与している[7)]（各論2章p.125参照）。外腹斜筋は肋骨から骨盤にかけて斜めに走る筋肉で，からだを回旋させるはたらきをもつ。一方，内腹斜筋は外腹斜筋の内側に位置し，回旋方向が外腹斜筋とは逆になる特徴をもつ。

　体幹の安定性を支える筋肉としては，脊柱起立筋（図2-1参照），腹直筋，腹横筋，腰方形筋（図3-3）が挙げられる[8)]。脊柱起立筋は背骨に沿って伸びる筋肉で，からだを直立させたり背中をそらす動きに関与する。腹直筋はお腹の中央に位置する筋肉で，いわゆる「シックスパック」として知られる部分である。腰方形筋は腹部の筋に分類されるが，腰の奥深くにある筋肉で，からだを横に曲げたり腰を後ろにそらす動きを助ける役

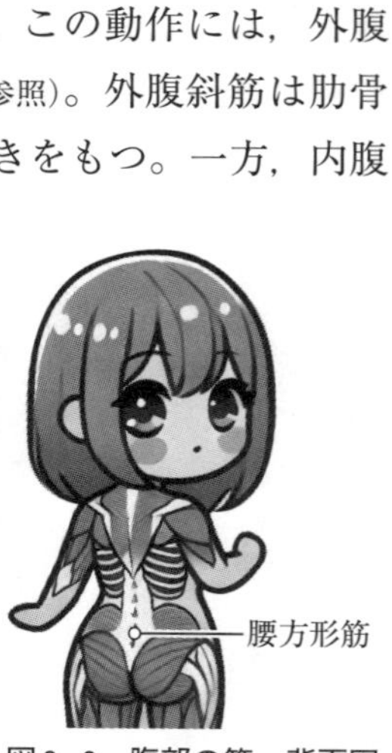

図3-3　腹部の筋　背面図

割を果たす。

　以上のように，スイングは単に腕を振る動作ではなく，肩や体幹，下半身の筋肉が協調して動くことで成り立っている。これらの筋肉を適切にトレーニングすることがスイングのパフォーマンス向上に直結すると考えられる。

（2）　プロゴルファーは，体幹回旋能力に優れている

　プロとアマチュアの違いとは何か。技術の違いはもちろんだが，実は体幹をひねる動きにも秘密がある。

　韓国では，プロ51人（平均年齢22歳）と他のスポーツを行う大学生（平均年齢21歳）を対象に，体幹を回す筋力（等速性筋力；総論2章 p.18参照）を調査した[9]。スイングは非常に速く，最大200度/秒にも達するが，安全への配慮で30度，60度，120度/秒の角速度で測定が行われた。被験者は，脚や腰を固定した状態で，体幹筋をできる限り多く使用して体幹を左右に回すよう指示され，体幹を左右に回す最大の筋力（ピークトルク）と，運動中の力の総量（総仕事量）を測定した。

　結果は高速条件で，プロのピークトルクと総仕事量の両方で左回旋が右回旋を大きく上回ることが判明した。これは，プロの左回旋の瞬発力と持久力が高速動作において優れていることを示す。プロは1週間に平均5.4回練習し，1日に約1,000スイングを繰り返している。この繰り返しが左側の回旋筋力や左右差に影響を与えていると考えられる。

　スイングでは，左側の体幹回旋筋力がスイングの効率に大きく寄与している可能性が示唆される。しかし，実際には下肢から上半身までを連動させ，からだ全体を効率的に使うことが重要である点は言うまでもない。

2　ゴルフパフォーマンスとからだの使い方

　ゴルフのパフォーマンスを上げるためには，からだをどう使うかが大きな鍵となる。プロがクラブヘッドスピードを高め，遠くまでボールを飛ばせる理由は，技術とからだの使い方に秘密がある[10]。一方で，アマチュアはスイングが非効率であることが多く，これが飛距離や安定性に影響を与えている[11]。しかし，からだの使い方は，トレーニングで改善可能である。

　スイングは，からだの各部分が順番に加速していく「キネティックチェーン（運動連鎖）」とよばれる動きの連携で成り立っている（総論6章 p.64参照）[12]。大まかにいうと，「足→腰→上体→腕」の順に進行する。細かくいうと，ダウンスイングでは，まず左足つま先の母趾球あたりに負荷がかかる。次に左足が支える状態で骨盤が回り，このタイミングで負荷が左かかとに移行する。そのあと胴体部分の胸郭が動き，さらに肩と腕が連動する。最終的に肘から先が解放されるという順序である。それぞれの部分が生み出した力を，次の部分に順番に伝えていくことで，最終的にクラブヘッドに大きなエネルギーを伝えることができる。

この連携プレーが，ボールに最大の力を加えるポイントである。
　また，スイング中の動きには，特徴的な要素がある。腰や体幹などの大きな部分は比較的ゆっくりと加速するが，手やクラブヘッドのような小さな部分になるほど速度が速くなる[12]。この流れによって，クラブヘッドがインパクト直前に最大のスピードに達し，ボールを遠くまで飛ばすことができるのである。この動きは，「からだを巻き上げる（テークバック；Additional Infomation 2 p.225参照）→力を解放する（ダウンスイング）」という動作に例えられることが多い[13]。まるでゴムをひっぱって放つようなイメージである。キネティックチェーンを理解し，からだ全体を効率よく使うことで，スイングが安定し，飛距離や精度が向上する。スイングは技術だけでなく，からだ全体をうまく連動させるアートのようなものである。
　クラブヘッドスピードを向上させるためには，筋力を高めること，柔軟性と可動域を広げること，そしてキネティックチェーンを実行することの3つが重要である[14]。これらの要素は，どれも独立しているわけではない[15]。

3　ゴルフスイングを変えるプライオメトリクストレーニング法

　トレーニングの世界ではよく知られている「ストレッチ・ショートニングサイクル」とは，筋肉が伸びる動き（伸張性収縮）から縮む動き（短縮性収縮）（総論2章 p.18参照）へと素早く切り替わるプロセスのことである。前述のように，スイングでは，テークバック中に筋肉が伸び，ダウンスイングで縮むことで，クラブヘッドに最大のパワーを伝える[16]。この動きを効率的に行うことで，クラブヘッドスピードや飛距離が向上する[17]。
　プライオメトリクス（弾性力利用トレーニング）は，このストレッチ・ショートニングサイクルを最大限に活用するトレーニング法である。事前に筋肉を伸ばしてから縮める動作を素早く行うことで，筋パワーや瞬発力を高める（総論2章 p.22参照）。例えば，台から飛び降りてそのままジャンプに移行する動きである。ゴルフでは重いメディシンボールを使い，キャッチして即座に投げ返す，強度の高いエクササイズが有効である（図3-4A）[18]。このトレーニングのバリエーションでは，回旋や斜めの動作を通じて体幹や肩の筋力を鍛え，スイングに必要な回旋パワーを引き出し，スイングの基礎力を強化できる。
　実際のトレーニング効果はどうだろうか。イギリスが行った研究では，11人の男性ゴルファー（平均年齢29歳，平均ハンデキャップ5.5）を対象に筋肉の伸縮動作を鍛えるプライオメトリクスの効果を検証した[19]。6人のプライオメトリクスとフリーウェイトによる筋トレを組み合わせた群と，5人の有酸素運動や軽いマシントレーニングを続けた比較対照群に分け，8週間にわたり週2回，90分間のセッションを実施した。結果，比較対照群では，トレーニング前後でクラブヘッドスピードや飛距離に有意な変化がみられなかった一方で，プライオメトリクスと筋トレ群では，クラブヘッドスピードが最大0.75 m/s増加し，飛距離が最大で18.9ヤード向上した。

A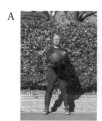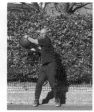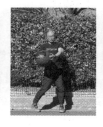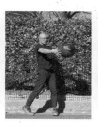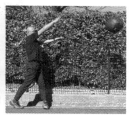

B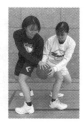

A 目標に向かって爆発的に回旋しメディシンボールを投げ出す
B 左右回旋，斜め方向の動き

図3-4 プライオメトリクストレーニング

　この結果から，プライオメトリクスと筋トレを組み合わせることで，ゴルフパフォーマンスが大幅に向上することが明らかになった。

　プライオメトリクスでは，スイングに似た動作を取り入れることがポイントである。メディシンボールを使った回旋動作や，地面に平行にボールを投げる練習などが効果的である。スイングでは，単に筋力を高めるだけでは不十分である。筋肉に蓄えられる弾性エネルギーを活用し，効率よく力を伝えることが求められる。飛距離アップを目指すなら，ぜひプライオメトリクスを取り入れ，スイングに必要な筋パワーの向上を図りたい。

4　ゴルファーの腕力とスイングの秘密

　スイングで左腕をまっすぐに保つのは，一見簡単そうにみえるが，実はスイングの安定性に直結する重要なポイントである。スコットランドで行われた研究によると，ゴルファーの上腕三頭筋（図3-1A）は，非ゴルファーより圧倒的に強いことが明らかになった[20]。

(1)　ゴルファーと非ゴルファーの上腕三頭筋の測定

　この研究では，ゴルファーと非ゴルファーそれぞれ10人（平均年齢26歳）を対象に筋力を測定した結果，ゴルファーの上腕三頭筋は，特に伸張性筋力と等尺性筋力（総論2章p.18参照）において顕著な強さを示した。一方，上腕二頭筋（図3-1B）には大きな差はみられなかった。

　特に上級者ほどこの傾向が顕著で，平均ハンディキャップ4.0の上級者は，13.2の中級者に比べてさらに上腕三頭筋が強かった。スイング動作では左腕をまっすぐに保つ必要があり，この動きにはクラブをひっ張りつつスイングを安定させる力が必要である。上腕三頭筋がこの役割を担っており，スイング全体の安定性に寄与している。また，インパクト後のフォロースルーでは，クラブを減速させる必要があるが，この減速動作（伸張性収縮）にも上腕三頭筋が大きく関与している。

さらに，ゴルファーは非ゴルファーに比べて上腕二頭筋と上腕三頭筋の筋力バランスにも特徴がある。非ゴルファーでは1：1の比率であるのに対し，ゴルファーでは上腕三頭筋が優位で，等尺性筋力比は0.8：1，伸張性筋力比（200度/秒）では0.7：1であった。この筋力バランスの違いは，上腕三頭筋が優位なゴルファーほど飛距離が伸びる傾向があることを示している。ゴルフ特有のスイング動作が上腕三頭筋を強化し，それがスイングの質を高める鍵となっているのである。

（2）　上腕三頭筋がスイングに与える影響

　上腕三頭筋の強さがスイングに与える影響として，まずスイング軌道の安定化が挙げられる。アウトサイドイン（クラブが目標の外側から内側に動く）というわるい軌道が減少し，正しいスイングプレーンを維持しやすくなる可能性がある[20]。また，クラブフェースの角度が安定し，クローズド（左を向く）になるミスが減ることで，フック（左への曲がり球）が起きにくくなると考えられる。そして，クラブのヒール部分でボールを打つミスも減少し，打球が安定するようになると報告されている。ただし，上腕三頭筋が強すぎるとクラブのトウ（先端）でボールを打つ頻度が増える可能性があり，距離や方向性に影響を及ぼす場合もあるため注意が必要である。

　一方で，筋力バランスがわるいと，スイング全体に悪影響が及ぼす可能性も指摘されている。上腕二頭筋が上腕三頭筋より優位になると，極端なアウトサイドインの軌道が増え，ヒールインパクトも多くなるためスイングの安定性が低下する傾向が示唆されている[20]。結局のところ，上級者の特徴的な上腕三頭筋の強さは，スイング中に左腕をまっすぐに保つための重要な役割を果たしており，スイングの安定性や飛距離，正確性を支えている。左腕を伸ばそうとすると，気づかないうちにグリッププレッシャー（クラブを握る力）が強くなっていることもある。グリッププレッシャーをリラックスさせるのがポイントである。

（3）　筋トレと神経筋制御の重要性

　筋力だけでは安定したスイングは実現しない。筋力に加えて，柔軟性や神経筋制御（からだの動きを正確にコントロールする力）が必要である[21]。これを鍛えるには，体幹の回旋トレーニングでスイング中の回転をスムーズにし[15]，バランストレーニングで安定性を高め，プライオメトリクスで瞬発力を向上させる[19]などのアプローチが効果的である。

　上腕三頭筋はスイングの安定性と飛距離を支える鍵だが，筋力，柔軟性，神経筋制御のバランスが重要である[22]。

5　ボールスピードを上げるコツ

スイングで飛距離を伸ばすには，「リリース」のタイミングがきわめて重要である[23]。「リリース」とは，ダウンスイングの終盤にクラブを解放し，力を一気にボールに伝える動作を指す。このタイミングが絶妙であれば，クラブヘッドスピードが劇的に上がり，ボールに最大限の力を伝えることができるのである。

例えば，Chu et al., 2000 の論文（図3-5）[24]による「左腕の角度」や「手首のヒンジ角度」がスイング各段階で異なる役割を果たすことが明らかになった。左腕の角度は，左腕が前方（飛球方向）を指す状態で0°となる。一方，ヒンジ（ちょうつがい）とは手首の動きを表すもので，手首が屈曲するほどプラスとなり，「フラット・レフト・リスト」とよばれる手首がまっすぐな状態を0°とする[25]。

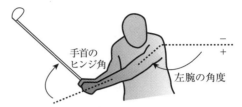

図3-5　手首のヒンジ角度と左腕の角度
出典：Chu et al., 2010 を一部改変

308人の男女ゴルファー（平均年齢43歳，ハンディキャップ8.4）を対象にしたこの研究では，「左腕の角度」がスイングのパフォーマンスに大きく影響することが示されている[24]。特に，加速期（各論1章p.113参照）とインパクト直前の40ミリ秒に大きな左腕の角度を維持することが，ボールスピードを高める重要な役割を果たしていることが明らかになった。一方，インパクト時に左腕の角度が大き過ぎると，力が分散しボールスピードが低下することも判明している。これは，キネティックチェーン（運動連鎖）の理論を支持しており，インパクト直前40ミリ秒以内で左腕が急速に動くことがエネルギーの伝達の鍵であることを示唆している。

「手首のヒンジ角度」についても，インパクト直前で遅れて素早いリリースが重要である。加速時には手首のヒンジ角度をしっかり保持し，最後の40ミリ秒で高速なヒンジ動作（手首が解ける動き）を行うことで，ボールスピードを高められる。一方，早い段階で手首の動きを最大化すると，エネルギー効率が低下し，ボールスピードへの寄与が少ないことが示唆されている。

手首の動きを支えるには，前腕の筋肉が大きな役割を果たす。これらの筋肉は，手首に適切なトルクを与え，クラブリリースを遅らせることでエネルギーを蓄積する。その後，リリース時に大きな角加速度を生み出し，クラブヘッドスピードをさらに向上させる役割を果たす。

さらに，上腕三頭筋はスイング中に左腕をまっすぐに保つだけでなく，リリースのタイミングを支える重要な役割も果たしている。この筋肉の力で腕を安定させることで，エネルギーを効率的に解放する土台が整うのである。イメージするなら，左腕とクラブの動きは，肩を支点に動く「まっすぐなワイパー」のようなものである。ここでいう「ワイパー運動」とは，肩を支点として左腕とクラブが一体となり，振り子のようにスムーズに円弧を描く動作を指す。この動きが安定していれば，インパクト直前で最大のス

ピードを生み出し，クラブヘッドに蓄積されたエネルギーを効率よくボールに伝えることができる。また，この動きの終盤では，手首のヒンジ角度が保たれた状態から，遅れて素早いリリースが行われることで，さらなるクラブヘッドスピードの向上が可能となる[25)〜28)]。しかし，左腕が曲がり，「曲がったワイパー」のようになってしまうと振り子運動が乱れ，力が分散してしまい，飛距離が伸びない原因になる[29)]。上腕三頭筋を強化し，リリースのタイミングを習得することで，クラブヘッドスピードが向上し，飛距離が劇的に伸びる。これらを意識してトレーニングを取り入れることが，スイングのさらなる進化につながる。

6 上半身を鍛える複合運動エクササイズ

懸垂（プルアップ）や腕立て伏せ（プッシュアップ）といったシンプルなエクササイズが，大胸筋や広背筋，菱形筋，上腕三頭筋，上腕二頭筋など，スイングに必要な筋群を効果的に鍛えることができる。カナダの研究では，これらの運動が男性と女性のゴルフパフォーマンスにどのように影響するかが分析された（各論2章 p.125と同研究より，ここでは懸垂に着目する）[30)]。

〈プルアップの測定方法〉（図3-6，および総論図9-4　斜め懸垂）

① 手の届く範囲より高く設定されたバーの真下に，座った状態から開始する。
② 開始位置（下降時）では，腰は床から離れ，腕と脚は伸ばされ，かかとのみが床に接触している状態にする。
③ オーバーハンドグリップ（手のひらが足の方向に向く）が使用され，親指はバーを包み込むように置く。

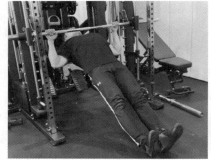

図3-6　斜め懸垂（プルアップ）

肘が90度に曲がるまで腕を曲げた時点で1回と数える。

④ 結果は60秒間で行える最大反復回数で測定され，各試行中は膝を伸ばした状態を維持することが求められる。

プルアップの間に休息することは許可するが，地面に触れることは禁止する。

研究によると，男性の場合，上半身の筋力がドライバーのキャリー距離に大きく関係していた。懸垂や腕立て伏せの回数が多いほど，遠くにボールを飛ばす能力が高いことが確認され，さらに前腕の握力が強いほどキャリー距離も伸びることも示唆された。一方，女性では上半身の筋力が5番アイアンのキャリー距離やパッティングの成功率に関係していることが明らかになった。特に右側の握力が強い女性ほど，パット数が減少し，成功率が向上するという興味深い結果が示されている。

このように，男性と女性では筋力がゴルフの異なる局面に影響を与えることが示され

ている。この研究における女性被験者は、60秒間に懸垂を平均12.3回もこなすツワモノばかりであった（男性は26.4回）。しかし、おもしろいエピソードとして、アニカ・ソレンスタムが筋トレを始めたときは懸垂が1回もできなかったという。懸垂0回から始めても、コツコツとトレーニングを続ければ必ず成長できる。

　懸垂は、広背筋や上腕二頭筋を鍛える運動として非常に有効だ。スイングでは、クラブを引き寄せる力が求められるが、懸垂を行うことで、このひっ張る動作が強化される。特に、懸垂の下降時に筋肉が伸張しながら力を発揮する「伸張性収縮」を意識すると、上腕三頭筋も同時に鍛えられるため、スイング全体の力強さが向上する。また、腕立て伏せは、大胸筋や上腕三頭筋を鍛える代表的な運動であり、クラブを遠くに押し出す力を強化するのに役立つ。インパクト時にボールに最大の力を伝えるためには、この動作が非常に重要となる。

　さらに、握力を鍛えることでクラブをしっかり握る力が強化され、スイングの安定性が向上する。特に女性では握力が弱いため、パッティングでの成功率で握力の影響を受けやすくなっている可能性があり、ハンドグリップなどを使った簡単なエクササイズが効果的である。

7　肩と体幹の柔軟性

（1）　柔軟性がスイングを支える理由

　2020年に行われたゴルファーや指導者の調査によると、「柔軟性とストレッチング」はシーズン中の熟練ゴルファー（平均ハンディキャップ0.4）の間で最も一般的なトレーニング方法として挙げられている[31]。

　スイングでは、下半身と上半身の分離「Xファクター」（総論6章 p.67参照）が重要である。柔軟性が不足しているゴルファーは、スイング中に十分な回旋を得られず、必要な結果を達成するために代償動作を取り入れる可能性がある。例えば、バックスイング中に左股関節の内旋を増やしたり、左膝を過剰に曲げたりすることで、回転を補おうとするケースが考えられる[32]。

　これらの代償動作は、パフォーマンスを低下させるだけでなく、けがのリスクを高める可能性もある。

　柔軟性を測定する際には、胸椎の回旋を座位で評価する方法など、スイングに関連性の高い手法を用いることが推奨されている[33]。また、柔軟性は他の身体特性と比べて個別性が高く、プレーヤーのスイングスタイルに応じて必要性が異なる。

　柔軟性を高めることで、ショットの選択肢を広げるゴルファーもいれば、特に必要としないゴルファーもいるだろう。柔軟性が低い選手であっても、十分な筋力とパワーがあれば、ある程度の体幹回旋能力だけでも、高いスイングスピードを生み出せる可能性を推定させる。

　一方、どのゴルファーにとっても、弾性的な力を発揮する能力を向上させることのメ

リットは明らかである[34]。柔軟性と力の発揮能力をバランスよく向上させることが，よりよいゴルフパフォーマンスへの鍵となる。

(2) 肩と体幹の柔軟性

スイングでは，肩の動きが全体の基盤を支える重要な役割を果たしている。肩甲帯の回旋距離が大きいほどPGAツアープレーヤーの飛距離と相関することが示されているように（特にプロレベルでは），柔軟性はパフォーマンスを安定させるための重要な要素である[3]。特に右肩の柔軟性は，クラブヘッドスピードやショットの正確性を左右する大きな要素だ。右肩が十分に伸展（後ろに引く動き）し，外旋（肘を曲げた状態で前腕を外側に回す動き）がスムーズであれば，スイング中の力の伝達が効率化し，飛距離の向上が期待できる。

アメリカの研究によると，肩の柔軟性が高いほどショットの安定性が向上することが示されている（各論1章p.116と同研究より，ここでは肩と体幹に着目する）[35]。ハンディキャップ0未満のグループは，右肩の伸展や外旋でハンディキャップ10～20のグループよりも有意に優れており，上級者でも右肩の外旋や外転，左肩の屈曲で中級者を上回る柔軟性を示した。この柔軟性がショットの正確さや安定性，そして飛距離を支える因子の一つと考えられる。

また，体幹の柔軟性もスイングに欠かせない要素である。体幹が柔軟であれば，下半身と上半身の分離がスムーズに行われ，これがクラブヘッドやボールスピードを向上させる。ハンディキャップ9以下のグループは，10～20のグループに比べて右体幹の回旋可動域が広く，この柔軟性が飛距離アップの秘訣となっている。逆に体幹の柔軟性が不足すると，バックスイングで十分なねじれをつくり出せず，スイング全体が小さくなり，特にドライバーショットの飛距離が落ちることになる。一方で，ダウンスイングでは左体幹の回旋筋力が求められる。ここでエネルギーを最大限に解放することで，ボールを遠くに飛ばす力が生まれるのだ。

肩や体幹の柔軟性を高めるには，機器を使用しなくても可能である。アマチュアにお勧めなのが「肘まる体操」（Column参照）というシンプルなエクササイズである。この運動を繰り返すことで，脊柱の動きがスムーズになり，スイング中の回旋能力が大幅に改善される。また，このエクササイズは，肩周りの柔軟性を高めるだけでなく，体幹の動きもスムーズにする効果がある。簡単に取り組めるため，日々の練習に取り入れやすい。

Column 体幹を動かす肘まる体操

　私は整形外科と身体運動科学の両面からスポーツ選手をみてきた。その中で障害を抱える選手たちの動きをみると，体幹・脊椎を上手に使えないで，手だけ足だけで動くから，いろいろな障害が起こるのだという考えに至った。いわゆる手投げ・手打ちという使い方である。それを指導するのに肘まる体操を考案した[36]。肘をたたむと肩に手が届き，手でえりをつまんで肘で丸を描くと，肩甲骨から，胸椎，脊椎全体が動き出す（図3-7）。手を自由にして，手で丸を描くと脊椎が動かなくなり，手だけで動いているのがわかる。手にはつかむ仕事をさせて，手の動きを封じ，肘で前回り後ろ回りとやると，脊椎が動きだす。徐々に大きく背中全部を使う。動きを止めて左右比較すると，動かした側の肩こりがよくなる。では，反対側もということでやってもらうということをしてきた。左右交互に行うと水泳の動きになる。身体の動きは，平泳ぎやバタフライのように左右対称で前後にくねらす動きとクロール，背泳のように交互に背骨を動かす動きに大別されると気がついた。他のスポーツでも両手を肩に置いて肘の先に手がありボールやラケットがあるとイメージして動いてもらうと背骨全体が動き出してくる。

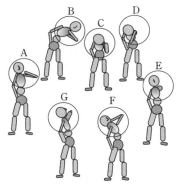

図3-7　肘まる体操は脊椎を動かす

　これをゴルフにも応用した。両手でクラブを持ってスイングしたときのからだの動き，特に股関節の動き，脊椎の動きを意識する。次に両肘を曲げ，手を肩に置いて肘先にクラブがあると思ってスイングしてもらう（図3-8）。徐々に大きく背中・下肢，からだ全部を使っていく。すると肘まるを行った方が，からだが大きく動くのがわかる。障害予防だけでなくよいフォームをからだで理解することになると思っている。

渡會公治

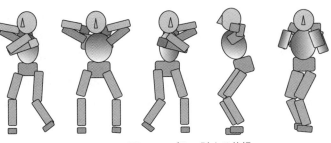

図3-8　ゴルフ肘まる体操

4章　ゴルフとバランス能力

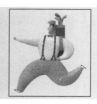

Point：①固有受容体感覚・視覚・前庭感覚を駆使し，静的・動的・予測的・反応的バランス能力を鍛えることは，ゴルフパフォーマンスを向上させる鍵となる。
②ゴルフはバランス能力を鍛え，視覚や前庭機能を強化する効果がある。これにより，不安定な環境でも揺れに強いからだが育まれ，日常生活での自信を育む効果がある。
③ゴルフはバランス能力を自然に鍛えることができるため，転倒リスクを大幅に低下させる効果がある。
④ゴルフスイングの精度は，バランス能力に左右され，特に片足立ちの安定性がスイング成功の鍵となる。また，傾斜地では傾斜に応じた体重移動がゴルフの戦略性と楽しさを深める。

1　バランス能力の種類とその評価法

（1）転ばぬ先のバランス能力

バランス（姿勢の安定性）とは，足の下にある「支えの範囲」（支持基底面）の中に，からだの重心を支え，からだを平衡に保つ能力を指す。バランスがとりにくくなり転倒することは，高齢者だけの話だと思っていないだろうか。実は，バランス能力の低下は20代から緩徐に始まっている[1),2)]。バランスには，以下に述べるいくつかの種類がある[3)]。

① 静的バランス

静的バランスとは，じっと立っている，座っているときのバランス能力のことである（総論10章 p.103参照）。例えば，ゴルフのティーショットでのアドレス（構え）でぐらつかないのも，この能力によるものである。静的バランスを確認する方法の一つにロンベルグテストがある。このテストでは，まず足をそろえて立ち，その状態で目を開けたまま，そして目を閉じたままで，からだの揺れを観察する。目を閉じると視覚による補正が効かなくなるため，からだの揺れが大きくなる傾向がある。この違いは，視覚がバランス能力を支える重要な要素であることを示している。このように，足をそろえた状態では揺れが大きくなるが，足を広げると支えが安定し，揺れが小さくなることも確認できる。加えて，タンデムテストが用いられることもある。タンデムテストでは，足を前後に並べる。広げておくと安定性を確認できるが，足を踵（かかと）とつま先がぴったりとつくように一列にそろえ，「縦長の足形」にするとからだが揺れやすくなる。また，目を閉じると，さらに揺れが大きくなる。このように，足の位置がバランス能力にどう関係するかを簡単に確認できる。

② 動的バランス

動的バランスとは，歩いたり走ったりしながらバランスを保つ能力を指す（総論10章 p.101参照）。ゴルフでいうと，傾斜地（丘の上や斜めのフェアウェイ）でスイングするときに，ぐらつかない動きがこれに該当する。動的バランスを確認する簡単な方法としてタンデムウォークがある。これはタンデムテストから，10メートルほどの距離を直線

的に歩くもので，足を一列にそろえることで，まるで綱渡りをしているような感覚を味わえるテストである。壁に指をつけて補助しながらやってみよう。ただし，タンデムウォークは若い人には簡単過ぎる場合があり，「天井効果」(テストが簡単過ぎて全員ができてしまい，個人間の違いがみえない現象)が起きやすい点が難点である。そこで注目されるのがスター・エスクカーション・バランス・テスト(SEBT)である(総論10章 p.101 参照)。この方法は難しいテストではあるが，挑戦に値する。

③ 予測的バランス

予測的バランスとは，「この動きをしたらこうなる」という先読み力であり，からだを上手に使う能力を指す。ゴルフでは，不安定なラフでの長い芝の抵抗を予測してスイングを調整する場面がこれに該当する。代表的なテストには，タイムド・アップ・アンド・ゴー(TUG)テスト(図4-1)とファンクショナル・リーチ・テスト(FRT)(図4-2)がある。詳細については後述する[4),5)]。

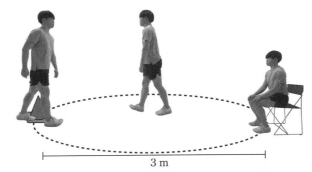

図4-1 タイムド・アップ・アンド・ゴー(TUG)テスト

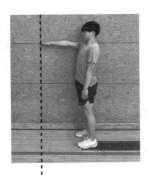

足を広げて立つ

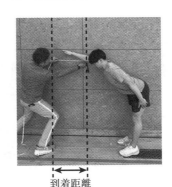

到着距離
最大限に手を伸ばした場所

図4-2 ファンクショナル・リーチ・テスト(FRT)，バーグ・バランス・スケール(BBS)の一部

④ 反応的バランス

反応的バランスとは，予期しない出来事に対応する能力である。例えば，ゴルフ中にペナルティーエリアの境界ロープに気がつかずにつまずいたとき，バランスをとって転倒を防ぐ能力がこれに該当する。この能力を測定するテストとしてプッシュ・アンド・リリーステストがある。このテストは，肩甲骨を後ろから軽く押して突然手を離し，バランスを崩した後に，どれだけ早く立て直せるかを測定するものである。

⑤　バランスバッテリーテスト

　最後に，バランス能力を総合的に評価する方法としてバランスバッテリーテストがある。これは複数のテストを組み合わせて，日常生活やスポーツでどれくらい安定して動けるかをスコアで測定する方法である。代表的な例がバーグ・バランス・スケール（BBS）(各論7章 p.174参照)である。

（2）　揺れに勝つ三つの感覚

　実は，われわれのからだは，3つの感覚を駆使して自然にバランスをとっている。

① 固有受容感覚(体性感覚)

　固有受容感覚とは，足の裏や関節，筋肉が地面の感触やからだの位置を感じとる力である。例えば，バンカーに入ったとき，足裏で砂の柔らかさを感じとり，力の入れ方を無意識に調整するのはこの感覚のおかげである。また，砂浜を歩いているとき，足場が不安定でバランスをとるのが難しくなるのも，固有受容感覚が地面の情報を感じとって対応しているためである。しかし，地面が柔らかすぎると固有受容感覚の調整が追いつかず，バランスをくずすこともある。

② 視　覚

　視覚は，目で周りの状況を確認し「どっちが上か」「からだをどの方向に動かすべきか」を把握する。例えば，ゴルフのティーショット時に目線を固定することで，構えのバランスを保つのに役立つ。しかし，視覚に頼りすぎると，突然の動きや予測できない揺れには対応しにくくなる。

③ 前庭感覚(平衡感覚)

　前庭感覚は，耳の奥にあるセンサー(内耳)がからだの揺れや重心の変化を感知する能力である。これがはたらくことで，からだが揺れている状況でも平衡を保とうとする。

　加齢により固有受容感覚が弱くなるため，高齢者は視覚に頼ることが多くなる[6]。しかし，突然の揺れや傾斜で足を取られるような状況(ゴルフのラフなど)では，視覚だけでは対応しきれず，前庭感覚や固有受容感覚の補助が必要になる[7]。

　バランスはからだだけでなく，心にも影響を与える。例えば，転倒して骨折すると「また転ぶかもしれない」と予期不安になり，外出を控えるようになる。その結果，生活の質(QOL)が下がり，活動範囲が狭まることにつながる[8,9]。一方で，バランスに自信をもっている人ほど，日常生活やスポーツでよいパフォーマンスを発揮することが研究で明らかになっている[10,11]。

　ゴルフでも，スイング時の安定感が自信につながり，さらなる上達を後押しする。

2 ゴルフでバランス能力向上を

（1） ゴルフでバランス能力を鍛える

　　ゴルフは，見た目以上にバランス能力を必要とするスポーツである。右打ちのゴルファーの場合，トップオブスイング（Additional Information 2 p.225参照）からインパクトにかけて，左足（リード足）にかかる荷重が約21％から142％へと急激に増え，一方の右足（トレイル足）は85％から32％に減少するとされている[12]。これほど大きな体重移動を短時間で行うには，高度なバランス能力が不可欠である。また，ゴルフコースは丘陵地や傾斜地が多いため，足裏で地面の状況を感じ取る固有受容感覚や，からだの揺れを感知する前庭感覚が自然と鍛えられる。ゴルフには，自然にバランストレーニングをしているような要素が備わっている。

　　そのため，ゴルフは転倒予防に役立つとされ，多くの研究がその可能性を示している。イギリスの80歳以上の女性を対象に行ったタイムド・アップ・アンド・ゴー（TUG）テストによれば，週1回以上ゴルフを2年以上続けているゴルファー（平均年齢83歳）の平均タイムは10.44秒（低リスク）であり，ほとんど運動をしていない非ゴルファー（平均年齢81歳）の12.6秒（高リスク）と比較して優れていた[13]。

測定方法「タイムド・アップ・アンド・ゴー（TUG）テスト」（図4-1参照）
① 椅子と目標物までの距離（椅子の先端から目標物の向こう側まで）を3mとする。
② 椅子は高さ40cm前後のひじ掛けのない事務用の椅子とする。
③ スタート時は両足先端をそろえて肩幅程度に開脚し，両手を大腿部前面に置き，座位姿勢をとらせる。
④ タイムの計測は用意「ハイ」の合図で立ち上がって，できるだけ早く歩き，3m先の目標物を回って再び座位姿勢に戻るまでとする。

〔結果の解釈〕（カットオフ値）
● 12秒以内：通常は問題なし。
● 12秒以上：メタ解析により転倒リスクが高い可能性あり[14]。

　　先述の研究結果は，ゴルフをすることが転倒リスクを低下させる可能性を示唆している。また，TUGスコアが10.85秒以上であるとサルコペニア（各論2章p.123参照）の可能性が高いとされる[15]一方，ゴルファーのスコアは10秒台前半であり，ゴルフがサルコペニア予防に役立つ可能性もあると考えられている。

（2） ゴルフは生活における自信をもたらす

　　香港で行われた研究では，高齢者の予測的バランス能力を調べるために，ファンクショナル・リーチ・テスト（FRT）が使用された（図4-2参照）[16]。このテストでは，からだがどれだけ前に届くかを測定し，バランス能力を評価する。

〔測定方法〕
① 両足が触れない程度に足を広げ立つ。

② 壁側の腕を90度上げる。
③ 手指は伸ばし，中指の位置を記録する。
④ できるだけ前方に手を伸ばす。
⑤ 最大限に手を伸ばした場所で，中指の位置を記録する。
⑥ 開始位置と終了位置の差を測定する。
⑦ 測定は3回実施し，最後の2回の平均値を計算する。

　FRTの結果で届く到達距離が短い（一般的に15 cm，または身長比で9％未満）ことは，転倒リスクが高いことを示唆する。

　この研究では，ゴルファー11人（平均年齢66歳）と非ゴルファー12人（平均年齢71歳）が参加した（2群の間に有意な年齢差がない）。結果，ゴルファーのFRTスコアが非ゴルファーを大きく上回り，ゴルフを続けることで予測的バランス能力が鍛えられていることが判明した（ゴルファー群：平均値28％，非ゴルファー群：平均値17％）。

　さらに，ゴルファーと非ゴルファーのバランス能力を感覚統合テスト（SOT：Sensory Organization Test）で比較した。このテストは，フォースプレート（地反力計）に立ち，以下の6つの条件でバランス能力を測定する。この装置は床地反力（からだが床地面に与える力）を測定し，動きの安定性を分析するものである。

① 普通の床で目を開ける。
② 普通の床で目を閉じる。
③ 床は静止，景色が揺れる。
④ 床が揺れる（足の感覚が頼れない）。
⑤ 床が揺れ，目を閉じる。
⑥ 床も揺れ，景色も揺れる。

　テスト結果では，ゴルファーが視覚や前庭感覚を使ったバランス能力に優れており，揺れる床や複雑な環境でも安定して立てることが示された。一方で，足裏で地面を感じとる固有受容感覚では大差がなかった。これにより，ゴルフが視覚や前庭感覚を鍛えるスポーツであり，揺れに強いからだをつくる可能性が明らかになった。

　また，日常生活での「バランス自信度」を調べた結果，ゴルファーは，以下の項目で自信が高いことが確認された。階段を降りるときにグラつかない，人混みの中でもしっかり立てる，不安定な道でも安定して歩ける。ゴルフをすることで，からだが鍛えられるだけでなく，「自分は揺れに強い」という自信もつく。上記のゴルファーは週1.5時間以上，3年以上続けている人びとであったが，何度もスイングを繰り返す反復練習がバランス能力向上に寄与していると考えられる。

3　ゴルフプレーによる転倒の予防

　散歩は，一定のリズムで行う運動であり，バランス筋力を大きく鍛えるには不十分である[17),18)]。そこで注目したいのが，ゴルフを含む「余暇の身体活動（LTPA：leisure-time physical activity)」だ。ゴルフや水泳，筋力トレーニング（筋トレ）など，楽しみながら取り組める運動が転倒予防に効果的だ。

オーストラリアで行われた研究では，高齢男性1,667人（平均年齢77歳）を対象に，2005～2011年の期間にわたり，転倒リスクとLTPAとの関係が詳しく分析された[19]。観察期間中，合計2,662件の転倒が記録された。研究では，転倒発生率比（IRR：incidence rate ratio）を指標に用い，様々な運動が普段の生活での転倒リスクにどれだけ有効な予防手段になるかを評価した。

転倒発生率比（IRR）の見方
IRR＝1：他の活動と同じくらい転びやすい
IRR＜1：転びにくい運動。数字が小さいほどリスクが低い
IRR＞1：転びやすい運動

この研究で，ゴルフのIRRは0.65と報告されている。つまり，ゴルフをする人は転倒リスクが35％も減少するのである。他の運動と比較しても，ゴルフは転倒予防において非常に優れた効果をもつことが示された。また，水泳はIRR 0.47とさらに低い数値を示したが，水中では浮力がからだを支えるため，足裏の固有受容感覚（筋肉や関節を通して，からだのはたらきや位置を感じる感覚）を鍛える機会が少ないのは転倒リスク回避の面では問題になる。一方で，カリステニクス（美容徒手体操）とローンボウルズ（芝生で行うボウリングに似たスポーツ）はIRR 0.94，0.83と転倒リスクの減少効果が小さく，有酸素運動マシンに至ってはIRR 1.02と，むしろ転倒リスクをやや高めとなる結果となった。さらに詳しく，他の活動や生活習慣（ウォーキング，家事，庭仕事など）を考慮した調整モデルで分析した結果，水泳のみが転倒リスクを有意に下げることが確認された（IRR＝0.67）。ゴルフは有意な結果が得られなかったものの，リスク低下の可能性は依然として支持されると考えてよいであろう。

4　高度な熟練度をもつゴルファーのバランス能力

（1）　スイングを安定させる片足立ちの重要性

ゴルフのスイングには片足立ちが大きく関わっている。スイングの精度やスコアを左右するこの要素が，ゴルフ上達の鍵となる。アメリカの研究では，熟練ゴルファーほど片足立ちのバランス能力が優れていることが明らかになった（各論1章p.116と同研究より，ここでは片足立ちに着目した）[20]。この研究では，片足立ち（図4-3，各論7章p.177動画参照）を使ってゴルファーのバランス能力を評価し，トップアマチュア（ハンディキャップ0以下），中級者（0～9），初級者（10～20）の3群に分けて比較した。その結果，トップアマチュア群は，他の群を圧倒するバランス能力をもち，特に右足での安定性で大きな差が確認された。

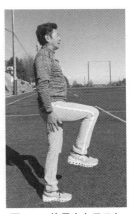

図4-3　片足立ちテスト

ゴルフでは，スイング中に足元が不安定な状況でも正確に体重を移動させる必要がある。例えば，片足がバンカー，もう片足が芝生というような不安定なスタンスでスイングする場合でも，正確なショットを打つには高いバランス能力が必要である。

この研究では，フォースプレート（地反力計）を使ってゴルファーのバランス能力を数値化した。床地反力（からだが床地面に与える力）の変動幅（標準偏差：SD）が小さいほど，バランスが安定しているとされる。この測定で，トップアマチュア群は，開眼右片足立ちにおける前後と内外方向の地反力でSDが最も小さく，他の群に比べて著しくバランスの安定性が高いことが示された。

（2） ゴルフスイング成功の鍵：バランスの科学

アメリカの研究では，ゴルファーの動作能力とスイングエラーの関係が調査された[21]。

この研究では，平均ハンディキャップ14.2の36人のゴルファー（平均年齢25歳）を対象に，片足立ち，脚伸展ブリッジ，つま先タッチといった動作能力がTPI（Titleist Performance Institute）認定者（各論1章p.112参照）により測定された。その中でも，片足立ちテストはバランス能力と同時に，足関節の可動性や体幹の安定性も評価できる方法である（4(1)の研究参照）。このテストでは，被験者は両腕をからだにつけず，片脚の大腿を地面と平行になるまで上げてバランスをとり，目を閉じた状態でこの状態を25秒間維持することが求められた。同じ25秒でもからだの中心がブレないで安定してできているかどうかなどを観察した。また，このテストでは，直接足関節の可動性を測定しないが，バランスのくずれや代償的動作から潜在的な問題をみつけることができる[22]。

その結果，片足立ちができないと判断された場合，スイングエラーが起きる可能性が著しく高いことが示唆された。特に右利きのゴルファーで左脚のバランスが不十分な場合，以下のようなスイングエラーが3倍以上の頻度で発生した。

A 右半身の突っ込み（図4-4A）[23]：右腕のタメが早くほどけることや右腕を伸ばすのが速いことで，右半身が前に出る。これにより，プッシュ（ボールが右方向に飛ぶ）やフック（ボールが急激に左へ曲がる）といったミスショットが発生する。

B 前傾の起き上がり（図4-4B）：テークバック（スイングの動き出し）時にアドレスの前傾姿勢が変わり，上半身が伸びて腰の位置がボールに近づく動作である。前傾の起

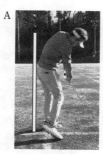
正常　　上半身の突っ込み

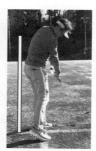

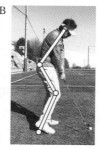
前傾の起き上がり

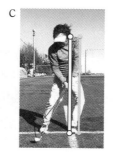
腰の非利き手方向への動き

図4-4　スイングエラー

き上がりは，右へのブロックやフックを引き起こす。ブロックは体重移動が適切に行われず，足に体重が残る動作である。

C　腰の非利き手方向への動き（図4-4C）：ダウンスイング時に非利き手方向に腰が動くエラーである。

これらのエラーは，根本的にバランス能力の低下が原因である。

興味深いことに，右脚伸展ブリッジ[24]（図4-5A）ができないゴルファーは，前傾の起き上がりの可能性が6倍，右半身の突っ込みが5倍高い。このテストでは仰向けで膝を曲げ，骨盤を持ち上げながら片脚を10秒間伸ばす。この間，骨盤が傾いたり脚が震えたりする場合，骨盤や腰椎，体幹の安定性，特に大殿筋が弱いことを示している。大殿筋は骨盤の安定性を保ち，地面から力を効率よく伝える役割を担っており，この筋肉が弱いとスイング中に骨盤が前方に突き出てしまい，スイング全体が乱れる。

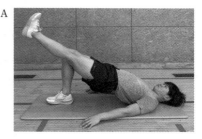
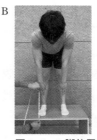
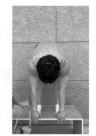

図4-5　A 脚伸展ブリッジ，B つま先タッチ

さらに，つま先タッチ（図4-5B）[25]ができないゴルファーは，スイング中に右半身の突っ込みを起こす可能性が6倍高い。つま先タッチテストでは，膝を曲げずに前屈してつま先に触れる動作を行う。つま先に届かない場合は，腰部とハムストリングスの柔軟性に問題がある可能性が高い。特にハムストリングスが硬い場合，骨盤が後ろに傾きやすくなり，アドレス時の姿勢維持やダウンスイング中の骨盤の回転に影響を与える。もし片方の足を少し高くして再テストを行い，一方のみ困難な場合には股関節の問題が疑われる。

バランス能力は，筋力や柔軟性に大きく依存している。骨盤が安定し，ハムストリングスが柔軟であれば，バランスをとる際の基盤がしっかりと整い，ゴルフスイングや片足立ちのような動作が安定する。これらの要素が不足している場合は，筋トレやストレッチングを通じてバランス能力の改善を図ることが重要である（Column p.154参照）。

スイングエラーを防ぐために，イギリス出身の元プロゴルファーのニック・ファルドが提唱するドリルがある[26]。まず，両手の甲を合わせる。そこからバックスイングに入るとき，この両手の甲を合わせた状態が回転を得る助けになる。右手が回り込むように動くことで，左前腕をひっ張る形となり，これがバックスイングの動作に反映される。左肩があごの下までくるまで回転するのが望ましい。左手，前腕，上腕を回内して伸ばすドリルをボディターンしながらする。このとき，脚の前面はソファなどの安定した物体に軽く押しつけるようにして圧をかけた状態をキープすることを意識する。回転する際に手が甲を合わせた位置を保つことで，自然と右側に体重が移動するようになる。これは，右側への体重移動をイメージするのにとてもよい方法である。

ダウンスイングでは，右足が動きすぎるのを防ぐ助けになる。例えば，右半身の突っ込みのように右足が突然ソファに当たってしまうような急な前方移動を防ぐことが目的である。ここで目指しているのは，右膝が左膝の方へ滑らかにスライドする動きである。右膝がソファに急激に接触するような動きは望ましくない。右膝が自然にスライドし，スムーズにからだを回転させながら腕を動かしフォロースルーへとつなげることを意識する。

（3）傾斜地でのスイング攻略：アマチュアゴルファーのための重心移動と適応力

傾斜地では足場が不安定になり，地反力が変化する。その結果，重心移動（からだの重心が移動する動き）が制限され，スイングの安定性や力の伝達に影響を与える。こうした課題を科学的に検証した例として，中国の研究がある[27]。この研究では，アマチュアゴルファーが傾斜地でスイングした際の動作解析を行い，傾斜条件によって重心移動に違いがあることが示された。

研究は，6人の右利きアマチュアゴルファー（平均年齢51歳，ハンディキャップ18.5）を対象に実施された。被験者は，7番アイアンを使用して3種類の傾斜地（平坦地，ボールが足元より高い「つま先上がり」傾斜，ボールが足元より低い「つま先下がり」傾斜）でスイングを行った（図4-6）。結果として，傾斜地がスイングのリズムやスイング時間全体に与える影響はみられなかった。しかし，重心の動きに関しては興味深い違いが確認された（図4-7）。

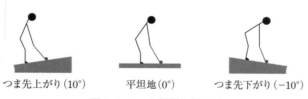

図4-6　3つの傾斜の側面図

出典：Li et al., 2023[27]を一部改変

このグラフは，ゴルフスイング中に選手の重心がどのように動くかを示している。異なる傾斜条件での比較が行われている。それぞれの線が重心の移動を示しており，縦軸が重心の位置（メートル），横軸がスイングの期を示している。(---平坦地）に比べて，(―つま先下がり)，(―つま先上がり)ともに後から前方向の移動が少なくなっている。特に(―つま先下がり)ではスイングの開始時点で重心が後ろ寄りになり，前方への移動が制限されているのがわかる。そのためか，上下方向の動きも(―つま先下がり)が大きくなっている。左右の動きは傾斜地のスイングで平坦地に比べインパクトのときに小さくなっている。

平坦地では重心移動がスムーズで，力が効率よくボールに伝わる。一方，傾斜地（特につま先下がり）では，スイングが小さくなることが示された。そして，スイングスピードやボールスピード，キャリー距離が平坦地よりも低下し，ボールスピードは最大約4.3m/s，キャリー距離は最大約16.9ヤード短くなるという結果が得られた。

この研究は，傾斜地でのプレーの難しさと，その克服方法を示している。例えば，傾斜に応じてクラブの番手を調整する，体重移動を意識してスイングするなどの対応が挙げられる。傾斜地でのゴルフは，技術だけではなく，地形を読む力や戦略も必要である。

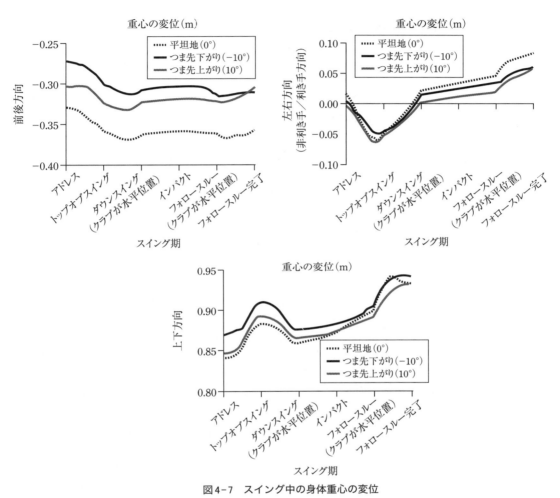

図4-7　スイング中の身体重心の変位

出典：図4-7と同じ

Column 1. ゴルフにおけるバランス能力

　バランスという言葉はもともと天秤からきているといわれている。いろいろなところでバランス能力がいわれているが，スイングスポーツでは，体幹の軸の安定性，コアの筋力，足のフットワーク，アライメントなどの総合的なはたらきの中で発揮される重要なものである。

　立位バランスを測るには片足立ちが簡便な方法である（図4-3）。若い人は閉眼でも2分ぐらいできるのが正常だが，高齢者になると危ないので開眼で行われるが60歳を過ぎると1分できる人が少なくなる。

　こういう高齢者でも指1本，机に置いたり，壁に置いたりすると楽々できる。接地面積が増えることで安定性が増すのである。これが杖の原理である。

　逆にいうと，ヒトは体表面積の2〜3％の足裏でバランスをとって立っているのである。赤ちゃんをみればわかるように，人はバランス能力を向上させながら立って生活できるようになる。幼児と高齢者は転びやすい。

　若い人でも，スポーツ障害の原因第一位は転倒である。また，格闘技を考えてみると，相手のバランスを乱して立てなくさせれば技あり有効となる。スキーの旗門は，転ばせようと立てられる。ほかのスポーツでも，力で押すだけでなく，フェイントという技術で相手のバランスを乱すことが行われている。

　1人で行うゴルフではどうだろうか。長いクラブを振り回してバランスをとるのは難しい。やはり短いクラブがやさしいのである。不整地で前上がりだったり左下がりなどいろいろな状況下で立ってスイングすることが必要になる。ここでもバランス能力が問題になる。疲労を加味して，上級者でも高齢化とともに，こういうショットが難しくなることを自覚しておくべきである。

　では，バランストレーニングとしては何をすべきであろうか。バランスの乱れた病気のときにかかる専門家は眼科，耳鼻科，整形外科，神経内科ということになる。バランスを司るのは，目と内耳と身体感覚からの情報とそれに反応する身体能力である。遊園地にある錯覚をきたす絵や傾いた床などのアトラクションは，バランスの情報を乱す。ジェットコースターなどは，スピードも加えバランス能力を揺さぶる。こういうものを楽しむのもいい対策かもしれない。

　トレーニングの王道としては，まず立位トレーニングであろう。スクワット，片足スクワット，四股，つま先立ち，ヨガの木のポーズなどが考えられる[28]。

　丸木橋を歩くとき両手を広げバランスをとる。このとき，手を上下するが手だけでやるのと，背骨をくねくね動かして手が上下するのと，どちらが効果があるだろうか。やってみればわかるかと思うが，背骨を動かしてバランスをとる。背骨を動かし，体幹の筋力をうまく使ってバランスをとる。そこで背骨を動かす肘まる体操（各論3章 p.143参照），体幹トレーニング，コアマッスルトレーニングがバランス能力に必要なこととなる。さらに手足の先まで，ストレッチングが必要となる（図4-8A）。

　目や内耳のトレーニングとしては，目と首をいろいろな組み合わせで動かす。つま先に踵をつけて立つタンデムウォーク，ダンスのハーフターンなどが工夫されている。

　最大のフォロースルーのポーズを作ってストレッチングするのもよい（図4-8B）。

① 左片足で立つ（右打者），右足はつま先で立つ
② 右肘を左前腕で引いて右手のひらが飛球線に
③ 右肩，肩甲骨をストレッチングする
④ 顔を右に，正面を見る
⑤ 前傾してボールを見て行う
⑥ 身体は左にさらに回して，ボール，右足

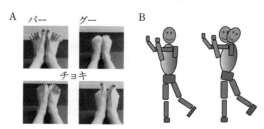

図4-8　A：足の手入れとして「足じゃんけん」を実施
　　　B：ストレッチング－フォローの構え

かかとを見る。

思っていたよりできないのではないだろうか。該当する人は，どこが硬くなっているのか確かめながら行う。

実戦に向かっては，右打ちならば左足だけに荷重して，フォローをとる。だんだんにバックスイングと右足への荷重を大きくしていく。不整地の条件をつくって行う。不整地だとどのぐらいのスイングアークなら乱れないかを知っておくべきである。

渡會公治

2. スコアーメイクのための注意点

① 傾斜地のティーイングエリア（図4-9①）

傾斜地で盛土（もりど）したティーイングエリアは永年すると沈下する（コースによっては，水平に修復している）。ティーショットの位置を決めるときは平坦の場所を選んでティーアップしよう。

② 平坦地にティーイングエリアを盛土した場合，山留工事をしていない個所は4方向に地盤が下がっている可能性大である（図4-9②）。ティーマークが中央付近にあれば問題ないが，つま先上がり・下がり，左足上がり・下がりの難しいショットになる（広い平面なので気がつかないでティーアップしている人が多い）。

③，④ 傾斜地・平坦地のパッティンググリーン（以下グリーン）（図4-9③，④）

グリーンは多くが受けグリーンになっている。グリーンは盛土であっても強固な地固めをするため下らない（多少は下っている）。あるいは下がることを想定してか高めの受けグリーンにしてある。

⑤ 傾斜地グリーン左右の傾斜（図4-9⑤）

おおむね受けグリーンになっているが，どちらかの盛土が多い場合，盛土の多い方が低くなっていることがある（盛土による錯覚で高く見える場合があるので注意）。注]姿勢を低くして見るとグリーンの傾斜が見やすい。

⑥ ティーイングエリア（図4-9⑥）

ティーショットのとき，気をつけたい点として，ティーイングエリアの先端，あるいは，ティーマークがターゲットに向かって直角に設定されていないホールが多々ある。こんなときのためにルーティンにおいて目標方向を決める作業がある。

O.E.（元国体ゴルフ競技　埼玉県代表）

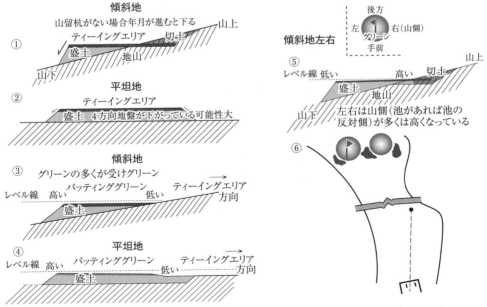

図4-9　ゴルフコースの地形の特徴とティーイングエリア，およびグリーンの設計要素

5章　ゴルフが心血管・脂質・骨に与える影響

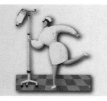

Point：①ゴルフは歩くことで血圧を下げ，心血管疾患リスクの低減が期待できる。
②ゴルフは中年男性の運動効率を向上させ，心血管への負担を軽減する。
③ゴルフは脂質代謝を改善する。
④ゴルフは骨密度を高め骨構造を強化させる可能性がある。
⑤ゴルフは肥満を改善し体格指数（BMI：Body Mass Index）を低下させる。

1　ゴルフと血圧

（1）高血圧を防ぐためにできること

高血圧は，診察室血圧で収縮期血圧（上の値）140 mmHg，拡張期血圧（下の値）90 mmHg 以上と定義される。ただし，家庭血圧ではこれより低い 130/80 mmHg 以上が高血圧の基準とされている。高血圧対策には，生活習慣修正と薬物療法がある。前者には，肥満解消，減塩などがあるが，有酸素運動や筋トレも有効である[1),2)]。特に収縮期・拡張期を下げるのに次の各種運動は推奨される[3)]。

- 有酸素運動：一定のペースで続けられる歩行などの運動
- 等張性筋トレ（総論2章 p.18参照）：スイングのように筋肉を伸び縮みさせて関節を動かす運動
- 等速性筋トレ：専用の器具を用い，関節の動作速度を一定に保ちながら行う筋収縮運動
- 等尺性筋トレ：ゴルフクラブを握りしめる動作や姿勢をキープする運動

これらを組み合わせた運動は拡張期血圧を低下させる。また，収縮期血圧は，等尺性筋トレで最も大きく低下させるとされる。ゴルフは主に有酸素運動に分類されるが，等張性筋トレや等尺性筋トレの要素も取り入れられている。そうであれば，高血圧のリスクを減らすためにはコースに出るべきである。

（2）ゴルフで血圧もストレスもスッキリ

オーストリアの研究では，長期休暇中のゴルフが血圧を下げ，ストレスを軽減する効果を示している[4)〜6)]。この研究では，中央値54歳の健康な52人を対象に，1週間の休暇中にゴルフを行うグループ（ゴルフ群），ノルディックウォーキングや電動自転車を行うグループ（歩行・自転車群）に分けて観察した。ノルディックウォーキングはポールを使って歩き，普通歩行に比べて肩甲骨や股関節を大きく動かす[7)]。この観察の結果，ゴルフ群での効果は，収縮期血圧が 11.0 mmHg 低下（$p^* = 0.01$），拡張期血圧が 5.0 mmHg 低下（$p = 0.01$）と驚くべきものであった。さらに，ゴルフ群では，ストレスに関連する物質である FGF21（線維芽細胞増殖因子21）のレベルが 29％ も低下していた（$p =$

0.005)。FGF21は，高血圧，肥満，糖尿病などからだにストレスが加わった際に放出される物質であり[8]，今回の低下は，ストレス軽減を示唆すると考えられる[9]。

　　＊p：p値(probability value)とは統計学的に有意かどうかを示す指標であり，一般に$p<0.05$未満であれば「統計的に有意」と判断される。ここでは$p=0.01$であるため，偶然によってこのような差が生じる確率は1％であり，統計的に有意な差であることを示している。

（3）フィンランドのゴルフと高血圧への効果

　フィンランドは夏の白夜が続き，深夜までゴルフを楽しめる特別な環境をもつ国である。そのような環境を背景に，20週間のゴルフが高血圧に与える効果を検証した研究がある[10]。

　この研究(各論2章 p.120と同研究により，ここでは血圧に着目する)では，ゴルフを行うグループ(ゴルフ群)と運動を行わないグループ(通常活動群)の2群に分け血圧推移を観察した。その結果，ゴルフ群で血圧に大きな変化はみられなかった。しかし，高血圧に限定した分析では，拡張期血圧が3mmHg低下する有意な改善が確認された($p=0.03$)。この結果は，歩行運動が高血圧や肥満に降圧効果をもたらすとする既存の研究とも一致し，ゴルフが高血圧を改善する手段として有効であることを示している[11],[12]。

（4）フランスでのゴルフの血圧低下とストレス軽減効果の疫学的大規模研究

　フランスでは，ゴルフがSNSを活用して新たな広がりをみせている。特に，YouTubeで人気のTwoBrothers Golf(トムとリュック)がゴルフの楽しさを発信し，若者や初心者層にも親しまれている[13]。この国において，ゴルフが血圧に与える影響について大規模調査が行われた。この研究では，月に6回以上ゴルフをする65歳以上のゴルファー5,136人と，ゴルフをしない一般集団11,900人を比較した[14]。その結果，ゴルファーの収縮期血圧が平均で4mmHg低下した。この降圧効果は，歩行などの運動と同じ程度のものであった[15],[16]。また，ゴルフ歴が1年増えるごとに収縮期血圧が0.04mmHg低下した($p=0.01$)。さらに，ゴルファーは肥満や過体重の割合が低く，喫煙率も少ない傾向がみられた。また，自己申告したストレスレベルが1段階上がるごとに収縮期血圧が0.29mmHg上昇することが確認された($p=0.0002$)。これにより，ゴルフが血圧低下とストレス軽減に役立つ可能性が再び確認された。フランス政府の公的機関は，これらの研究からゴルフの普及を推奨することを公衆衛生学的観点から推奨している。

　では，ゴルフを取り入れるだけで必ず血圧が下がるのかというと，そうとも限らない。シンガポールの多民族コホート研究では，野球やランニングは拡張期血圧を下げるが，ゴルフでは拡張期血圧が2mmHgほど上昇させる可能性が示唆された[17]。この「相反する効果」の説明は明確ではないが，運動量が野球やランニングに比較し少ないことから，血圧を下げる効果が不足していた可能性は残る。

　上記の多くの血圧研究を総合的に考えると，ゴルフは血圧低下に有効なスポーツであるが，その降圧効果は運動強度や頻度，個々の生活習慣，体力レベルなどによって異なる可能性はある。

2 ゴルフと心血管疾患

(1) ゴルフのプレースタイルと健康リスク：歩行プレーがもたらす心血管疾患への効果

心疾患は日本では死因の第2位であるが，アメリカでは第1位である。ただし，BMI30以上の人口比率はアメリカで42％，日本では4.5％と大きな差があるため，アメリカの成績をそのまま日本に当てはめることには慎重さが必要である[18),19)]。

そのアメリカで行われた大規模研究で，ゴルフのプレースタイルが心血管疾患リスクに違いをもたらす可能性があることが示唆された[20)]。この研究は1987～2015年にかけて13,204人を対象に行われた。25年以上にわたる追跡調査の結果，約30％の参加者が心血管疾患を発症した。その中で，カートを利用したゴルフに参加する人（623人）の心血管疾患リスクは，カートを利用したゴルフに参加はしていないすべての対象者より7％高く，ハザード比*1.07（有意差なし）であった。一方，歩いてゴルフをプレーする人（648人）のリスクは23％低下し，ハザード比は0.77（$p < 0.01$）であった。これは，歩行プレーが心疾患のリスクに対して保護的である可能性を示唆している。

＊ハザード比：特定の行動や因子がリスクにどれだけ影響を与えるかを示す指標であり，値が1より小さいとリスクの低下を，1より大きいとリスクの上昇を意味する。

さらに，この研究では様々な背景因子を調整し解析をした結果，歩行プレーは心血管疾患リスクの低下を13％低下させる傾向*が観察された（ただし，ハザード比0.87，95％信頼区間は0.74から1.02で「1」をまたぐため統計的な有意差には至らない）。

＊傾　向：データに一定のパターンや方向性がありそうとみえる状態を指す。ただし，そのパターンが統計的に確定されたものではない場合に使う表現である（marginal significance）。

(2) ゴルフと健康リスク：年齢がもたらす影響の真相

オーストラリアの研究では国民栄養・身体活動調査のデータを用いて二次分析*を行い，ゴルファー128人と非ゴルファー4,999人の健康リスクを比較した[21)]。その結果，ゴルファー群は，非ゴルファー群よりも高齢であった（平均年齢58歳 vs 49歳，$p < 0.05$）。また，ゴルファーの75.9％が過体重または肥満（BMI＞25）であり，非ゴルファーの63.9％と比べて割合が高く（$p < 0.05$），ゴルファーが過体重，または肥満である可能性は77％高かった（オッズ比1.77，$p < 0.05$）。

＊二次分析：大規模な既存データを再利用することで，コストや時間を節約しながら新たな知見を得る手法である。

ただし，この疫学的観察研究の結果をもって「ゴルフが健康リスクを高める」と結論づけるのは早計である。データを年齢で調整したところ，ゴルファーと非ゴルファーの間の有意な差は消失した（オッズ比1.44，95％信頼区間0.93～2.24）。つまり，過体重や肥満のリスクが高いのは，ゴルフそのものが原因ではなく，ゴルファーが比較的高齢であることが主因と考えられる。

興味深いのは，各国の文化や健康志向の捉え方で健康リスクへの解析結果の解釈が異

なってくる点がある。例えば，フランスではゴルフが健康志向の人びとに人気があるが，オーストラリアでは高齢者の健康維持手段として人気がある。日本では高齢のゴルファーが多く，健康維持の目的でプレーするゴルファーも多い。それぞれの文化やゴルフ人口の年齢層の違いは，健康リスクにも反映しているのである[22]。

3 ゴルフが心肺機能に与える影響

(1) ゴルフで心肺機能をアップし，心血管リスクを乗り切る

ゴルフが心肺機能(総論3章参照)にどのように影響するのか。オーストリアの研究(**1**(2)参照)によれば，ゴルフ群は，長期休暇中にゴルフを行うことで漸増的運動負荷試験の心拍数が有意に低下した($p=0.005$)[8]。また，フィンランドで中年男性を対象に実施された20週間のゴルフトレーニング研究(**1**(3)参照)では，さらに詳細な検討が行われている[10]。

漸増運動負荷(トレッドミル試験)では，まず時速2kmで平らな道を4分間歩いてウォームアップを行い，その後，測定を行う。

試験は5段階に分かれ，各ステージで運動強度は少しずつ増加させる。

第1段階：時速4.3km，平らな道(3メッツ)
第2段階：速度はそのままで傾斜が追加(4メッツ)
第3段階：時速5.5kmに速度アップ，傾斜はそのまま(5メッツ)
第4段階：時速6.0kmにさらに速度アップ，傾斜はそのまま(6メッツ)
第5段階：時速6.0kmのまま，傾斜がさらに増加(7メッツ)

試験の最終段階では，負荷を1メッツずつ増加させ，被験者が運動継続困難と判断するまで測定を継続する最大努力試験(最大負荷試験)を実施する。その間，心拍数や酸素消費量を測定し，それを基に$\dot{V}O_2max$を推定する。また，血中乳酸レベルを測定するため，指先から少量の血液サンプルも採取される(総論3章 p.34参照)。

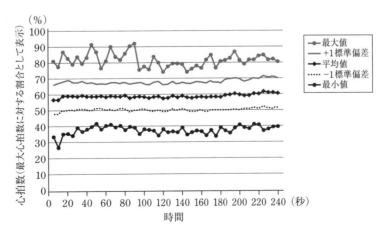

図5-1　4時間のゴルフプレーが中年男性ゴルファーに与える心拍数への影響
出典：Parkkari *et al*., 2000[10]を一部改変

試験結果によれば，ゴルフを行う前の最大心拍数はゴルフ群もゴルフをしないグループ（通常活動群）も同じ177拍/分であった。一方，実際のゴルフ中の心拍数は50〜160拍/分の間で変動し，平均は104±16拍/分であった（図5-1）。すなわち，最大心拍数の約59%にとどまるため，比較的余裕をもって運動を継続できる範囲であると考えられる。これは最大心拍数の約59%，酸素消費量でいうと$\dot{V}O_2max$の約46%である。ゴルフはトレッドミル試験からみて「中強度の運動」として分類される。

　20週間にわたりゴルフを続けたゴルフ群には，$\dot{V}O_2max$自体には有意な改善はみられなかった。ただし，以下のような心肺機能の改善がみられた。

- トレッドミルの平均歩行時間が36秒延びた（$p<0.001$）。
- 7メッツ時の心拍数が4.6拍/分低下し，心臓への負担が軽減された（$p=0.01$）。
- 乳酸値が低下し，酸素利用が改善した（$p=0.01$）。

　ゴルフの運動強度は3〜5メッツ程度であり，年齢や体力に応じてカロリー消費は4.5〜6.5kcal/分とされる。この運動量は「疲れ過ぎず，それでいて，しっかりとからだを動かせる絶妙なバランス」といえる。

（2）心血管疾患を抱える人にもゴルフは安全で効果的

　ゴルフは，そのプレースタイルとハンディキャップ制度のおかげで，健康な人と心血管疾患のある人が同じフィールドで楽しむことができるユニークなスポーツである。

　ドイツの研究では，心血管疾患を有する男性ゴルファー20名（平均年齢65歳）と健康なゴルファー8名（平均年齢62歳）を比較した[23]。心血管疾患のある人は運動耐容能が4.8メッツ（中強度），健康な人は6.9メッツ（高強度）と指示された。運動耐容能は，日常的または継続的に耐えられる運動負荷の範囲を指し，心肺機能や筋肉の持久力を評価する指標である。

　この研究では，全員がコースで3〜4人のフライト（ハンディキャップによるグループ分け）で競技を行い，その運動量を測定した。その結果，心血管疾患のある人も健康な人も同じく3.1メッツという結果が得られた。これは，ゴルフが両者にとって安全面でも適切な運動であることを示している。

　ただし，心血管疾患を有する人のゴルフ中の酸素消費量は$\dot{V}O_2max$の76.0%と高めで，高強度運動に分類される強さであった。一方，健康な人のゴルフ中の酸素消費量は55.3%で中強度運動程度であった。この結果から，ゴルフは運動負荷面で健康的な運動といえるが，心血管疾患のある人にとっては，時に負荷が高い運動となり得る可能性がある。

　ゴルフのラウンド中，心拍数は運動負荷だけでなく，心理的要因やコースの地形にも影響を受けた（図5-2）。心拍数の変化は以下のような特徴を示した。

- スタート時：事前興奮（総論3章 p.29参照）で心拍数が急上昇する。
- ホール2〜3：徐々に心拍数が安定する。
- ホール8〜10：コースの傾斜で再び心拍数が上昇する。

- ●後半ラウンド：心理的要因で心拍数が増減を繰り返す。
- ●最終ホール：疲労と緊張で心拍数が再度上昇する。

　なお，心血管疾患を有する人と健康な比較対照群での心拍数変動には，必ずしも一定の傾向はみられなかった。この観察から，ゴルフ中の心拍数は心理的要因やコースの地形によって大きく変動することが示唆されている。

　以上の結果から，ゴルフは心血管疾患を抱える人にとっても安全かつ健康維持に効果的な運動である可能性が示唆される。ただし，無理をしないことが前提であり，自身の運動耐容能を超えない範囲でプレーすることが重要である。

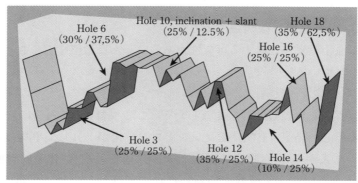

inclination + slant：傾斜と斜面

図5-2　ゴルフ場の地形(傾斜)と％最大心拍数(心血管疾患を有する人／健康な人)

出典：Unverdorben et al., 2000[23]を一部改変

4　ゴルフが血中脂質および骨の健康に及ぼす影響

（1）ゴルフで血液をきれいに－コレステロール改善の仕組み

　コレステロールは，人の体内に存在する脂質の一種で，細胞膜やホルモン，胆汁酸などの材料となる栄養素である。コレステロールは肝臓で合成され，リポタンパクという形で血液の中を運ばれていく。このリポタンパクにはLDL（低比重リポタンパク）とHDL（高比重リポタンパク）がある。コレステロールを含むリポタンパクであるが慣習的にLDLコレステロール，HDLコレステロールと表現される。

- ●LDL（悪玉）コレステロール：全身の細胞にコレステロールを届ける役割。ただし増えすぎると血管に溜まり，動脈硬化の原因になる。
- ●HDL（善玉）コレステロール：血管に溜まった余分なコレステロールを肝臓に運ぶ「掃除屋さん」である。
- ●VLDL（超低比重リポタンパク）コレステロール：中性脂肪を運ぶ運び屋。分解されるとLDLコレステロールになる。

　HDL／総コレステロール比は，心血管疾患のリスクを評価する上で重要な指標である。この比率が高いほど，動脈硬化のリスクは低い。この比率を上げることは「血管の若返り」に繋がる。これを改善する法の一つが「運動」である。運動がコレステロー

ル代謝に好影響を与えることは，148件のメタ解析による研究で明らかにされている[24]。
- 有酸素運動：総コレステロール，LDLコレステロール，中性脂肪，VLDLコレステロールを減らし，HDLコレステロールを増加させる（$p<0.05$）。
- 筋トレ：HDLコレステロールを増やすが（$p<0.05$），他の指標にはあまり変化なし。
- 組み合わせ運動（有酸素＋筋トレ）：すべての指標が改善（$p<0.05$）。

ゴルフは有酸素運動（歩く）と筋トレ要素（スイング）を兼ね備えたスポーツであり，血中脂質の改善が期待できる。

(2) ゴルフは血中脂質を改善させるか

ゴルフで血中脂質が改善する可能性がある－そんな希望を感じさせる研究結果がいくつも報告されている[4),10),25)]。

フィンランドの研究（❶(3)，❸(1)参照）で，運動習慣のない大人を対象に，週2回のゴルフを行う群と比較対照群を比較した[14]。ゴルフ群は，1週間に15～20 kmを比較的低強度で歩行した結果，HDL/総コレステロール比が上昇し，平均体重の減少も観察された。この結果からは，「運動の強度」よりも「運動の量」が体脂肪や血中脂質に大きな影響を与える可能性を示唆している。ここで興味深いのは，体重の1 kg減少により，総コレステロールやLDLコレステロールが1％減少し，HDLが1％増加するという他の既報の研究成績と一致していたことである[26]。さらに，この脂質改善効果は，オーストリアの研究（❶(2)参照）でも追試され，ゴルフトレーニング後にHDLコレステロールが5 mg/dL増加したと報告された[4]。このように，ゴルフで歩くことは，脂肪を減らし血液をきれいにすることが期待される。

(3) ゴルフで健康な骨を保つ秘訣

40歳以上の成人が身体活動を増やすと，脆弱性骨折（弱い外力で起きる骨折）のリスクが11～40％低下する[27]。また，55歳以上の活動的な男女で，骨折リスクが20～40％低い[28]。代表的な部位には，腰椎（背骨の腰の部分），大腿骨頸部（股関節周辺），手首（橈骨遠位端）が挙げられる。

骨の健康には，骨量や骨の構造が大きく関わっている（総論6章 p.59参照）。

① ゴルフで骨量（骨密度）アップ

骨の健康には，「骨量（骨密度）」が重要な役割を果たす。骨量とは，骨に含まれるミネラル（主にカルシウムやリン）の量を指す。この値は，若年成人平均（％YAM）と比較して評価され，80％以上が正常で，70％未満が「骨粗鬆症」と診断される。

骨量は，子どもから青年期にかけて増加し，男子は18～23歳，女子は18～20歳でピークに達する[29]。この「ピーク骨量」をどれだけ高められるかが，将来の骨折リスクを左右する。特に思春期の運動は，骨を強くするための最重要期間である[30]。ピーク骨量は，60～80％は遺伝的因子により決定されるが，身体活動も骨量の蓄積に影響を与

える[31]。

　ゴルフは，骨を強くする運動の代表格である。それは，ラウンド中に約6〜8km歩く負荷だけではなく，スイングによる腰椎や下肢骨への負荷も重要な役割を果たす[32]。プロ選手のスイングは，体幹の回旋速度が最大730°/秒にも達し，腰椎への負荷は体重の8倍にもなり[33],[34]，特に腰椎の骨密度を高める可能性を示している[35],[36]。実際，オーストラリアの研究で，女子ゴルフ選手11人（平均年齢22歳）と運動習慣のない非ゴルファー18人（平均年齢23歳）を比較した結果，ゴルフ選手の第2〜4腰椎の骨密度が対照群（非ゴルファー群）より6.7％高い（未調整および調整済データは，すべて対照群より有意に高い$p<0.05$）[37]。

　ゴルフスイング中の地反力（各論4章参照）は体重の0.33〜1.1倍と推定されている[38]。ランニング（2〜3倍）やジャンプ（4〜6倍）などの高衝撃スポーツと比べると衝撃は少ないが，骨密度向上には効果的であると考えられる。地反力を使った飛距離アップ法は，ツアープロにも浸透しているテクニックでもある[39]。

② ゴルフが骨構造に与える効果

　骨密度に加えて骨構造も骨の強さを決定する。骨構造の解析には，手首や足首の骨を高解像度で可視化できる「HR-pQCT（高解像度末梢定量的コンピュータ断層撮影）」が使われている。この撮影技術を用いた研究で明らかになったのは，ゴルフを含む身体活動が骨の構造に与える興味深い効果である。

　ノルウェーでは，ゴルフ初心者を歓迎する文化が根づいており，初心者向けのプログラムを提供するゴルフクラブが多い。そんなノルウェーで，31〜77歳の女性双生児140組を対象に，非利き脚の脛骨（すねの骨）をHR-pQCTで撮影し，身体活動と遺伝の影響を解析研究した[40]。この身体活動指数は，ゴルフを含めて，ガーデニング，ハイキング，競技的スポーツまで考慮し計算されている。その結果，遺伝的因子に加え，身体活動の増加は，以下のような骨構造の改善が確認された。

●骨の外側部「皮質骨」が頑丈に
●骨の内側部「海綿骨」がしっかり密に
●骨のつなぎ目が改善
●骨の「髄腔」が小型化

　これらの骨構造の改善はいずれも「骨の強さ」の改善を意味する。同様に，スイスの研究では，平均年齢78歳の女性1,013人を対象に調査し，現在の身体活動量が皮質骨の断面積や厚さ，海綿骨の厚さに強く関連していることが確認され，ここでも身体活動と骨構造の関係が明らかになった[41]。ゴルフのような中強度の運動が骨の健康を保つ重要な手段であることは，このように多くの成績で裏づけられている。

5 ゴルフの運動効果と体格指数（BMI）

ゴルフの習慣化は，肥満を解消しメタボリック症候群のリスクを軽減できる可能性が大きい。

イギリスの横断研究（各論1章 p.111参照）によれば，ゴルファーの平均BMIは24.8±2.5 kg/m² であったのに対し，非アクティブ群では27.9±3.5 kg/m² と有意に高く，ゴルフを定期的に行う人びとは，非アクティブな人びとに比べてBMIが低い傾向が認められた[42]。

さらに，フィンランドで行われた20週間にわたる介入研究（1(3)，3(1)，4(2)参照）では，ゴルフプログラムに参加した人びとの体重が平均1.4 kg 減少した（$p < 0.001$）[10]。この研究では，BMIも 0.4 kg/m² 減少，ウエスト周囲長が2.2 cm 減少，ウエスト・ヒップ比が1.3%減少するなど，全身の体脂肪減少効果が確認された（$p < 0.01$；図5-3）。また，腹部や上腕三頭筋の皮下脂肪厚の減少も顕著であり，ゴルフが体脂肪の減少に効果的であることが明確に示された（$p < 0.01$）。

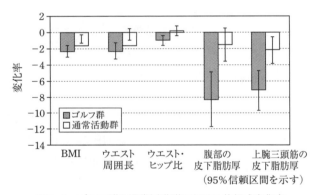

図5-3　ゴルフ群と通常活動群における体組成変化率
出典：Parkkari *et al*., 2000[10]を一部改変

死亡率の関連からは，BMIが全因死亡率とJ字型の関係（J字現象）をもつという点は注目に値する[43]。J字現象とは，BMIは高すぎても低過ぎても健康リスクが悪化することを指す。さらに，最適なBMIは年齢によって異なる。BMIは70歳未満では 23 kg/m² が最適とされているが，70歳以上では 25 kg/m² が最適値に上昇する。このことから，高齢者においては，「ヤセ」ることなく栄養を十分に摂取しながら運動を取り入れることが重要であると推定される。

Column

1. ゴルフコースにおける心停止対応とAEDの重要性

アメリカ人で医師兼プロゴルファーとして活躍するリード・シェフタルは，医学とゴルフを通じて社会に貢献してきた人物である[44]。彼はカンボジアでは，数百件以上の無料手術を行い，多くの命を救ったほか，アジアのミニツアーに参戦しながらフルタイムの外科医として働くという特異なキャリアを築いている。彼が体現する「命を守る意識」は，決して特別な資格や経験をもつ人だけが発揮すべきものではない。

ゴルフは健康増進に寄与するスポーツだが，屋外で長時間プレーする特性上，まれではあるものの心停止が発生する可能性が指摘されている（総論3章 p.29, 37参照）。

アメリカの調査によれば，ゴルフコースでの心停止発生率は4.8件/1,000人年と高い数値を示しており，公共施設の中でも特に注意が必要な場所とされる[45]。また，ミシガン州の調査では，2010～2012年の間にゴルフコースで報告された心停止が40件に上り，これは1コースあたり年間約1件のペースで心停止が発生していることを意味する[46]。特に5月から10月に発生が集中しており，ラウンド中の身体的負荷や気温の上昇が影響していると考えられる。調査によると，AEDが設置されているゴルフコースは全体の22.5%に過ぎず，実際に使用されたのはわずか2件である。

一方，ペンシルベニア州のゴルフコースに関する調査では，メンバーコースの自動体外式除細動器（AED：automated external defibrillator）設置率が58.5%だったのに対し，パブリックコースでは9%と大きな差が確認された[47]。また，心肺蘇生法訓練を受けたスタッフの数もメンバーコースの方が多いことがわかっている。発症からAED使用までの平均時間はどちらも4～5分であるが，この時間をさらに短縮する必要がある。

ラウンド中に一緒にプレーするゴルファーが「坂を登るのが苦しい」「動悸がする」といった症状を訴えた場合，ラウンドを中断する勇気をもつことが重要である[48]。クラブハウスに戻り，迅速に救急車をよぶなど，適切な対応を検討すべきである。

2. ゴルフキャディ活動が健康に与える可能性

イギリスでは，ゴルフラウンドの約67.4%でキャディが利用されており，その人気は年々高まっている[49]。一方，日本ではキャディの利用率は21.8%と控えめだが，スコアが良いゴルファーほどキャディを必要とする傾向がある[50]。特にスコアが80以下のプレーヤーでは，33.3%がキャディを利用しているという結果が出ている。

キャディ活動は，身体的健康を維持する理想的な機会を提供する。特に，24週間にわたり59歳を中心とした男性キャディを対象に行われた研究では，キャディ活動が健康指標に与えるプラスの影響が確認された[51]。この研究によれば，キャディ活動によって体重，脂肪量，脂肪率，脂肪対筋肉比，BMI，肥満度が改善された。さらに，総コレステロールやLDLコレステロールの減少がみられる一方で，HDLコレステロールは増加した。また，キャディ活動は，動的および静的バランス能力が向上したほか，腰部筋力の改善も確認されている。一方で，キャディ活動が心拍数，血圧，心肺機能に与える影響は有意ではなかった。この結果には，キャディ活動自体の運動強度がそれほど高くないことや，食事や睡眠，アルコール摂取など他の生活要因が影響した可能性が考えられる。

キャディ活動は，身体的健康だけでなく，人間関係の構築や社会的交流を深めるという点でも重要である。

6章 ゴルフに多い整形外科的損傷と予防

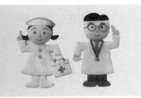

Point：①ゴルファーには，上肢と腰に整形外科的損傷が多い。
②アマチュアゴルファーに最も多い整形外科的損傷部位は肘・前腕である。
③ゴルフクラブのグリップを強く握り過ぎると，上腕骨外側上顆炎が生じやすい。
④腰痛の原因には，ゴルフスイングの特性，不適切なフォーム，柔軟性の不足，筋力・筋持久力不足などがある。
⑤体幹，大殿筋，股関節周囲，ハムストリングスは柔軟性と筋力の相反する両者が必要である。
⑥ゴルフ前の10分以上のダイナミックストレッチングによるウォームアップが推奨される。

1 ゴルフに多い損傷部位

　ゴルフは他のスポーツに比べ整形外科的損傷のリスクが比較的低い。一方プロゴルファーは，アマチュアゴルファーよりも整形外科的損傷発生率が高い。ゴルフに多い損傷部位について，アマチュアゴルファーとプロゴルファーで異なる。両者の疫学調査は，次の通りである。

(1) アマチュアゴルファーに多い損傷部位

　アマチュアゴルファーを対象とした疫学調査研究で，個々の整形外科的損傷部位を記載しているものは11論文（計6,704名：男5,060名・女1,644名）あり対象者は男性が多い（表6-1）[1]〜[11]。

表6-1　アマチュアゴルファー研究の人口統計学的および疫学的情報

著者（年）	国	調査人数（男・女）	平均年齢	平均HD
McCarroll ら（1990）[1]	米国	1,144（942・202）	52	17.7
Batt（1992）[2]	英国	193（164・29）	50.0	15.6
Gosheger ら（2003）[3]	独国	703（510・193）	46.2	21.5
Fradkin ら（2005）[4]	豪州	522（0・522）	54	17
Fradkin ら（2007）[5]	米国	304（217・87）	53	13
McHardy ら（2007）[6]	豪州	588（473・115）	59.1	19.5
McHardy ら（2007）[7]	豪州	1,634（1,316・318）	55.2	19.7
Qureshi ら（2022）[8]	パキスタン	76（74・2）	47.4	記載なし
Murray ら（2023）[9]	米国	1,170（1,170・0）	55.0	9.0
Moon ら（2023）[10]	韓国	208（194・14）	40	21.5
Mountjoy ら（2024）[11]	全世界	162（0・162）	20.0	記載なし

HD：ハンディキャップ

アマチュアゴルファーが調査時までに経験した最も多い損傷部位は肘・前腕で，アマチュアゴルファーの20.5％に生じていた。次に多い部位が腰で16.2％，手首・手が13.2％，肩11.1％の順となっていた。図6-1に，アマチュアゴルファーのどれくらいの割合が損傷を経験していたかを部位ごとに示す。アマチュアゴルファーにおいて，上肢と腰に損傷が多いことがわかる。

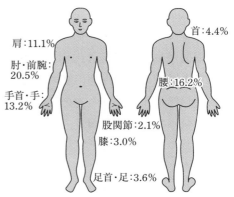

図6-1　アマチュアゴルファーが経験した損傷部位と割合

（2）プロゴルファーに多い損傷部位

プロゴルファーを対象とした疫学調査研究で，個々の整形外科的損傷部位を記載しているものは3論文（計709名：男187名・女522名）あり女子選手が大半である（表6-2）[12]〜[14]。

表6-2　プロゴルファー研究の人口統計学的および疫学的情報

著者（年）	国	調査人数（男・女）	平均年齢（歳）
McCarroll ら（1990）[12]	米国	226（127・99）	27.4
Soligard ら（2017）[13]	全世界	120（60・60）	記載なし
Joeng HS ら（2018）[14]	韓国	363（0・363）	22.3

プロゴルファーが調査時までに経験した最も多い損傷部位は手首・手で51.5％に生じ，次に多い部位が腰で40.9％に生じていた。図6-2に，プロゴルファーのどれくらいの割合が損傷を経験していたかを部位ごとに示す。プロゴルファーでも，上肢と腰に損傷が多いことがわかる。

プロゴルファーとアマチュアゴルファーの整形外科的損傷を包括的レビューとメタ解析で比較した研究[15]で，プロゴルファーはアマチュアゴルファーと比較して統計学的有意に

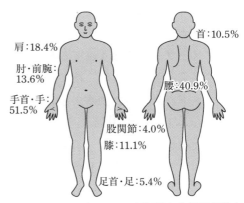

図6-2　プロゴルファーが経験した損傷部位と割合

手首・手と腰の損傷が多いこと，生涯罹患率はアマチュアゴルファーが56.6％，プロゴルファーが73.5％で，プロゴルファーは1.5倍リスクが高いと報告されている。プロゴルファーにアマチュアゴルファーと比較して整形外科的損傷リスクが高い理由として，高い練習量とラウンド頻度であること，長時間にわたり練習と試合をこなすため疲労が蓄積して回復時間が十分にとれずコンディション維持が難しいこと，スイングのパワーとスピードが高いことがある。一方，アマチュアゴルファーにおける整形外科的損傷は，不適切なフォームや身体の構造に合わないスイングを繰り返し行う技術的問題に基づくことが多い[16]。

(3) ゴルファーに多い上肢損傷の特徴

　アマチュアゴルファーに最も多い整形外科的損傷部位は肘・前腕である。肘の内側に損傷が生じる上腕骨内側上顆炎はゴルフ肘とよばれている（総論10章 p.96参照）。上腕骨内側上顆炎は肘の内側の筋肉や腱に繰り返しのストレスがかかることで発生する。手首を不自然に使ったり，力を無理に入れたりなど，肘にストレスがかかった状態でスイングを続けていると上腕骨内側上顆炎が生じる。

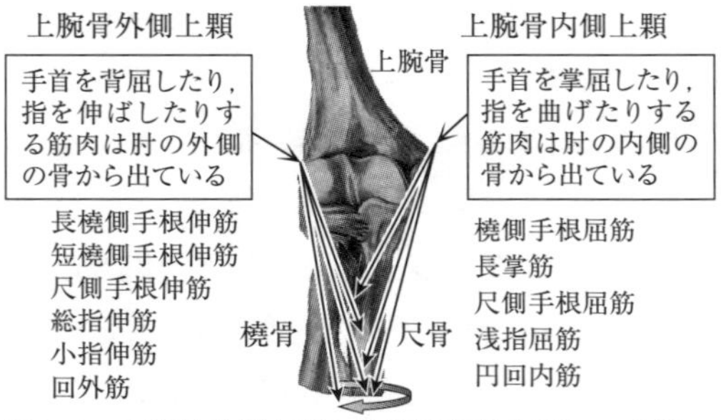

　ゴルフにおける上肢損傷に関する知見をまとめた論文[17]によると，実際にはアマチュアゴルファーでは，肘の外側に損傷が生じる上腕骨外側上顆炎の方が上腕骨内側上顆炎の5倍多くみられることが明らかになっている。上腕骨外側上顆には，手首を反らす筋（長撓側手根伸筋，短撓側手根伸筋，尺側手根伸筋），指を伸ばす筋（総指伸筋，小指伸筋），前腕を回外する筋（回外筋）がついている。また，上腕骨内側上顆には，手首を曲げる筋（撓骨手根屈筋・長掌筋・尺側手根屈筋），指を曲げる筋（浅指屈筋）がついている。それらの筋の内側には，前腕を回内させる筋（円回内筋）があり，手の甲を上に向ける（回内する）作用がある（図6-3）。

図6-3　上腕骨外側上顆と上腕骨内側上顆につく筋

　上腕骨外側上顆炎は，右打ちゴルファーの左肘にみられることが多い。原因としては，前腕のひねり動作に伴う反復的な上腕骨外側上顆へのストレスで，特にゴルフクラブのグリップを強く握り過ぎると生じやすい。

　手首・手の損傷は，特にプロゴルファーで多く，スイング時に地面や障害物にクラブヘッドが当たった衝撃で手首に生じることが多い。特にリード側（右打ちのゴルファーで左）の手首が損傷しやすく，三角線維軟骨複合体（TFCC：triangular fibrocartilage complex）の損傷がよくみられる。肩の損傷はリード側に特に多く，原因として過度な回転やスイング時の不適切なフォームが挙げられる。

(4) ゴルファーに多い腰痛の特徴

　ゴルファーの腰痛の原因は多因子的である[18]。ゴルフスイングの非対称性があり，右打ちのゴルファーには，右腰痛が多い傾向がある。ゴルファーの腰痛の主な原因を図6-4に示す。

　ゴルフスイングの特性，不適切なフォーム，柔軟性の不足，筋力・筋持久力不足の4つの要因に分けたが，ラウンド中に筋持久力が不足していると不適切なフォームになるなど，複数の要因が関与している。また，体幹，大殿筋，股関節周囲，ハムストリングスは柔軟性と筋力の相反する両者が必要であることにも留意する必要がある。

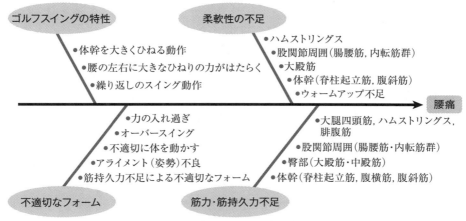

図6-4 ゴルファーの腰痛の主原因

2 ゴルフによる損傷の予防

予防として，適切なスイングフォームの習得，ストレッチングによる柔軟性の向上，トレーニングによる筋力・筋持久力の向上，ウォームアップの徹底，過度のゴルフスイングを避けることなどがある[15)〜19)]。

(1) ストレッチング

特に高齢ゴルファーは，柔軟性が低下していることからゴルフ損傷のリスクが高く，柔軟性向上のためのストレッチングが推奨される。ゴルファーには，上肢と腰に損傷が多いため，特に肩，前腕，体幹，股関節周囲，ハムストリングスのストレッチングが効果的である。ストレッチングの原則について紹介するが，整形外科的メディカルチェック[20)]を行い，関節弛緩性テストやタイトネステストの結果から個々の状態に応じて行うことが望ましい。ストレッチングの種類・内容・特徴について表6-3にまとめた。運動や練習の前後にウォームアップ，クールダウンとしてストレッチングを取り入れるのがよい。ストレッチング時には，リラックスした状態で自然に呼吸を続け呼吸を止めない。

表6-3 ストレッチングの種類・内容・特徴

種類	内容	特徴
スタティックストレッチング	・反動をつけずに伸ばしていく ・伸ばした状態を維持する	・伸張反射が起きにくい ・筋肉痛になりにくい ・運動後のクールダウンによい
ダイナミックストレッチング	・連続的に動いて伸ばしていく ・体温を上げ関節可動域を広げる	・運動前のウォームアップによい ・関節可動域を広げ柔軟性向上
バリスティックストレッチング	・反動や弾み勢いをつけて行う ・動作が高速で連続	・関節可動域を一気に広げる ・筋損傷が生じる可能性あり
PNFストレッチング	・筋を収縮させた後にリラックスさせて伸ばす	・筋をより効果的に伸ばす ・習熟したパートナーが必要

また柔軟性を向上させる目的の筋群を意識しながらストレッチングを行う。

スタティックストレッチングは，静的ストレッチともよばれる。スタティックストレッチングでは伸張反射*を起こさないように反動をつけずにゆっくり伸ばし，痛みを感じる直前で20～30秒間静止する。スタティックストレッチングの筋緊張は小さく安全に柔軟性を向上できる。スタティックストレッチングを運動終了後のクールダウンに行うと緊張している筋をリラックスさせ弛緩させ，筋疲労からの回復に有効である。

*伸張反射：筋が過度に伸ばされて損傷しないように保護するために，筋紡錘という感覚器官が反応して筋収縮が自動的に起こる反射運動

ダイナミックストレッチングは，動的ストレッチともよばれる。筋を伸ばしたまま静止するのではなく，連続的な動きを通じて筋を伸ばし関節可動域を広げる。目的とする筋群と拮抗筋*群を交互に収縮・弛緩させる連続動作によって目的筋群が伸ばされる。運動前に筋肉や関節を適度に動かし，からだを運動に適した状態に整え損傷リスクを減らすので，ダイナミックストレッチングはウォームアップの一環として使われる。

*拮抗筋：動作の主となる筋（主動筋）の反対側の筋で，主動筋が収縮すると拮抗筋が弛緩・伸長してブレーキ作用をする。目的となる主動筋が肘を曲げる上腕二頭筋の場合，拮抗筋は肘を伸ばす上腕三頭筋である。拮抗筋の緊張が高い状態にあると主動筋をスムーズに伸ばしていくことができない。一方の筋が収縮するとき，拮抗筋が自動的に弛緩する相反性神経支配という仕組みがあり，連続的な動作（肘の屈伸）においてスムーズな筋収縮による関節運動が行われる。

バリスティックストレッチングでは，反動や弾み勢いをつけて高速で連続的に行う。脚を素早く前後に振り上げる動作などがあり，筋が一時的に急激に伸ばされるので関節可動域を一気に広げる効果があるが，一方筋損傷や痛みが生じる可能性がある。

PNFとはproprioceptive neuromuscular facilitationの略で日本語では固有受容性神経筋促通法と訳されているがPNFとよばれることが多い。PNFストレッチングでは，①目的とする筋群を伸ばす，②5～10秒間筋群を収縮させる（力を入れる），③筋群をリラックスさせ再度伸ばすとさらに伸ばされる，の3ステップがある（図6-5）。筋の柔軟性や関節可動域を向上させるための効果的な方法である。

PNFストレッチングでは，筋を収縮させることで拮抗筋が弛緩する仕組み（相反性神経支配）と，筋収縮すると筋紡錘が緊張を感知して収縮を解除して次にリラックスするときに筋がさらに伸びやすくなるというメカニズムを利用する。ただし，適切な技術がないと効果が不

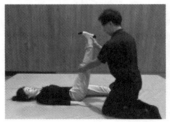

パートナーがハムストリングスをストレッチさせるように保持

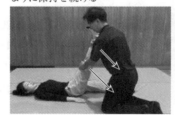

ハムストリングスに力を入れる（膝屈曲・股伸展）
パートナーは力に対抗して動かないように保持を続ける

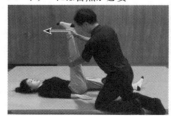

力を抜いてリラックス
パートナーはハムストリングスがさらに伸びるように動かす。
パートナーには習熟が必要

図6-5　ハムストリングスのPNFストレッチング

十分で筋損傷のリスクがあるため，ストレッチングする際は習熟したパートナーが必要である．

（2）ウォームアップ

運動前に10分以上のダイナミックストレッチングを行うことが整形外科的損傷の予防として推奨されている．アマチュアゴルファーの17％，プロゴルファーの42％が10分以上のウォームアップを行っており，10分以上のウォームアップを行ったゴルファーは，10分未満（ウォームアップなし含めて）のゴルファーに比べて統計学的有意に損傷発生率が低かったと報告されている[3]．ウォームアップに関する系統的レビュー研究[21]において，ダイナミックストレッチングによるウォームアップは，スイング軌道，ショットの質，飛距離を高め，ゴルフパフォーマンスを向上させる一方で，スタティックストレッチングはゴルフパフォーマンスに悪影響を及ぼすことがあり，特にクラブヘッド速度やボールスピードを低下させる可能性があることが示されている．整形外科的損傷予防とゴルフパフォーマンス向上の両面で，ゴルフ前の10分以上のダイナミックストレッチングによるウォームアップが推奨される．

Column　競技志向のジュニア・大学生におけるゴルフによる損傷部位・発生率と予防戦略

育成期のジュニアと競技志向の大学生では，プロゴルファーと比較して損傷部位，発生率に違いがあるのか．プロゴルファーを目指して育成中の13〜18歳のジュニアゴルファーにおける調査で，損傷部位として腰が最も多く（全選手の43.3％），次が手関節（全選手の15.0％）であり，週平均5.4日ゴルフ練習を行い，1日当りの練習時間が平均130.5分であった[22]．ジュニアゴルファーでは，プロゴルファーと比較して腰の損傷が多い特徴があった．一方，競技志向の大学生ゴルファーに限定した報告はない．国際ゴルフ連盟世界アマチュア選手権に出場した平均年齢20.0歳の女子選手においては，最も多い部位が腰（全選手の25.3％），次が手関節（全選手の15.4％）で，発生率は低いものの損傷部位はジュニアゴルファーおよびプロゴルファーと似た傾向であった．世界アマチュア選手権に出場した選手のうち，損傷予防エクササイズを行っていたのは50.6％であった[11]．

スポーツ損傷を予防するためのストラテジーとして，①スポーツ損傷の発生率の把握，②危険因子とメカニズムの特定，③危険因子とメカニズムに基づき予防プログラムを開発・構築，④予防プログラムを適用（介入）の4ステップがある．この4ステップを行った後に再びステップ1：スポーツ損傷の発生率の把握を行い，発生率が減少していれば予防プログラムが有効であり，減少していなければ発生率が減少するまで4ステップのサイクルを繰り返す必要がある．大学ゴルフ部選手など競技志向の大学生ゴルファーにおけるゴルフ損傷部位・発生率の調査がのぞまれる．さらに，メディカルチェックなどスポーツ医科学支援によってゴルフ損傷の危険因子とメカニズムの特定を行い，ゴルフ損傷予防プログラムを開発・構築・適応することが望まれる．

7章　ゴルフの心と脳の健康/がん予防

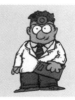

Point：①ゴルフは心理的スキルや集中力を鍛え，プレッシャー下でも安定したパフォーマンスを発揮する力が求められる。
②ゴルフは脳機能を向上させ，高齢者の認知症予防やウェルビーイングの向上に貢献する。
③ゴルフは脳卒中やパーキンソン病の症状改善に寄与し，バランス能力や運動機能を高めながら心身の健康を促進する。
④ゴルフは意欲や協調性（非認知能力）を育み，自己成長や親子の絆を深めるスポーツである。
⑤ゴルフはがん予防や担がん患者の健康維持に寄与する。また，紫外線対策を徹底することでさらに安全に楽しめる。

1　心とからだの調和

①　年齢を重ねた心の強さ

　ゴルファーが年齢を重ねても若い選手と対等にプレーできる理由の一つは，心の強さが体力の低下を補うからである。各々が独自の方法で「ゾーン」とよばれる，心とからだが完全に調和し最高のパフォーマンスを発揮できる状態に入ることを知っているからである(総論8章 p.84参照)。例えば，スウェーデンのイェスパー・パーネヴィックは独特のスタイルとユーモアで知られているが，プレッシャーを和らげるために，歩きながら複雑な計算をして心を落ち着けている。また，ニック・ファルド(各論4章 p.151参照)は，コースを歩きながら歌を口ずさみ，リズムを整えているという。

　ゴルフはショット間の長い待ち時間など競技中の集中を妨げる状況が多く，認知的・行動的な課題をもたらすスポーツである[1]。認知的には，ゴルファーが考え判断し集中する能力を指し，行動的にはその認知に基づきスイングや動作をコントロールする力を指す。この2つの要素がバランスを保つことで安定したパフォーマンスが発揮される。

②　心の冷静さを保つスイング

　プレッシャーがかかると心拍数の上昇や事前興奮といった生理的覚醒反応が起こり(総論3章 p.29参照)，バックスイング中の腕やクラブの動きが制限され，ダウンスイングでのクラブスピードが低下する[2]。さらに，「失敗したらどうしよう」「次で取り戻さなければ」という認知的な不安が生じ，パフォーマンスに悪影響を及ぼす。このような状況を防ぐためには，ターゲットをイメージして集中力を高め，プレショットルーチンを取り入れることで不安を軽減することが重要である[3]。また，深呼吸などのリラクゼーション技術を活用して生理的覚醒を抑えることで，安定したスイングを実現できる(各論10章 p.206参照)。

　プレショットルーチンとは，ショット前に行う一連の動作や思考の流れを指し，集中力を高め，不安や迷いを排除するための重要な戦略である。

プレショット（打つ前）ルーティン（決められた動作）
- ボールの後ろに立ち，想像上のボールをイメージしてアドレスする。
- ターゲットからクラブフェースまでのラインをイメージする。
- クラブを軽く揺らして（ワッグル），リズムを整える。
- 「スムーズ」「スイング」などのマントラ（まじない）を唱えながらスイングする。
- ショット後にターゲットへ飛ぶボールの軌道をイメージする。

スコットランドの研究では，身体スキルに加えてプレショットルーチンを取り入れた認知行動介入を行った群が，大きな成果を上げた[4]。3週間のトレーニング後，ショットの精度が大幅に向上し，その効果は後のテストでも維持された。一方，身体スキルのみの群も改善はみられたが，認知行動を組み合わせた群には及ばなかった。

初心者は新しいスキルを柔軟に受け入れるため，短期間で成果を出しやすい傾向があるが，スキルの低いゴルファーは非効率的な習慣を修正するために時間を要する。プロの「流れるようなスイング」を短期間で習得するには，効率的な練習が必要である。

また，LPGAツアー選手（総論1章p.5参照）の研究では，低ランクの選手が感情的な高揚を示す傾向があるのに対し，高ランクの選手は「冷静さ」とパフォーマンスの向上が関連していることが判明した[5]。冷静さを保つ心が最高のスイングを生むのである[6),7)]。

2 ゴルフと認知機能の関連性

（1） ゴルフで脳を鍛える

日本の研究では，24週間のゴルフトレーニングが「論理的記憶」（すぐに覚えて思い出す力や，時間が経ってから思い出す力）を向上させることが示され（各論10章p.201参照）[8]，ドイツの研究でも記憶障害をもつ高齢者46名を対象に22週間のゴルフトレーニングの効果が検証された[9]。このトレーニングでは，週3回，1回60分のセッションが行われ，2回はPGA公認のプロゴルフトレーナーの指導のもとで，1回は自主練習として実施された。

トレーニングでは，ウォームアップから始まり，パッティングやチッピング（短い距離のショット）などの基本技術を学んだ後，ピッチング（中距離のショット）やフルスイング，ドライビングレンジ（打ちっぱなし場）での練習へと進んだ。プロトレーナーが個別のフィードバックを提供することで，参加者のスキル向上が支援された。一方，コントロール群には通常の日常生活を続けるよう指示が与えられた。

ゴルフ群では注意機能や脳の代謝バランスが顕著に改善し，キノリン酸とトリプトファンの比率（総論5章p.57参照）が調整されたことで脳の過剰な興奮が抑えられたとされる。これにより，日常生活での忘れ物が減り，会話の内容をより正確に覚える力が期待できる。また，反応抑制能力も向上し，怒りのコントロールや適切な判断が素早く行えるようになることも期待できる。

さらに，トレーニングに積極的に取り組むほど効果が顕著であることが確認され，「練習すればするほど脳も元気になる」という推論が成り立つ。

（2） ゴルフと認知症予防

　スコットランドで行われたインタビュー形式の質的研究では，ゴルフは認知症の人にも身体的なハードルが低く，社会的つながりが生まれ，ウェルビーイングが向上するスポーツであることが明らかになった[10]。参加者は，「普段とは違う自分を取り戻せた」「社会とつながっている実感が得られた」と語り，ゴルフを通じた自己効力感の回復や感情の解放が確認された。一方で，「認知症の人には無理」や「中流階級や男性のスポーツ」といった偏見が課題として残っている。これらの壁を壊し，ゴルフを「誰でも楽しめるウェルビーイングスポーツ」にする取り組みが重要である。

　ゴルフが高齢者に人気なのは，仲間と交流する場として適しているからである[11]。最近では，「認知症に優しいゴルフ」という新しい取り組みも注目されており，ゴルフクラブが誰でも楽しめる環境づくりを進めている[12]。また，別の研究では，ゴルフは，認知症の人や介護者にとって，感情の解放や仲間意識を通じて心理的・社会的ウェルビーイングを向上させるスポーツであることも示されている[13]。

　ゴルフには，「脳を守る」力もある。その鍵となるのが，運動によって分泌される脳由来神経栄養因子（BDNF）とインターロイキン-6（IL-6）という物質である。BDNFは，「脳の栄養」ともよばれ，メタ解析において運動することで増加し，記憶力や気分を向上させることが示されている[14]。一方，IL-6は通常，外部からの刺激に対する炎症（総論4章p.47参照）のときに発現する物質であるが，運動時にはむしろ神経保護的なエクササイズ因子「エクサカイン」として作用する[15],[16]。

　最近の研究では，9人の健康な若者が18ホールのゴルフラウンドをプレーした前後で血液検査を行った[17]。その結果，ゴルフ後にはBDNFが約20％増加していた。この増加により神経細胞の成長や修復の促進が期待される。また，IL-6の血中濃度が8.6倍にも増加していた。IL-6の急性増加は，炎症を抑える物質を増やし，代謝を促進することで肥満や糖尿病の予防に寄与すると考えられている[18]。この運動によるIL-6の増加は一時的なもので，慢性的な低レベルの全身性炎症状態，つまり「炎症性老化」とは異なり，脳を守る効果が期待される[19]。

3　ゴルフが切り開く可能性

（1） 脳卒中後のリハビリの力

　脳卒中は日本で毎年約30万人が発症しており[20]その約半数が片麻痺（からだの片側が動きにくい）などの後遺症により日常生活で介助を必要としている[21]。多くの患者が「以前のようには動けない」と感じる中，ゴルフがバランス能力の回復に効果的であることが注目されている[22]。このバランス能力を評価するための基準が，バーグ・バランス・スケール（BBS）である（各論4章p.146参照）。

　BBSは，14種類の日常動作を通じてバランス能力を総合的に評価する（動画参照）。各動作は0点（実行不能）から4点（完全な自立）までのスケールで採点され，合計得点は

満点で56点となる。以下はBBSに含まれる各タスクの概要である。
① 座位から立位へ移行：手を使わずに立ち上がる。
② 支えなしで立位保持：支えなしで2分間立つ。
③ 背もたれなしで座位保持：足は床や椅子で支える。腕を組んだまま2分間座る。
④ 立位から座位へ移行：手を使わずに座る。
⑤ 移乗動作：ひじ掛けのない座席に向かって一方向に移乗する。
⑥ 目を閉じて支えなしで立位保持：目を閉じて，10秒間じっと立っている。
⑦ 足を揃えて立位保持：足を揃えて，手を使わずにそのまま立つ。
⑧ 前方に手を伸ばす：立った状態で腕を90°に持ち上げ，指を伸ばしてできるだけ前に伸ばす。指がどこにも触れないように注意する(各論4章 p.145 FRT参照)。
⑨ 床から物を拾い上げる：立ったままの姿勢で，足元に置かれた靴を拾い上げる。背中をまっすぐに保ち，腰を軽く曲げて，安全に物を持ち上げるよう意識する。
⑩ 後ろを振り返る：立ったままで，まず左肩越しに振り返って，後ろを直接見る。次に，右肩越しに振り返って後ろを見る。左右それぞれで動作を繰り返す。
⑪ 360°その場で回転する：その場で完全に一周(360度)回転する。最初に一方向に回転し，回転が終わったら一旦止まり，次に反対方向に一周回転する。
⑫ 交互に足をステップに置く：支えを使わずに立ったまま，片足ずつ交互にステップに置く。右足と左足を交互にステップに乗せ，続けてそれぞれの足がステップに触れるようにする。
⑬ 片足を前にして立位保持：片足をもう一方の足のすぐ前に置く。難しい場合は，前足のかかとが後ろ足のつま先よりも前にくるように，一歩前に踏み出す。
⑭ 片足立位保持：支えを使わずにできるだけ長く片足で立つ(各論4章 p.149 片足立ち参照)。

BBSの評価基準として，得点が0～20点の場合はバランス障害が示唆され，21～40点は適切なバランス，41～56点は良好なバランスと判断する。

最新のメタ解析では，ゴルフを含む運動介入がBBSスコアを大幅に改善することが明らかになっている[23]。特に，12週間以上の長期間の運動はバランス能力の向上に安定した効果を示し，短期間(12週間未満)の運動よりも信頼性が高い結果が得られた。

短期間の運動では効果にばらつきがみられ，一部の研究ではBBSスコアの改善が大きかった一方で，他の研究では限定的な結果となった。一方で，長期間の運動では，ばらつきがほとんどなく，すべての研究で一貫してバランス能力が向上していることが確認された(ばらつきの指標 I^2* ＝0%)。統合的な結果では，運動介入によりBBSは平均7.04点のスコア改善がみられた。

*ばらつき I^2：研究結果の一致度を示す統計指標で，0％に近いほど研究間の結果に差が少ないことを意味する。

これらの結果は，バランス能力を確実に向上させるためには，12週間以上の継続的な運動が重要であることを示している。短期間でも効果は期待できるものの，安定した

結果を得るためには「コツコツと長期間続ける」ことが鍵となる。

（2） 脳卒中の人の視覚的イメージとバランス能力の向上

ゴルフのパッティングは，心とからだを鍛える効果的なトレーニングである。ドイツのゴルファー，マルティン・カイマーは，プレッシャーがかかる場面でも冷静にパットを沈める技術で知られている。こうしたパッティングの動作に着目し，ドイツで行われたある研究では，脳卒中経験者（平均年齢55歳）を対象にパッティング練習の効果を調査し，その結果が視覚的イメージ能力やバランス能力の向上に寄与することを示した[24]。この研究は，前述のメタ解析の一つとしても評価されており[23]，参加者は脳卒中発症から平均3.5年が経過し，慢性期の患者であった。

この研究では，室内のパッティンググリーンを用いて特別なトレーニングを実施した。練習内容は，手と目の協調や集中力，バランス能力を鍛えるもので，視覚的にわかりやすい色つきボールや認知クイズを組み合わせたデュアルタスク（2つの行動を同時に行う課題）を取り入れていた。図7-1Aは，上部の黒い丸と白い線は，頭とパターを示している。下部の格子はクイズの正解エリアを表している。このトレーニングでは，認知クイズを組み合わせている。例えば，「春が始まる月は何月か」といった質問を考えさせたうえで，正解の3番エリアを目指してボールを打つ。

さらに，片麻痺患者にはブルームスティックパター（シャフトを胸や顎の下で固定する）やベリースティックパター（シャフトを腹部で固定する）を使い，安全に練習できる環境が整えられた。

一方，比較対照となる社会的コミュニケーション群は，ディスカッションやゲームを通じた交流活動を行った。

BBSでは，ゴルフトレーニング群では小さいながらも有意な効果量（各論1章 p.114参照）

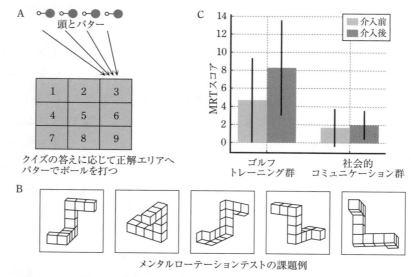

図7-1　室内パッティンググリーンを用いた特別トレーニング
出典：Schachten & Jansen, 2015[24]を一部改変

が確認され（$d=0.26$），パッティング練習がバランス能力向上に役立つ可能性を示した。また，視覚的イメージ能力を測るメンタルローテーションテスト（MRT：mental rotation test）では，参加者は，左側の標準図形と右側の比較図形を見比べ，同じ形状のものを2つ選ぶ課題に取り組んだ（図7-1B）。残りの2つは鏡像反転されていた。この結果，ゴルフトレーニング群が大幅なスコア向上（$p<0.05$，効果量 $d=1.49$）を記録した（図7-1C）。頭の中で物の形や位置をイメージし，動きをシミュレーションする力が大きく改善した。この能力は，日常生活や問題解決[25]，科学[26]，数学[27]にも必要とされる重要なスキルである。

パッティング練習が示した効果は，視覚的イメージ能力とバランス能力の両方に及んでいる。ゴルフは，特に脳卒中のように長期間のリハビリを必要とする人びとに新たな可能性を提供している。

（3）パーキンソン病の人びとの新たな希望

イギリスの「Golden Golfers」は，パーキンソン病や認知症をもつ人びとにゴルフを楽しんでもらうことを目的としたソーシャルエンタープライズである[10]。この団体では，参加者が「ゴルフバディ」とよばれるスタッフとペアを組み，サポートを受けながらゴルフを楽しむことができる。プレー後には，クラブハウスでの交流があり，笑顔と会話があふれる時間が設けられている。

ゴルフは，からだだけでなく脳や心にもよい影響を与えるスポーツとして，パーキンソン病の人びとに新たな可能性を提供する。パーキンソン病の主な症状である動きの遅さや震え，バランスの不安定さに対し[28]，ゴルフスイングは体幹の柔軟性やバランス感覚を高める効果がある。また，歩行や計画性を伴うゴルフの特性が脳を刺激し，認知機能をサポートする。

例えば，1日100球のスイング練習を続けたパーキンソン病の人びとが転倒リスクを低下させ，日常生活への自信を取り戻した事例もある[29]。ゴルフ場の適度な起伏とスイングの繰り返しにより，楽しみながらバランス感覚を鍛えられることも，ゴルフの大きな魅力である。

ハーバード大学の研究によると，ゴルフはパーキンソン病の人びとのバランス能力や移動能力の改善において，太極拳を上回る効果を示した[30],[31]。10週間にわたり，週2回1時間のゴルフ，または太極拳のクラスを受講した20名のまだ自立可能だが日常生活に不自由を感じ始めているパーキンソン病患者を対象に調査が行われた。ゴルフ群は打ちっぱなし練習場でスイング練習を行い，一方の太極拳群は伝統的な動作を学んだ。結果，ゴルフ群ではTUGテスト（各論4章 p.145参照）で平均0.96秒の改善がみられたのに対し，太極拳群は平均0.33秒悪化が確認された。また，「この運動を続けたい」と答えた割合は，ゴルフ群が86％であったのに対し，太極拳群は33％にとどまった。

ゴルフは体幹の姿勢の変化が脊髄，および大脳皮質に良い影響を与えるだけでなく，抗炎症因子やBDNFを増加させ，ドーパミンの生成機能を改善する可能性が示唆されて

いる（図7-2）。ドーパミンは運動制御，そして感情調整に関与する重要な神経伝達物質であり，これが増加することで，運動機能や精神状態の向上が期待される。また，長期的な実践によって筋線維の収縮タイプにも変化が生じる可能性がある（総論2章 p.15参照）。

ゴルフは，心とからだの両面でパーキンソン病の人びとに新たな希望を提供するスポーツとして注目されている。

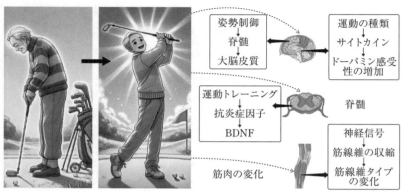

図7-2　パーキンソン病患者のバランス機能
10週間のゴルフトレーニング後に有意に改善
出典：Guo & Tang, 2024[31]を一部改変

4　ゴルフが育む非認知能力

認知能力とは，知能や学力のような，学校で重視される「どれだけ賢いか」を測る力を指し，テストの点数や暗記力などがこれに当たる。一方，近年注目される非認知能力は，「意欲」「長期的な計画をやり遂げる力」「他人と協力する力」など，感情や行動に関わる力を指し，人生の成功に大きく影響するとされている[32),33]。

ゴルフに例えると，認知能力は「スイングフォームを理解する」「ラインを読む」「クラブ選びの計算をする」など知識や判断力に関連する部分である。一方，非認知能力は「ミスショットを冷静に受け止める」「次のショットに集中する」「周囲と協力しながらプレーを楽しむ」など，感情や行動を通じて成果を出す力を指している。

（1）　マインドフルネスとゴルフ

マインドフルネス（mindfulness）とは，「今この瞬間」に意識を集中させた状態を指す[33]（各論10章 p.204参照）。人は五感を通じて情報を受け取る一方で，過去を悔やんだり未来を心配したりと「今ここ」から意識が離れることが多い。このような思考のさまよいは，ウェルビーングを低下させる要因となる。

ゴルフでは，マインドフルネスが高い選手ほどパッティング成功率が高いという研究結果がある[34]。ゴルフは集中力が求められるスポーツであり，練習や試合中のプレッシャーを軽減し，パフォーマンスを最大化するにはマインドフルネスのスキルが有効である。

台湾のプロゴルファー，曾雅妮(Yani Tseng)が世界ランク1位を109週間維持した背景にも，精神的な強さと集中力があるとされる。こうした心理的特性に関連して，台湾の研究では，マインドフルネスがゴルファーの心理的健康を支え，自律性(自分で選ぶ自由)，有能性(成功への自信)，関連性(他者とのつながり)の基本的心理欲求を満たすことで，主観的活力を高め，バーンアウトを予防する効果があることが示されている[35]。

　日常のトレーニングでマインドフルネスを実践するには，ラウンド前の深呼吸や瞑想，練習後の「ボディスキャン」でからだの感覚に意識を向けることが有効である。また，コーチや仲間との感情共有によってプラスな関係性を築くことも，マインドフルネスの効果を高める助けとなる。ゴルフは集中力が求められるスポーツであり，マインドフルネスの実践が特に有効である。

(2) 自己効力感が生む成長の秘訣

　自己効力感(self-efficacy)とは，「自分はできる」という信念を指し，ゴルフを通じて育まれる非認知能力の一つである(総論8章 p.80参照)。研究では，自己効力感が高いゴルファーほどパッティング成功率が高く，成功率は自己効力感が高いとき53.3％，低いとき46.7％であった[36]。この背景には，高い自己効力感が脳の「フロントラインシータ(Fm θ)」とよばれる脳波活動を低下させ，リラックスした状態で必要な動きに集中できる効果がある。

　自己効力感を高めるには，短い距離から始めて成功体験を積む，具体的な目標を設定して達成に集中する，ミスをしても「次で挽回できる」と自己肯定的に考えることが効果的である。自己効力感を構成する主要因の一つとして，バンデューラは「成功体験」の重要性を強調しており，これらの取り組みはその理論的枠組みに沿ったものである。

(3) セルフ・コンパッションとウェルビーイング

　セルフ・コンパッション(self-compassion)とは，失敗や困難に直面したとき，自分を責めるのではなく優しく接し，感情を受け入れる力「自分への思いやり」を指す[33]。カナダの研究では，87名の男性ゴルファー(平均年齢55歳，平均ハンディキャップ9.9)を対象に，15連続パットでセルフ・コンパッションとウェルビーイング(心身の健康)がパフォーマンスに与える影響を調べた[37]。結果，セルフ・コンパッションもウェルビーイングも，パフォーマンスに直接的な影響は示さなかった。むしろ，これらが高いゴルファーほど，やや低いパフォーマンスを示す傾向がみられた。一つの仮説として，セルフ・コンパッションが高い人は「自分の能力を正確に把握し，現実的な期待をもつ」ため，結果へのストレスが低い可能性が考えられる。

　ウェルビーイングについては，状況や対象によって影響が異なることが指摘されている[38],[39]。例えば，オーストリアの研究(各論5章 p.156と同研究より，ここではウェルビーイングに着目した)では，健康な男女52人が1週間のゴルフ休暇でウェルビーイングが40％改善し，他の運動の19％を上回る結果が得られた[40]。前述の認知症患者においても，ゴルフが

「ウェルビーングスポーツ」として評価されている。

（4） 親のサポートがジュニアゴルファーの未来をつくる

ジュニアゴルファーにとって，ゴルフは成長の場であり，自己を磨く舞台でもある。その中で，親のサポートは重要な役割を果たす[41]。最近の国際的な研究では，女子ジュニアゴルファー61名を対象に，親のサポートに対する認識が調査された。その結果，親のサポートには，試合会場への送迎や道具の準備を行う「道具的サポート」，試合後に建設的なアドバイスを与える「情報的サポート」，失敗したときに励ます「感情的サポート」，そして子どもに自主的な練習やスケジュールの機会を与える「自律性のサポート」があることが明らかになった。あるジュニアゴルファーは「親が失敗しても笑顔で迎えてくれると，次の挑戦が楽しみになる」と語っており，親の態度や言葉が子どもの心を支えていることがわかる。

また，親子の間で双方向のコミュニケーションをとることも重要である。親が「何が助かるか」「次はどうしたいか」と子どもに問いかけ，その意見を尊重することで，子どもはより主体的に行動できるようになる。親子でゴルフの時間を共有することは，スコア以上の価値をもつ。

5 ゴルフとがん

（1） ゴルフはがん予防への期待がある

日本人に多い大腸がん，肺がん，胃がん，乳がん，前立腺がんなどの治療において，運動が健康維持と生活の質向上に寄与する可能性が注目されている（総論4章 p.48参照）。

実際，少しからだを動かすだけでも，がん細胞の成長を抑える可能性があるのである[42]。健康な人の血液を調べたところ，運動をした後の血清には乳がんや大腸がん，前立腺がんなどのがん細胞の増殖を減らす因子が含まれていることが明らかになっている[43]〜[47]。

また，運動は体内の炎症を一時的に抑え，がん細胞の成長を鈍らせるはたらきがある可能性がある。慢性的な炎症ががんの成長を助長することがわかっており，運動はこれを改善する手段として期待されている。

ゴルフは，中強度の有酸素運動としてホルモンバランスの調整，免疫機能の改善，酸化ストレスの軽減に役立つとされている。例えば，前立腺がんを経験した人がゴルフを取り入れることで，体力を維持しながら健康的な生活を送ることが可能である。具体的には，週2回，1回90分のウォームアップやドライビングレンジでの練習，コースラウンドを取り入れることで心身の健康が期待できる[48]。

また，前立腺がん治療の一環として行われるアンドロゲン除去療法による筋力低下や身体機能の低下も，運動を同時に行うことでリスクを大幅に軽減できるという研究結果もある[49]。

（2） ゴルフはがん生存者の強い味方

　がん治療後，心身の健康を保つためには運動が重要とされている。カナダの研究では，大腸がん生存者の23％が過去1か月間にスポーツを楽しんでおり，その中でゴルフが最も人気（57.8％）であった[50]。理由として，ゴルフは気軽に始められるスポーツであり，同じ研究では44％がすでにゴルフクラブをもっていることが報告されている。

　ゴルフは季節ごとに楽しめる活動としても魅力的で，心身の健康維持だけでなく，「季節を楽しむ喜び」も提供する。一方で，女性や最近がんと診断された人，体調が優れない人には，特別な配慮が必要であり，負担の少ないゴルフ体験プログラムやスナッグゴルフ（各論10章参照）の導入が効果的と考えられる。

　前述と同様にカナダの研究では，若年成人がん生存者（YACS：young adult cancer survivors）を対象とした調査において，約3分の1が過去1か月間にスポーツに参加しており，ゴルフ（40.8％）が最も人気であった[51]。この世代では，特に女性や過体重の人が参加しやすい環境を整えることが重要である。

　また，低所得者層のスポーツ参加を妨げる障壁を減らすため，地域コミュニティや医療機関の協力による啓発活動が求められる。ゴルフは，体力や免疫力を高め，生活の質を向上させる効果が期待される運動である。

　がん生存者が気軽に参加できる運動プログラムを広げ，「ゴルフを通じた健康的な生活」の実現を目指すことが今後の課題である。ゴルフは，健康を支えるだけでなく，人生を前向きに変える力をもつ素晴らしい活動である。

（3） ゴルフと紫外線

　ゴルフは屋外で楽しむスポーツであり，長時間紫外線を浴びることで皮膚がんのリスクが高まるため，配慮が必要である[52]。帽子やサングラスの着用，日焼け止めの使用，さらに長袖シャツやパンツを着用が推奨される。

　2020年東京オリンピックの研究では，男性ゴルファーが長ズボンや帽子を着用することで紫外線曝露量を大幅に減らしていたことが確認された[53]。一方で，スカートを着用する女性選手は脚部の露出が増え，紫外線リスクが高まる傾向があった。これらの結果から，衣服による保護が皮膚がん予防に，きわめて効果的であることが示された。

Column　日焼け止め，肌を守る頼れる存在

　紫外線には主にUVBとUVAの2種類が存在する。なかでもUVBは，UVAよりも約1,000倍強力で，日焼けや紅斑（肌が赤くなる症状）の主な原因とされている。SPF（サンプロテクション指数）は，UVBの保護効果を示している。一方，UVAは肌の奥深くに到達して老化やシワの原因となる。そのため，UVBとUVAの両方をカバーする「広域スペクトル」が理想的である[54]。最近では，抗酸化成分や抗老化成分を含む日焼け止めも登場しており，肌の保護とケアを同時に行うことができる[55]。また，日焼け止めが皮膚がんや光老化（紫外線による老化）を抑える可能性が研究で示されている[56]。

　さらに，アメリカ食品医薬品局（FDA）は2022年に日焼け止めに関する新たな基準を提案している。しかし，一部の製品ではラベルに記載されたSPF値が実際よりも低いことや，UVAの保護が十分でないことも確認されており，消費者が適切な情報に基づいて製品を選ぶことが重要である。

8章　ゴルフの治療的活用

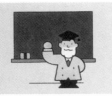

Point：①ゴルフは，障害をもつ人びとの身体的・精神的健康を改善させるとともに，ダイバーシティ（多様性）と包括性を受け入れるスポーツとして注目されている。
②高齢者の健康改善と身体機能改善を目指して，治療的ゴルフエクササイズを効果的に活用したい。

1　障害者ゴルフの可能性

　スポーツが健康によいことは，もはや常識となっている。どれくらいよいのだろうか。260万人もの成人を対象にした大規模なメタ解析によると，サイクリング，サッカー，ハンドボール，ランニング，水泳といったスポーツへの参加は，身体的健康に幅広い効果をもたらすことが確認されている[1]。しかし，これは障害をもつ人びとにとってはどうなのだろうか。実は，ここにもゴルフがもつ健康と多様性を広げるスポーツとしての未来が広がる。

(1)　障害を抱える人びとの現状

　まず，世界の人口の約16％が何らかの障害をもっているといわれている（WHO 2023）[2]。日本ではその割合が約9.3％で，その内訳は身体障害者が36％，知的障害者が11％，精神障害者が53％とされている（厚生労働省 2022）[3]。さらに，医療の進歩や糖尿病や心血管疾患など長期間にわたり治療が必要な健康問題による高齢化が進む中，障害を抱えるケースは，ますます増加している[2]。

　ただし，ここで注目すべき点は，障害をもつ人びとも，障害のない人びとと同じように運動が推奨されているということである。WHO（2020）によれば，障害をもつ成人も，週に150〜300分の中強度の運動や週2回以上の筋力向上運動を行うことが有用とされている。つまり，「運動は万人によい」というシンプルな真実がここでも当てはまる[4]。

　しかし，現実は簡単ではない。障害をもつ人びとの多くは，身体的な制約や社会的・経済的な壁に直面しており，その結果，運動不足に陥りやすい[5]〜[7]。運動不足は，健康状態の悪化や生活の質の低下に直結する深刻な問題である。

(2)　障害者へのゴルフのポテンシャル

　ゴルフは障害をもつ人びとにとって，大きな可能性を秘めたスポーツである。ゴルフは「中強度の運動」に分類され，心血管の健康，筋力，バランス感覚の改善に広い効用がある（各論1〜5章参照）[8]〜[11]。ゴルフと聞くと，「中高年の紳士の嗜み」というイメージが強いかもしれない。実際，これまでの研究によると，ゴルフは中高年の男性や，経済的に余裕のある人びとによって頻繁にプレーされる傾向がある[12],[13]。確かにその側面は

否定できないが，障害者ゴルフは，この点でも新しい風を吹き込む。

技術の進歩やゴルフ場のバリアフリー化などにより，障害をもつ人びとがゴルフを楽しむ場が広がり，参加者の数は増加中である。かつては「特別な人のスポーツ」と思われていたゴルフが，今ではダイバーシティ（多様性）を受け入れるスポーツへと変貌しつつある。ここでいうダイバーシティとは，性別，年齢，障害の有無，経済状況など，様々な背景や特徴をもつ人びとが平等に参加できる環境を意味する。

例えば，モーターつきのゴルフカートやパラゴルファー（ゴルフスイングを助けるためにプレイヤーが立ち上がる姿勢をとることができる補助器具）といったツールを使えば，下肢に障害がある人でも比較的簡単にコースを回ることができる[14]。また，上肢切断の障害をもつ人は，最新の義肢技術を活用することで，より効果的にクラブを振ることが可能になった[15]。また，競技としてのゴルフにはハンディキャップシステムがあり，プレイヤーの能力に応じて公平にプレーを楽しめる仕組みが整っている。こうしたダイバーシティの尊重が，ゴルフをより開かれたスポーツへと変える原動力となっている。

（3）　国際的な障害者ゴルフの広がり

2024年には，障害者ゴルフにおいて注目のイベント「第2回 G4D（Golf for the Disabled）オープン」がイギリスのウォーバーンで開催された。この大会には，世界中から80名のトップ障害者ゴルファーが参加し，日本からも4名が出場した。その中の一人，吉田隼人プロは24歳のときにバイク事故で右足を大腿部から切断した（図8-1）。30歳でゴルフを始め，日本障害者オープンゴルフ選手権で4勝を果たした。G4Dオープンの舞台は，R&A（ゴルフのルールを統括する組織（総論1章 p.5参照））とDP（Dubai Ports）ワールドツアー（世界中で行われるプロゴルフトーナメントの最高峰の一つ）の協力で実現したものである。

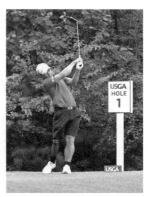

図8-1　義足のプロゴルファー

①　障害者ゴルフを支える国際的組織：EDGA

G4Dオープンを含む障害者ゴルフの大会の発展に深く関わっているのがヨーロッパ障害者ゴルフ協会（EDGA：European Disabled Golf Association）である。以前はヨーロッパ中心の活動であったが，障害者が競技ゴルフを楽しめる目的のため，今では国際的な組織へと成長し，さらに世界ランキングポイントを取得できる仕組みも採用している。

EDGAは，障害者がゴルフに挑戦しやすい環境づくりに注力しており，そのため障害の特性に応じた分類を行っている。

- 切　断：手や足を失った人（例：義肢を使用）
- 脊髄損傷：車椅子や特殊なサポートを必要とする人
- 先天性障害：生まれつきの障害（例：ダウン症）
- 後天性知的障害：外傷性脳損傷による障害など

- ●神経学的障害：脳卒中や多発性硬化症などによる運動機能の低下（各論7章 p.174参照）
- ●整形外科的障害：軟骨無形成症など骨格に関する障害など
- ●視覚障害：視力が低下している，または失明している人

こうした多種多様な障害をもつ選手たちが，それぞれの工夫やテクノロジーを活用しながら競技に挑む姿は，画期的で新たな展開である。

② 性別格差と若年層の参加率の課題

EDGA に登録する選手たちのデータから，興味深い傾向が浮かび上がった[16]。EDGA に登録している障害者ゴルファーは1,734人で，平均年齢は53歳である。大多数は男性（92％）で，主に GDP（Gross Domestic Product；国内総生産）が高い国，例えば，アメリカやヨーロッパ諸国から参加している。性別格差は，ゴルフの分野で解決すべき大きな課題の一つである。健常者ゴルファーの場合，女性の割合は23〜25％とされている[17],[18]が，障害者ゴルファーでは，わずか8％に留まる。これは世界的に女性障害者の割合が男性よりも多いと知られている事実[19],[20]を考慮すると，女性の障害者ゴルファーは，きわめて少ないことになる。さらに，18歳未満の若年層の参加は1.4％と非常に少ない状況である。これは健常者における若年層のゴルフ参加率が低いという報告と一致している[17]。この背景には，障害者の女性や若者がゴルフに触れる機会が少ないことや，社会的な認識不足が関係していると考えられる。今後，「女性や若者にもゴルフを」という取り組みが大きな課題となろう。

③ ゴルフ場のバリアフリー化

障害者ゴルファーの大半は，ゴルフカートを使用してコースを移動している。特に，多発性硬化症，脳卒中，脳性麻痺などの神経学的障害や，整形外科的疾患などにより歩行が困難な人びとにとって，ゴルフカートは必須のツールである。もちろん，大規模なトーナメントでのカート使用をめぐる議論はあるが，障害者にとっては，カートがスポーツという「自由」を与えられる鍵となる（総論1章 p.8参照）[21]。カートの利用によって，移動がスムーズになり，競技のアクセシビリティと包括性が向上する。これにより，「障害があってもゴルフができるのだ」という自信をもつ人が増えてくる。ゴルフは単なるスポーツにとどまらず，リハビリテーションとしても有益である[2],[11]。例えば，膝関節症の患者を対象とした研究では，ゴルフカートを使用しながらでも，1日に必要な身体活動基準を容易に満たせることが示されている[22]。つまり，障害をもつ人々にとって，ゴルフは心身を活性化する絶好の機会になり得るのである。

障害者がゴルフを楽しむためには，コース自体の改善も欠かせない[23]。縁石を取り除いたり，狭い通路を広げたり，急な坂を減らすことで，コースがよりバリアフリーに進化する。バリアフリー化は，誰でも気軽にプレーできる環境を整える有効な手段である。

④ GDP が高い国々に集中する障害者ゴルファー

予想通り，障害者ゴルファーの多くは GDP が高い国，つまり経済的に豊かな国々に集中していた。この傾向は，健常者を対象としたゴルフ研究でも確認されており[24]，フランス，アメリカ，イギリス，スウェーデン，スペインなど，ゴルフコースが多い国が

その上位に挙げられる[24]。同じような傾向はパラリンピック大会でもみられ，競技への参加と成功は主に高所得国（高GDP）により占められている現状がある。これは，障害者スポーツ全般における包括性や普及の点でゴルフに限らず，世界的な傾向である[25],[26]。

EDGAに登録する選手たち全体の中で最も多かったのは「切断障害」をもつ人たちであった[16]。特に膝下での切断が一番多いという結果になった。一方で，認知障害や知的障害は最も少なかった（0.2%）。地理的な分布を見ると，今回の研究では切断，神経学的障害，整形外科的障害をもつ人々が南アメリカを除くすべての大陸で大部分を占めていた。南アメリカでは切断障害と脊髄損傷をもつ個人の割合が同じであった。一方で，知的障害や精神障害をもつ参加者は非常に少なく，ヨーロッパと北アメリカにのみ存在した。アジアでは視覚障害をもつゴルファーのEDGA登録者は一人もいないという結果になった。

（4） 日本の障害者ゴルフの現状と展望

日本の障害者ゴルフは，次のカテゴリーで分類され，それぞれの協会が活動している。

- ●肢体不自由：NPO法人日本障害者ゴルフ協会（DGA：Japan Disabled Golf Association）が中心となり，競技会やレッスン会の開催，クラス分けやルールに関する調査・研究，指導者の養成，出版物の発行，海外の障害者ゴルフ団体との交流などを行っている。
- ●視覚障害：NPO法人日本視覚障害ゴルファーズ協会が，視覚障害者のゴルフ普及と支援に取り組んでいる。ブラインドゴルフは，視覚障害をもつゴルファーがパートナー（ガイド）とペアを組んでプレーする競技である。特有のルールはあるものの，基本的には健常者のゴルフと同様のルールで行われる。副会長の並木正氏は先天性白内障（視力左0，右0.04）であり，ガイドの青木夕子氏とともに大会に参加している（図8-2）。

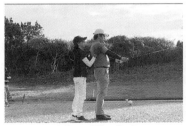
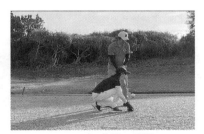

A　コース方向・距離の指示　　B　ティーアップの位置の確認

図8-2　ブラインドゴルフにおけるガイドの役割

- ●聴覚障害：NPO法人日本デフゴルフ協会が，聴覚障害者のゴルフ活動を支援している。
- ●知的障害：スペシャルオリンピックス日本（SON：Special Olympics Nippon）が，知的障害をもつ方々にスポーツ活動の場を提供し，インクルーシブ社会を目指している。SON沖縄は2008年に設立され，ゴルフプログラムでは2010年のナショナル

ゲーム大阪で前里将志選手がスキル競技で銀メダルを獲得した。これを契機にゴルフへの関心が高まり，参加アスリートが増加した。アスリートとコーチが交互にプレーを行う「オルタネート形式」を採用しており，コーチの小山幹太氏が前里選手の技術的サポートや精神的支援を行いながら競技を進めている（図8-3）。現在，コーチ不足が課題となっている。

どの協会もボランティア団体として運営され，経済的，人的には楽ではない。ゴルフ界及び一般への周知もあまり進んでいない。障害者も含めてインクルーシブにゴルフが楽しむためには何が必要だろうか。課題として考えられるのは，以下のような点である[27)〜29)]。

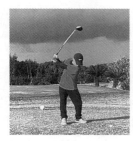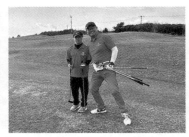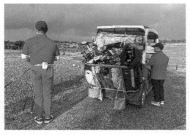

図8-3　スペシャルオリンピックス日本のゴルフ競技
　　　　オルタネート形式でコーチと移動　　　　写真提供：根路銘敦

● 認識不足：スポーツが精神的・認知的健康に与える効果が十分に理解されていない。
● アクセスの不足：障害者がゴルフに参加するための設備や支援が不足している。
● 社会的な偏見：知的障害に対する否定的な態度が普及を阻害している。

こうした因子により，EDGAへの登録が難しい状況にあると考えられる。対策は多くの人の関心をもってもらうべく，啓発活動を進めることである。一つの例として，パラリンピックの正式種目にゴルフが採用されれば，スポンサー面でも充実が図れ，注目度も高まり，活動はもっと盛況になるだろう。

（5）　ゴルフがもたらす健康効果

障害者は身体活動の不足，コミュニティからの孤立，精神的健康問題のリスクが高いといわれている。

しかし，ゴルフにはその課題を乗り越えるポテンシャルがありそうだ[2),30),31)]。研究によれば，心疾患患者が9ホールを歩行でプレーすることで，基準値よりも高い機能能力を発揮したことが示されており，ゴルフが心臓リハビリテーションの有効な運動手段となる可能性が示唆されている[32)]。

また，ゴルフは筋骨格系の健康を改善させるだけでなく，自然環境の中でのリラクゼーションを通じて精神的健康にも良い影響を与える[11),33)]。

ゴルフは，障害をもつ人々にとって身体的・精神的健康を向上させる重要な手段である。ただし，その恩恵をより多くの人々に届けるには，アクセスの拡大や社会的偏見の克服が必要である。特に，知的障害や精神障害をもつ人々がゴルフに参加しやすい環境

づくりが求められている。

　ゴルフは単なる運動ではない。それは，人々の生活を豊かにし，新たな可能性を切り開くポテンシャルをもった運動である。その魅力と身体的効用をすべての人が享受できる未来を目指して，さらに普及を進めるべきである。

2 高齢者の健康を改善する治療的ゴルフエクササイズ

　日本では，高齢者の多くが推奨される週単位の身体活動量を満たしておらず，健康を改善するための治療的観点からの身体活動が求められている。海外では，この課題に対応するため，初心者でも取り組みやすい「治療的ゴルフトレーニングプログラム」が実施されている。

① 退役軍人

　例えば，アメリカ・ロサンゼルスのにおいて，60～80歳の退役軍人を対象にした12週間のプログラムが行われた[34),35)]。退役軍人は，非退役軍人に比べて「体調がイマイチ…」と感じる人が多く，日常の活動にも制限があることが多い。さらに，心血管疾患やがん，関節症といった慢性的な病気にかかる確率が高いうえに，不安や抑うつ症状を経験したことがある人も多い。

② 過酷な業務に従事してきた人びとに対して

　自衛隊を退役した人びと，警察官や消防士など過酷な業務に従事してきた人びとは，退役軍人に似た健康リスクを訴えるケースがある。日本でも，似たような状況の人たちは存在する。そして何より，日本の高齢者全体も心血管疾患や関節症，さらには社会的孤立や心理的不安といった健康問題を抱えている。

③ 治療的ゴルフトレーニングプログラム

　日本でも「治療的ゴルフトレーニングプログラム」のような取り組みは，高齢者や特定の職業経験者にとって非常に有益といえるだろう。ゴルフで健康を取り戻す，とてもすばらしいことである。

　このプログラムは，以下に述べる段階的な進行を特徴としており，これにより参加者の歩行距離やショットの精度が大幅に向上したことが報告されている。

　トレーニングは週2回，各90分間のセッションで構成されている。スイングを模倣した下半身および上半身のトレーニングやストレッチング，軽いウォームアップが含まれ，スイングやパット，チップショット（各論2章 p.126参照）などの技術トレーニングが組み込まれていた（図8-4）。

　また，段階的にプレイホール数を増やし，2ホールから始め，最終的には9ホールを歩いてプレーできるレベルに到達するよう設計されていた。

プログラムの種類：プログラムには，スイングに必要な筋肉や柔軟性を高めるためのエクササイズも含まれていた。下半身のトレーニングとしてヒールレイズ付き自重スクワットや立位レッグレイズ（図8-4①），上半身のトレーニングとして弾性バンドを使用

したチェストプレスやリバースフライ（図8-4②）が行われた．体幹エクササイズとしては，四つ這いヒップエクステンションおよびブリッジが行われた（図8-4③）．ゴルフ特有の体重移動要求に備えるためのドリルとしては，バックスイング負荷ドリル，ダウンスイング負荷ドリル，フルスイング負荷ドリルが含まれていた（図8-4⑤）．エクササイズセッションの最後には，広背筋（各論2章 p.116参照）やハムストリングス，股関節周り（各論1章 p.115参照）を対象としたストレッチングにより，可動域を広げる工夫がなされていた（図8-4④）．各エクササイズは8〜10回を2〜3セット実施し，スイング動作の基盤を整える構成となっていた．

　12週間のプログラムを通じ，高齢者の身体能力には顕著な改善がみられた．椅子立ち座りテスト（各論1章 p.109参照）のパフォーマンスは15.9％向上し，TUGテスト（各論4章 p.145参照）では13.3％の改善が確認された．この結果は，ゴルフトレーニングが脚力やバランス能力を向上させ，日常生活の質を高める可能性を示唆している．

　このプログラムは，初心者でも段階的にゴルフ技術を習得できる仕組みを採用しており，インストラクターがクラブ選択やスイング技術の習得を丁寧にサポートしていたため，初心者でも安心して参加できる設計となっていた．

　ゴルフトレーニングプログラムは，高齢者の健康改善やゴルフパフォーマンスの向上に寄与するだけでなく，日常生活の身体機能も改善する可能性がある．スイングスピードや精度の向上に加え，リハビリテーション効果も期待されるこのアプローチは，単なるスポーツを超えた新たな健康促進の手段として注目されている．日本においても，このような段階的プログラムを導入することは，高齢者や特定の職業経験者の健康改善に大きく貢献する可能性がある．

　R&AとUSGAによる2019年のゴルフ規則改正に続き，2023年の規則改正でも両団体により「障がいを持つプレーヤーのためのゴルフ規則の修正」が第25条として正式に明記された．これにより，障がいをもつプレーヤーが競技に参加しやすい環境が一層整備された．

①下半身

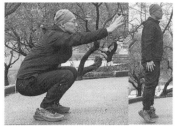
ヒールレイズ付き自重スクワット

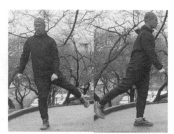
立位レッグレイズ

②上半身

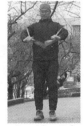
チェストフライ

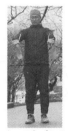
チェストプレス

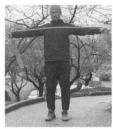
リバースフライ

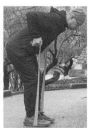
ベントオーバーロー

③体幹エクササイズ

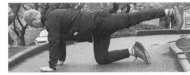
四つ這いヒップエクステンション

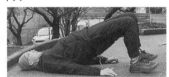
ブリッジ

④ストレッチング

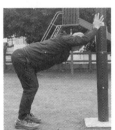
広背筋とハムストリングスのストレッチング

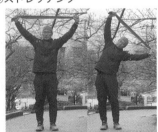
立位側屈ストレッチング

①〜④

⑤ゴルフ特有のドリル

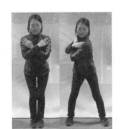
バックスイング負荷ドリル

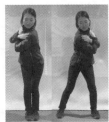
ダウンスイング負荷ドリル

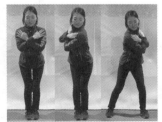
フルスイング負荷ドリル

⑤

図8-4　ゴルフの身体的要求に備えるために選ばれた補助的なトレーニング

出典：Du Bois *et al*., 2019 [35]を基に作成

9章　ゴルフ場と環境

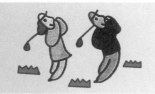

Point：①ゴルフ場では，1回のコースラウンドで多くのプラスチックが使い捨てられている。このことは他のスポーツでは考えにくい特徴である。
②共生社会の観点からゴルフは，多くの課題を抱えている。
③スポーツ市場の中でもゴルフ産業は，巨大な市場を誇っているが，ゴルフ人口やゴルフ場の数は減少し続けている。日本のゴルフ環境を維持していくために，ゴルフ場やゴルフビジネスの在り方に多様化が求められる。

1　ゴルフとSDGs

(1) ゴルフは使い捨てプラスチックを大量消費する

① ゴルフを愛好する人々がゴルフ場でプレーする際，多くのプラスチック製品が消費されている。例えば，ボールを乗せるティーやボールマーカー，ピッチマークを修復する修理具（グリーンフォーク），スコアを記入するための鉛筆などは大半がプラスチック製品であり，1回のラウンドで使い捨てられている。

また，プレー後に利用する浴場には，使用した衣類を入れるためのビニール袋が豊富に置かれている。そして，約4時間半に及ぶラウンドプレー中の水分補給のために，1人当たり複数本のペットボトルが消費されている。さらに，日本ゴルフ場のうち9割以上が会員制を建前としている背景から，ドレスコードや身だしなみを重んじるため，洗面所や浴場に使い捨ての歯ブラシや髭剃り，くしを配置するゴルフ場も多い。

② 地球環境問題の観点から俯瞰すると，プラスチックによる海の汚染をめぐっては，世界16地域の海鳥分析の結果，約半数からプラスチック添加物が検出されたことや[1]，ヒトの胎盤からもマイクロプラスチックが検出された例も報告されており[2]，世界的な課題となっている。

こうした問題の解決のために，2015年9月に開催された「国連持続可能な開発サミット」において，持続可能な開発目標（SDGs）が加盟国の全会一致で採択されるに至っている。そのうちの一つとして「海の豊かさを守ろう」という目標が世界で展開されており，日本の環境省において，海洋プラスチック問題について，法令改正や関係機関との連携・協力が進められている。日本学術会議（2020）も提言書『マイクロプラスチックによる水環境汚染の生態・健康影響研究の必要性とプラスチックのガバナンス』を示すなど[3]，特にプラスチックの問題について様々な団体や産業界，学術界でもすでに広く取り組まれている。

（2） プラスチック問題に取り組み始めた日本のゴルフ産業

SDGsの国内外での意識の高まりに後押しされる形で、日本のゴルフ産業界でも近年「廃プラ削減」が業界を挙げて掲げられるようになった。日本のゴルフ競技団体・産業を横断する業界団体である「ゴルフサミット会議」は、2020年度から『ゴルフ界も廃プラ削減に取り組もう！〜「地球温暖化防止」に貢献する緑化施設としてのゴルフ場機能を最大限に〜』とする趣意書（方針）を示している（表9-1）。

ゴルフサミット会議の方針に沿うかたちで、都道府県や各地域の支配人会やゴルフ連盟、ゴルフ場運営会社ごとに、レストランでのストローを廃止、または紙製に変更することや、浴場のビニール袋設置廃止の推進などが進んでいる。そして、ゴルフサミット会議では、エコランドリーバッグを各自持参することなどをよびかけるポスターを作成し、廃プラ削減推奨をよびかけている（図9-1）。

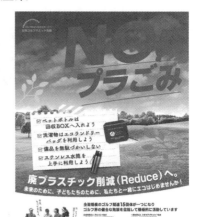

図9-1　ゴルフサミット会議の「廃プラ削減」ポスター

出典：日本ゴルフサミット会議より許可を得て転載

特に、ゴルフは他のスポーツに比べてプレー時間が長く、ペットボトル飲料の消費も多くなるため、繰り返し利用できるステンレス水筒の利用が呼びかけられている[4]。

表9-1　廃プラ削減に向けた具体的活動の4視点

視点1	過剰サービスの廃止
	宿泊業でもないゴルフ場が提供しているサービスの中で、使い捨て「髭剃り」や「歯ブラシ」の廃止の検討を行うなど
視点2	廃止は困難だが、啓発活動により減少させることが可能なサービスを洗い出す
	レジ袋・お土産等の過剰包装、ペットボトルからステンレス水筒持参など
視点3	代替品やリユース可能なものへの変更促進
	エコランドリーバッグの導入、ロゴ入りマーカー廃止、エコティーの普及など
視点4	廃プラの適正回収の徹底
	「リサイクル」を目指した回収

（趣意書を基に作成）

（3） ゴルフ場での廃プラ削減促進のために

ゴルフサミット会議が掲げる4つの視点（表9-1）では触れられていないが、ゴルフ場で使い捨てられるプラスチックとして最も重量があるものは、実は「鉛筆」である。スコアカードに記入するために使用される鉛筆は、ゴルフ場以外の場所（公営ギャンブル、宝くじ売り場、アンケート、選挙投票所など）でも見かけることがある。

筆者の調査では、ゴルフ場で配布される鉛筆には3タイプの形状があり、色も様々ある（図9-2）。

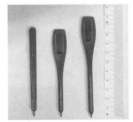

図9-2　ゴルフ場で利用される使い捨て鉛筆のタイプ

クリップ部分が平らな形状のものは長さが2種類あり，長い方(図9-2右)は約10センチある。短い2本はそれよりも1センチ程度短く(約9センチ)なっている。重さは，図9-2の左から，2.2グラム，1.8グラム，2.1グラムであり，左のタイプ(ストレートタイプ)のものが最も重い[5]。

　一般社団法人日本ゴルフ場経営者協会によれば，全国のゴルフ場利用者数(2022年)は9,129万26人であったとされる。鉛筆1本2.2gとした場合，入場者数から計算すると年間200.8トンが消費されている。折れて交換することもあるので，実際はもっと多い(重い)可能性がある。また，ボールマーカーは，筆者の計測では0.5gであった。これも来場1回につき1個使用したとすれば，45.6トンとなる。鉛筆とマーカーを総計すると246.4トンものプラスチックが，ゴルフ場のプレー(年間)で使い捨てられていると推計される。プレーを楽しむために，これほど大量のプラスチックが使い捨てられているスポーツは，おそらくゴルフ以外にはないだろう。

　例えば，ゴルフのスコアカードのような小さな枠内に限られた文字や数字を記入するにあたり，現状の長さである必要はない。人差し指と親指で挟んで使用できるものなら，機能は充分果たされる。例えば，持ち手の軸の部分は2センチ程度あれば充分である。仮に，この改良を施した場合，7センチ(図9-3右)は不要となり，1本当たり1.7gの削減ができる(図9-3)。これを単純計算すると，年間155.2トンのプラスチック削減が可能となる[5]。

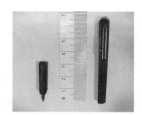
図9-3　削減可能な不要部分

　ところで，ギターなど弦楽器で使用するピックのような鉛筆があれば，スコア記入に加えて，ボールマーカーとしての機能も兼ね備えられるのではないか。ピックは人差し指と親指で挟んで使うが，これに「鉛筆の芯」を接続してはどうか。市販されるピックには，いくつかの厚さがあるが，厚いタイプのもので1.5グラム，薄いタイプのもので0.5グラムであった[5]。

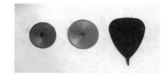
図9-4　ボールマーカーを兼ねた鉛筆の提案

　現在，ゴルフ場で配布されているボールマーカーには2種類の大きさがある(図9-4)が，ピックタイプ鉛筆の大きさも，ほぼ同程度であり代用可能であろう。

（4）指摘されるゴルフ場DX化の遅れ

　従来，多くのゴルフ場では，カートに搭載されたモニタパネルにスコア入力ができるようになっている。最近ではさらに進化し，コンペ成績の即時表示など，モニターを活用した高度なデジタルサービスが徐々に普及しつつある[6]。それにも関わらず，アナログ式の手書きスコアカードが用いられているゴルフ場もある。

　DX(デジタルトランスフォーメーション)化があまり進まない理由として考えられる一つが，ゴルフ場のロッカーキーがカードフォルダーを兼ねているため，カードに書かれているホール情報(長さや難易度)を手元で確認できる便利さなのかもしれない。だが，こ

れらの情報は，カートで確認できるし，近年は飛距離計測やスコア入力機能を兼ね備えたスマートウォッチも広く普及しており，手書きカードは廃止してもよいと思われる。

スコアカードへのアテスト（証明）を必要とする競技会や，紙のスコアカードへのこだわりがあるプレーヤーのために全廃しなくても，モニタパネルやゴルフ場専用アプリなど，デジタル入力が推進されつつある。ゴルフ場産業全体的にDX化の遅れが指摘されることが多いが，手書きによるスコア記入が未だに主流の状況こそが，それを象徴しているといえる。

2 「共生社会」の観点からみた課題

（1） ゴルフ場におけるドレスコード

ゴルフはエチケットやマナーが重んじられる（Additional Information 1参照）。この理由の一つとして，2018年まで使用されていたルールブックの冒頭に「第1章 エチケット」として『ゴルフの精神』が挙げられていたことにある。しかし，エチケットの具体的な内容や行動には言及されておらず，各ゴルフ場や各クラブに委ねられていたため，会員制ゴルフ場の多くには，エチケット委員会が組織されている[7]。

ゴルフにおけるエチケットやマナーとして，よくドレスコードが挙げられるが，プレー中だけでなく，クラブハウス内でのドレスコードもその対象となるのが一般的である。例えば，「クラブハウス内では脱帽する」というマナーが挙げられることが多い。だが，障がいや病気のために，屋内でも脱帽が困難で，こうしたエチケットやマナーに対応できない人もいる[5]。

また，近年多発している突発的な猛暑下において，シャツインやハイソックス着用など，従来のドレスコードを貫くことで，熱中症のリスクを高めることが懸念される場面もみられることから，夏季のみ，ドレスコードの規定を変更・緩和するゴルフ場も増えてきている。

（2） ゴルフ場におけるスロープレー

"ゴルフにおける最大のマナー違反"といわれるのが，スロープレーである。ゴルフ場では，概ね7分間隔で各組をスタートさせ，その日の決まった組数（人数）を整然と同じペースでコースに送り出す運営方法が一般的なスタイルとなっているため，スロープレーが問題となる。

そのため，スロープレーになる可能性の高い人は，本人の状況がどうであれ歓迎されない。すなわち，初心者や技術レベルが未熟な人には非常に冷たく，スロープレーにならない程度の技術レベルに上達するまでは，ゴルフ場でのプレーは難しい。

また，長年ゴルフを愛好してきた人が，加齢によりこれまでと同じプレースピードを維持できなくなるケースもあるが，どのような理由があれ，スロープレーには厳しい目が向けられる。事実，これを理由にゴルフをやめる人も実際にいる[5],[8],[9]。

病気やけがが原因で動きが緩慢になってしまった場合も同様であるし，障害者においてもそうである。つまり，スロープレーになる人の来場は歓迎されず，現在のゴルフを取り巻く環境には「身体が不自由な人がゴルフを楽しむ」という発想がない。

2024年6月に東京で開催された第61回日本リハビリテーション医学会学術集会の特別シンポジウム『障害者ゴルフ競技の普及・啓発〜障害見ずして球を見よ〜』では，登壇した元パラリンピック選手や有識者から「理解あるゴルフ場が少ないこと」や「乗用カートのフェアウェイ走行，車いすのグリーン上乗り入れ」といった点での課題が挙げられた[10]。このように，病気や障がいで車椅子を使用している人がゴルフ場を利用したくても，受け入れられるゴルフ場がほぼないのが現状である。同じく，未経験の子どもなどを含むファミリーなどが気軽にプレーできるゴルフ場もきわめて少ない。

さらに，日本には未だに，女性が会員権を購入できなかったり，女性が会員になるために特別な条件を加えているゴルフ場が存在したり，外国籍の人の入会を認めないゴルフ場もある。

3 現在のゴルフ場の姿と展望

(1) 減少し続ける日本のゴルフ場

現在，日本には約2,200か所ものゴルフ場が存在する。この数は世界で3番目に多い（コース数では世界第2位）数字となっている（表9-2）[11]。

このゴルフ場の数は，日本の国土面積の約0.7％，森林面積の1.0％をも占めている。そして，関東1都6県に600以上のゴルフ場が集中し，森林面積に占める割合も約3.7％となっている[12]。

しかし，ピーク時に2,400か所以上存在した日本のゴルフ場は，年々減少している。1980〜1990年代にかけて，いわゆるリゾート法(総合保養地域整備法)の規制緩和の後押しもあり，代々守れてきた日本の山野はゴルフ場建設のために節操なく切り拓かれた。

だが，わずか30年程で200か所以上のゴルフ場が閉鎖し，多くが太陽光発電所に転用され，黒パネルで埋め尽

表9-2 世界のゴルフ場数ランキング（R&Aを基に作成）

	Country	Courses	Holes	Facilities
1	United States of America	16,156	240,369	14,139
2	Japan	3,140	45,165	2,202
3	United Kingdom	3,101	46,278	2,660
4	Canada	2,564	35,586	2,200
5	Australia	1,584	23,070	1,501
6	Germany	1,054	14,175	737
7	France	811	11,058	645
8	Korea	810	9,348	447
9	Sweden	650	9,150	463
10	China	617	9,054	402
11	Spain	493	7,026	408
12	South Africa	477	6,192	460
13	New Zealand	416	5,769	399
14	Ireland	365	5,598	322
15	Netherlands	350	4,104	241
16	Argentina	348	4,386	315
17	Denmark	347	4,464	194
18	Thailand	317	4,029	235
19	Italy	312	4,122	264
20	India	298	3,744	282

くされる状況が各地のゴルフ場跡地でみられている。中には，ゴルフ場開発に着手したものの，資金不足で放置されたままの場所もある[5]。

（2） 転換期を迎える日本のゴルフ人口

日本のゴルフ人口は，1992年の1,480万人をピークに急激な減少を続けており，2022年の日本のゴルフ人口は510万人とされ，ピーク時の3分の1近くまで減少している。しかし，2023年は530万人と推計され，ゴルフ人口がもちなおした[6]。一方で，現在のゴルフプレー者層を中心的に支えているのが，60代〜80代の世代であることは憂慮される。ただ近頃では若者のゴルファー人口は徐々に増えている[13]。

ゴルフを愛好する人を増やし，日本のゴルフ場環境を維持していくためには，ゴルフ場が地域や社会に開かれ，多様な遊び方や過ごし方が提供できる場へと変化し，進化して行く必要がある。例えば，画一化されたプレースタイルをもっと柔軟性のある形式（18ホールや9ホール区切りのプレーに拘らない）にすることや，近隣住民やゴルフをしないファミリーも楽しめる施設に進化させていくなど，多様なアイデアを挙げながら，試行して，より改善させていく必要がある[5]。このような状況に対し，アメリカではスマートフォンのGPS機能を利用し，プレーしたホール数に応じて自動課金をするアプリが登場し，短時間の柔軟なプレースタイルを可能にしている[14]。

（3） 期待される新時代のゴルフ場

ゴルフは隆盛をきわめた時代から比べると停滞しているとはいえ，未だにその市場規模はあらゆるスポーツの中で最も大きい。例えば，用具用品の市場規模（2022年）を例に見てみると，野球594億円，サッカー・フットサル529億円であるのに対し，ゴルフは3,092億円と，他のメジャースポーツの6倍近い市場規模を誇っている。それゆえ「ゴルフはナンバーワンスポーツ」といわれることもよくある[5],[15]。

逆にいえば，この状況が，ゴルフ場のスタイルを旧態依然のまま変革させない一因であるのかもしれない。だが，現実的にゴルフ人口はピーク時の約3分の1となり，市場規模自体は縮小し続けている。また，前述のように200か所以上のゴルフ場が閉鎖し，毎年，閉鎖するゴルフ場数は増加し続けている。そして，ゴルフ場に熱心に通うプレー者層は高齢化している。ゴルフをしない人でも楽しめるゴルフ場のあり方の創造や，ビジネスとしてそれを展開できる仕組みづくりが必要な段階にきている。

（4） ゴルフ場の新たな取り組み

いくつかのゴルフ場では，先進的な試みを始めているところもある。例えば，栃木県の某ゴルフ場では，ゴルフ目的の来場者以外でも利用できるバーベキュー場が完備され，ゴルフ場内でのマラソン大会やフットゴルフ大会などが定期的に開催されている。

また，地域の教育委員会等とも連携し，毎年夏祭りが企画されており，普段ゴルフをしない層が大勢ゴルフ場に集い，モルックやトランポリン，水遊び，芝遊び，宝探し大

会，スナッグゴルフ，輪投げ，シャボン玉遊び等々，ファミリーで楽しめる様々な遊びや企画が行われている。飲食物の屋台も出店し地域住民にはとても喜ばれている。さらに，ゴルフ場が所在するさくら市の市民体育祭の会場としても提供されるなど，活動は全国的にも注目されている[14]。

また，千葉県の某ゴルフ場では，「ピクニックゴルフ」という企画が定着している。その名の通り，ピクニック気分でゴルフ場を体験するもので，全くゴルフ経験のない人や，コースデビューをためらっている層に，ゴルフは本当に楽しい，という気持ちを実感してもらうための企画であるとされている。ティーショットからホールアウトまでチャレンジするもよし，グリーンやアプローチのみをプレーするもよし，どんな回り方でも許容される。単にカートに乗ってゴルフ場を回遊したり，芝の上を歩きながらゴルフ場の景色を楽しむなど，楽しみ方は自由で，「18ホールの完全ゴルフ」は想定されていない[15]。

（5）ゴルフ場にいるだけで認知機能向上・改善

上記千葉県の某ゴルフ場では，認知機能改善に関して，アロマセラピー効果のエビデンスがあるレモングラスを植生したり，レモングラスティーとして提供する試みが行われている[15]。

「日本における認知症の高齢者人口の将来推計に関する研究」（久山町調査，厚生労働科学）では，2025年に約650〜700万人，2024年に約800〜950万人，2060年に約850〜1150万人の推計がされた。認知機能低下の主要因は加齢であり60歳頃から少しずつ衰えるとされている[16]（総論5章 p.52参照）。

塩田ら（2014）は，高齢者福祉施設入居者を対象に「レモングラス精油」や「レモングラス細胞水」の香りが交感神経を刺激し前頭葉内側近傍の血流量が顕著に増すことを証明し，中等度のアルツハイマー病に予防・治療効果があることを示唆している[17]。この研究は「レモングラス様」の精油や細胞水を居室の壁に塗布する方法で，植物を用いた検証ではないが，精油は植物から抽出された天然成分100％の液体であり，実際の植物でも同様の効果が期待される。

例えば，プレー中にとどまっている時間の長い「グリーン」や「ティーイングエリア」周辺にレモングラスを生い茂らせれば，ゴルフをする人は脳機能（認知機能）も向上することが期待されるのではないか。先行研究（精油）での検証に倣い，実際の植物（レモングラス）の香りを屋外で嗅ぐことでも認知機能改善が証明されれば，「ゴルフ場にいるだけで認知症予防」になる可能性がある。

ゴルフのプレー者層の超高齢化は，プレー離れを招くかもしれないが，ゴルフ場の広大な特徴を生かした植物での効果検証が進めば，ラウンドをせずとも，単にゴルフ場で過ごすことでの健康効果の体得が期待される。

会員制が9割以上を占める日本のゴルフ場において，プレー以外のクラブライフを考えることは，ゴルフをしない人がゴルフ場に集う仕組みに発展して行く可能性がある。

それは，市民の健康とともに，ゴルフ場を有効活用する手立てとしても有用性の高いものとなる可能性がある[5]。

（6） 求められるゴルフ場の多様化

前述のように，日本には多くのゴルフ場が存在し，日本の国土面積の約0.7％，森林面積の約1.0％をも占めている。すなわち，生活圏内から少し足を延ばせば，どの地域からもゴルフ場にアクセスできる環境にある。

ゴルフと同様に，リゾート法の後押しにより拡大したスキーと比較してみると，スキー場では，アルペンスキーだけでなく，スノーボードやテレマークスキー，ショートスキー，スノースクート，キッズゲレンデでソリを楽しむなど，様々な用具でのプレーが可能である。また，リフト券も1日券，2日券，半日券，回数券，1回券，ナイター券など，気分や状況に応じて楽しみ方をカスタマイズすることができるし，シーズン券を購入すれば，その年の営業終了まで利用し続けることができる。

他方，ゴルフの場合は，18ホールを基本としたプレースタイルであり，可能であったとしても，スループレーや早朝・薄暮のハーフラウンドなど多少の変化はみられるが，それでも，スキー場に比べて，遊び方の選択の自由性が圧倒的に低い。

ゴルフ人口減少にあえぐゴルフ産業界に対して，筆者は「ゴルフ場が変わらなければ何も変わらない」ことを他著や連載などでも提言してきた。事業者にとっては勇気のいることかもしれないが「ゴルフはかくあるべき」という固定観念は捨てるべきである。もちろん，すべてのゴルフ場が変わる必要はないが，そのような変革を試み，消費者の選択の自由性の高いゴルフ場を創造することで，日本の豊かなゴルフ環境を維持し，ゴルフ場がゴルフをする一部の人びとのためだけの施設ではなく，多くの国民の健康に寄与する場となっていくことが期待される。

10章　スナッグゴルフとピラティス

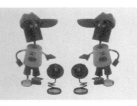

Point：①スナッグゴルフは，初心者や高齢者でも安全に楽しめる簡易ゴルフで，ゴルフの基本を学ぶために有効なツールである。
②スナッグゴルフは，小学生の大会や全国レベルの競技会も開催され，大学でのゴルフ教育などに導入されている。さらに，認知症やフレイルの進行予防に対する期待も大きい。
③ボディワークとは，身体の動きや姿勢，呼吸，心の安定を総合的に整えるアプローチであり，ゴルフにも応用される。
④ピラティスは，呼吸法と体幹強化を通じて姿勢や動作の安定性を高め，日常生活やスポーツパフォーマンスの向上に貢献する。
⑤ピラティスは，体幹の安定性，柔軟性，呼吸法の活用を通じて，ゴルフのスイングの精度向上やけがの予防に貢献する。

1　ゴルフを始めるために（SNAG）

（1）スナッグゴルフとは

①　スナッグゴルフの歴史

　アメリカのプロゴルファー，テリー・アントンとウォーリー・アームストロングという2人によって2001年に開発されたスポーツである。スナッグ（SNAG）とは「Starting New At Golf（ゴルフを始めるために）」の頭文字を取った造語である。そしてsnagとは「くっつく」という意味を持ち合わせる。そして，スナッグゴルフで使用するターゲット類は，すべてマジックテープでボールがくっつくようにつくられている。という二つの理由から「SNAG」と名づけられた[1]。

②　スナッグゴルフの意義

　ゴルフの基本を学ぶために開発されたため，ゴルフの基礎的な要素をすべて持ち合わせている。1打目のティーショットを打ち，2打目以降のアプローチやパットをしてホールアウトするという流れは，ゴルフそのものになる。子どもや初心者でも高齢者でもボールを容易に打つことができるように用具もつくられている。つまり，場所を選ばず安全にプレーできる簡易的なゴルフといえるスポーツである。
　ルールもわかりやすく考えられており，ゴルフ場やゴルフ練習場だけでなく，広さの限られた場所でも充分に楽しめるスポーツである。校庭や野球場，陸上競技場，体育館などある程度の広さがあれば場所を選ばずにプレーできる。スナッグゴルフの道具は，安全性と簡易性を満たすために開発され，赤や青色や黄色という原色が用いられたものになる。これは鉄製でゴルフクラブとは違い，原色を使うことでプレーが簡単なイメージをもってもらうように考えられた。
　ある研究ではゴルフのドライバーショットとスナッグゴルフのフルショットについて，

三次元的な動作分析を用いて比較検討を行った。プロゴルファーを含む上級者にスナッグゴルフのフルショットとドライバーショットを打たせた結果，スナッグゴルフのスイング動作は，ゴルフのスイングと比較して大きな差はみられなかった。そのため，スナッグゴルフはゴルフを学ぶうえで有効な練習方法であることが示唆された[2]。

（2） スナッグゴルフで使う用具

ゴルフでいうゴルフクラブにあたるものは，ショット用の「ランチャー」とパター用の「ローラー」という2種類のクラブである（図10-1）。ボールがあたるクラブヘッドはゴルフで使うアイアンの約3倍の大きさである。

① ランチャー

打ち上げる（launch）に由来するクラブで，スナッグゴルフにおいては，パッティング以外の全てのショットにランチャーが使用される。ヘッドには，硬質プラスチック，シャフトには，グラスファイバーが使われており，本物のゴルフのような打感や，シャフトのしなる感覚を体感できる。大きくつくられたヘッドは，初心者でも簡単にボールが打てるように設計され，本物のゴルフ感覚を体感することができる。

② ローラー

転がる（roll）に由来するクラブで，スナッグゴルフでは，グリーン内でのパッティングにローラーが使用される。素材やグリップの形状はランチャーと共通である。

③ スナッグボール

スナッグボールはテニスボールと同じ素材でできていて，スナッグフラッグにくっつきやすくなっている。通常のゴルフボールと，ほぼ同じような重量感があり，柔らかすぎず適度な弾力をもっている。スナッグボールは，安全性と確かな打感によるゴルフ体験ができるようにつくられている。

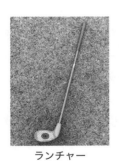
ランチャー

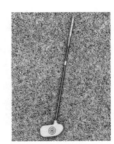
ローラー

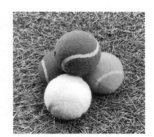
スナッグボール

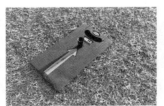
ランチパッド

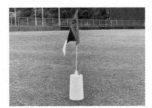
スナッグフラッグ

図10-1　スナッグゴルフの用具

④　ランチパッド

　　グリーン以外の場所ではランチャーを使用する。ランチャーを使って打つ際には，このランチパッド上にティーアップしてショットを行う。ランチパッドを敷くことで，芝や地面，またはコンクリートやフローリングといった様々な環境に対応でき，それらを傷つけるリスクを抑えることで，どんな環境でも練習やプレーをすることを可能になる。また，ランチパッドに大きくデザインされている矢印を目標に向けることで，常に目標に向かって構えてショットをすることを意識できる。

⑤　スナッグフラッグ

　　通常のゴルフのホールに相当するものである。土台の中に水を入れることで安定し，土台の表面に施された面ファスナー素材（マジックテープ素材）にスナッグボールがくっつくと，スナッグアウトとよばれ，ゴルフでいうホールアウトとなる[3]。

（3）スナッグゴルフの一般的なルール

　①　1打目以降もランチャーでボールを打つときは，常にランチパッドを使用する。

　②　パッティンググリーン内では必ずローラーを使用する。ローラーは，グリーンエリア外で使用することはできない。

　③　グリーンエリア内に入ったボールに関しては，ボールの位置を動かすことはできない。

　④　ボールがコースから出た場合は，その出た地点に最も近い場所からルール①に従ってプレーを続ける。その際にはペナルティポイントが1打加算される。

　⑤　ボールを紛失した場合は，ペナルティ1打が課せられ，紛失したと思われる場所に最も近い場所からルール①に従ってプレーを続ける。

　⑥　グリーンエリア内において，プレーヤーのボールが他のプレーヤーのショットの妨げとなっている場合は，スナッグフラッグに近いプレーヤーがボールのある場所にコイン，またはその他の小さく平らな物を代わりに置き，その場所を「マーク」する。マークしたらボールを一旦拾い上げ，他のプレーヤーがプレーを続行できるようにし，他のプレーヤーがショットした後にボールをマークした場所に戻してプレーをする。

　⑦　スナッグアウト（ホール終了）したとみなされるためには，ボールは必ずスナッグフラッグにくっついた状態にならなければならない。ボールがはね返ってしまった場合はスナッグアウトとみなされない。

（4）日本におけるスナッグゴルフ

　　現在，日本スナッグゴルフ協会をはじめ各地にスナッグゴルフ協会があり，スナッグゴルフの普及に努めている。小学生対象の競技なども積極的に行われており，全国各地で市区町村のゴルフ協会主催で小学生対象の競技大会が定期的に開催されている。また，全国大会は，2024年で21回目が開催されているが，スナッグゴルフを経験したことの

ない子どもたちも多く，日本ゴルフツアー機構（JGTO）では，定期的に全国各地の小学校にスナッグゴルフスクールセットを寄贈している。

　一般的には，スナッグゴルフは子ども用の簡易ゴルフと思われるところがあるが，大人も楽しめるスポーツである。スナッグゴルフのクラブサイズには，S・M・Lの3種類が存在し，Lサイズは身長150 cm以上が対象となっており大人が使えるサイズである。したがって，大人がゴルフを始めるための導入ツールとしても十分価値がある。それを実証するために大学ゴルフ授業の「Gちゃれ*」でも積極的に使用されている。

　　＊Gちゃれ：大学ゴルフ研究会は「Gちゃれ」という課外教育プログラムを提供している。これは，受講学生が授業で学んだ知識や技術を，実際のゴルフコースで応用できるコースデビュープログラムである。

　スナッグゴルフは，ゴルフの基礎を学ぶことができるため，今後ゴルフを始めたい人は，まずはスナッグゴルフから始めてみるとよい。スナッグゴルフは，ボールの最大飛距離が約50 mと短く，環境や参加者に応じたホール・コース設定が可能であることも，初心者向けである理由の一つである。

　「Gちゃれ」に参加している学生のほとんどがゴルフの初心者である。そのため，このゴルフ教室の活動には，スナッグゴルフが欠かせないものとなってきている。

（5）　認知機能低下を予防するスナッグゴルフ

　認知機能の低下を防ぐには，有酸素運動をしながら頭を使うデュアルタスク（二重課題）運動が有効と考えられている。これに関連する内容でウィズエイジングゴルフ協議会が，ゴルフを行うことで認知機能低下の予防になるという検証結果を発表している[4]（各論7章 p.175参照）。この検証は国立長寿医療研究センターが代表となり，東京大学と杏林大学が評価と検査機関として協力し，男女65歳以上でかつ習慣的に運動を行っていない高齢者を募集した。集まった135人の中から認知症やパーキンソン病，運動を禁止されている人以外を選定，2大学で認知機能と運動機能，QOLなどの事前審査を行った。そのうち，106人をゴルフ教室組とゴルフをしない健康講座教室参加組の2つのグループに分けた。

　ゴルフ教室組は2018年に埼玉県の日高カントリークラブで半年間様々なレッスンを受け，一方の健康教室組は期間中に健康促進をテーマにした90分の健康講座教室を2回受講したのみである。

　研究期間終了後，2つのグループの参加者に認知機能検査やQOL，傾向などを検査した。その結果，ゴルフ教室組には文章を覚える検査，覚えた後すぐ思い出す検査，覚えてから15分後に思い出す検査，それらの総合スコアに向上する結果がみられた。

　ウィズエイジングゴルフ協議会が検証した研究結果に，一部の介護関係者は，スナッグゴルフ注目していた。用具がプラスチック製でボールも硬くない。普通のゴルフと比べて安全，かつ介護施設でもやさしくプレーできる。これらを最大の特長と捉え，さらにグラウンドや空き地，室内でも場所を選ばず手軽にできることも大きなメリットになると考えた。また，いくつかの地域スポーツ団体でもシニア向けのプログラムに組み込

まれており，廃校となった校庭などを使って開催されるほどである。また機能訓練の一環として活用している高齢者施設もある[5]。

それほど多くはないものの，実際に導入されているデイサービスなどの施設もあり，認知症予防にゴルフ自体が効果的だという研究結果もあった。利用者の人びとをゴルフ場まで連れて行くのは難しいかもしれないが，スナッグゴルフであれば室内でもできる。そして認知症予防やフレイル予防にもなれば，意味がある。デュアルタスクで脳を活性化させるトレーニングでは，左脳と右脳で違うことをする。例えば，自分の右手と左手でじゃんけんをするなど，違う行動をすることで脳が活性化されることは昔からいわれている。特に運動をしながら脳を使うゴルフにおけるデュアルタスクが，さらに効果的だということになる。

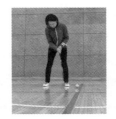

図10-2A　ランチャーでスイング

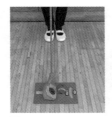

図10-2B　ローラーでパッティング

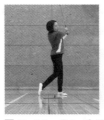

図10-2C　ランチパッドでセットアップからショット

スナッグゴルフのゲームで使用するターゲット類は，スナッグボールがくっつくようにつくられているので，この特長によりゴルフとは違った楽しみ方もできる。番号をつけた的を壁に掛け，ストラックアウトのように点を競い合う。「からだを動かしながら頭を使う」というデュアルタスクが室内で行えるスナッグゴルフは，スペースがとれない施設ほど，効果を発揮するツールであることは間違いない。スナッグゴルフのセットを7泊8日にてレンタルできるサービスもある。

スナッグゴルフで自信をつけて，ゴルフデビューするもよし，それで再び元気を取り戻してゴルフ場に戻って行くのもよいと思われる。スナッグゴルフは健康寿命を延ばす期待も担っている。

2　ピラティスの利点とゴルフ

（1）　ボディワーク

ボディワークとはピラティス[6]，アレキサンダーテクニック[7]，フェルデンクライス・メソッド[8]など，からだを動かして，気づきを求め，よりよい動きを目指すもので，フィットネスの世界で人気がある（総論9章 p.93参照）[9]。ボディワークは単なるフィットネスやエクササイズにとどまらず，運動，呼吸法，瞑想，手技療法，さらには，いわゆるエネルギーなどといった目に見えないものを含めて人体を扱うことをも意味する概念である[10]。つまり，姿勢や運動などからだを扱うだけにとどまらず，心・感情・考え・魂といったものをも統合的にアプローチし，QOLの向上を目指している。

また，ヨガ，導引（どういん：中国伝統医学に基づく呼吸と動作を組み合わせた健康

法），太極拳もボディワークに含むことがあり，禅の3密（調身，調息，調心）を目指すものともいえる。「禅ゴルフ」がベストセラーになったように心の安定もゴルフには必要な要素である[11]。本セクションでは，ゴルフスイングのためのからだづくり，呼吸法など，ピラティスを取り上げ文献も紹介してゴルフへの取り組みを述べる。

（2） ピラティスの歴史と6つの原則

ピラティスの発祥は，第一次世界大戦時の負傷兵のリハビリテーションのために，ドイツでジョセフ・ヒューバタス・ピラティス氏（1883～1967年）により考案された。彼は自分の開発したボディワークを「コントロロジー」とよび，「自分で自分自身をコントロールすることを学ぶ学問」として位置づけていた[12]。元は，ベッドの上で寝たままできるリハビリテーションエクササイズとして「センター，呼吸，コントロール，集中，正確性，フロー」の6つの基本原則から構築された[13]。

＜センター＞

ピラティスでは，「コア（センター）」の強化に重点を置いている。コアとは，前部の腹筋，後部の背筋，上部の横隔膜，下部の骨盤底筋に囲まれた，パンパンに張ったラグビーボールのような構造のことを指す（総論9章p.92参照）。コアを鍛えることで，姿勢の改善や体幹の安定性の向上につながる。特に，横隔膜は脊柱に付着し，呼吸によって上下に動き，コアの天井として機能し，安定性をサポートする重要な筋肉である[14]。このため，ピラティスでは，横隔膜と骨盤底筋を含む体幹の安定性を強化するために，深い呼吸が不可欠となる[15]。ピラティス氏はコアを「パワーハウス」とよび，真の力が生まれる場所としている。コアの強さと柔軟性を高めることで，腰，股関節，肩の痛みやけがを防ぐことができる。

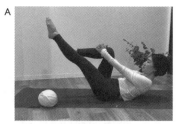
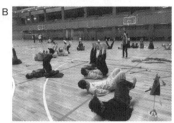
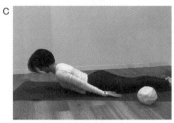
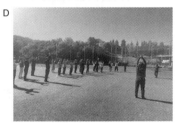

図10-3　ピラティス　Aシングルレッグストレッチ　B，D 大学での授業　Cスワン

例えば，ピラティスの基本エクササイズの一つであるシングルレッグストレッチ（図10-3A）は，腹筋と骨盤底筋を鍛え，股関節の安定性を向上させる。ピラティスは低負荷で行えるため，年齢や体力に関係なく取り組め，大学の授業でも活用されている。図10-3Bはピラティスの準備姿勢である。

＜呼　吸＞

すべての運動や動作において，呼吸への意識が最優先される。呼吸に注意を向けることで，自身の身体への意識が高まり，心と身体を同期させることができる。さらに，呼吸はコアの強さと力の源でもある。

例えば，スワン(図10-3C)は，呼吸筋主導で脊柱の柔軟性を高める動きである。ピラティスの呼吸法では，肋骨の間にある小さな筋肉(肋間筋)を伸ばす効果がある。肋骨は胸椎と連結しており，この部位は脊柱の中でも柔軟性が低いが，肋間筋を伸ばすことで柔軟性を向上させることができる。胸郭の緊張を解きながら動作を行う事が重要である。

　図10-3Dは大学の授業における立位の呼吸法(図10-3D)を示している。呼吸法に重点を置くことで，自律神経のバランスが整い，リラクゼーション効果も期待できる。

<コントロール>

　すべての動きは最大限のコントロールをもって練習される。不注意な動きの余地はない。小さく制御された動きが，より大きく強力な動きへと成長する。身体のコントロールを重視し，局所的な筋群を鍛えることで腰椎を支え，末梢関節への負担を減らす。

<集　中>

　各動作に対して絶対的な焦点と深い意図をもつことを意味する。心をからだに集中させることで，からだはそれに応える。

<正確性>

　各動作の細部に注意を払い，それを完璧かつ正確に行うことを目指すことである。

<フロー>

　最良の動きは流れるようなものであるべきである。テンポに関する感覚を高めることができる。

　以上，ピラティスの利点としては，柔軟性の向上，筋力バランスの改善，ストレス軽減，集中力の強化などが挙げられる。これにより，日常生活の動作が楽になるだけでなく，スポーツパフォーマンスの向上にも寄与する。特に，ピラティスの6つの基本原則を実践することで，日常生活の動作(ファンクショナルムーブメント；総論9章p.93参照)が向上することが示されている[16),17)]。

　さらに，ピラティスが心理的側面の向上にも効果的であることが示唆されている[18)]。ピラティスの実践によってマインドフルネス(今この瞬間に集中する能力；各論7章p.178参照)が向上する。これにより，自己効力感(自信)，気分の安定，ストレスの軽減，睡眠の質の向上などにも関与すると示唆されている。研究によると，週2〜3回，8〜15週間の継続で，これらの効果が確認されている[19)]。

　現在では，ピラティスはフィットネスクラブ，アスリートのトレーニング，医療施設など幅広い分野に普及している[20)]。特に，体幹の強化や柔軟性向上を目指すスポーツ選手にとって，ピラティスは欠かせないトレーニングとなっている[21)]。実際に，タイガー・ウッズやロリー・マキロイなどのトップゴルファーもピラティスを取り入れ，スイングの安定性向上やパフォーマンス向上を図っている。

（3） ピラティスとゴルフ

ピラティスは，ゴルフのパフォーマンス向上に大きく貢献する可能性がある[13),22)]。ゴルフスイングは，静止したアドレス姿勢から始まり，バックスイング，トップオブスイング，ダウンスイング，インパクト，フォロースルーへと続く一連の三次元的な動作である(Additional Information 2 p.224参照)。この流れるような動作（フロー）をスムーズに行うためには，高いレベルの体幹の安定性と柔軟性が求められる。

① ゴルフスイングにおけるピラティスの効果

ピラティスによって鍛えられる体幹の筋力と安定性は，ゴルフスイングの精度とパワーを向上させる。さらに，ピラティスは姿勢改善にも効果的であり，不適切な姿勢が引き起こす筋肉のアンバランスやけがのリスクを軽減する。実際に，ピラティスは，ゴルフのリハビリテーションにも応用されている[23)]。

ゴルフにおけるピラティスの有用性は多岐にわたる。まず，ピラティスにおける姿勢制御のトレーニングは，筋肉のバランスを調整し，スイング時の体重移動をスムーズにする効果がある[24)]。また，ピラティス専用マシン（リフォーマー）やバランス訓練用の器具を使ったエクササイズは，下半身のバランス・筋力・安定性を向上させる[25)]。研究によると，ピラティスはハムストリングス(各論1章 p.108参照)の柔軟性を向上させる可能性があり[26),27)]，スムーズなスイング動作に貢献する。さらに，ゴルフでは体幹の強化が安定性とパワーの向上の鍵である。特にピラティスによる肩甲上腕帯の強化が腰部や肩の負担を軽減し，スイング時の衝撃を和らげる効果が期待されている[28)]。ピラティスでは，バランスや動きの調整能力（コーディネーション）も重視されるため，スイング時のコントロール能力や敏捷性の向上につながる[29)]。

ピラティスはバレーボール選手のジャンプ力やサーブの精度を向上させることが報告されているが，一方で下肢の爆発的な筋力や正確性への影響は限定的との研究もある[30)]。そのため，ゴルファーのティーショットの精度向上にどのような影響を与えるかについては，さらなる研究が必要とされている。

② 歩きたくなる身体とゴルフのパフォーマンス向上

プロゴルファーの試合を観ていると，どの選手も歩く姿勢が良く，凛とした雰囲気を感じさせる。目線は遠くを見つめて，やや大股でテンポよく歩く一定の歩行リズムは，軸の強さを感じさせる。歩くリズムからスイングリズムを保つ選手も多く，ゴルフには歩きが外せない。

呼吸と同様，発育発達の進化の中で獲得した立位は絶妙なバランスで成り立ち，二足歩行は脳神経機能とも大きな関連がある[31)]。また，歩行は全身の筋肉を適度に使いストレスの軽減，認知症予防にも期待できる[32)]。ゴルフではボールを打つ時間よりも歩く時間の方が長く，持久力も必要となる。長時間歩いても疲れにくく，歩くことが苦にならないそんな方法を会得することがゴルフ上達の近道である。

支持する筋肉の弱体化から，姿勢不良や疲れやすさを生む。支える筋肉がしっかりと機能し小さな重心移動に対して脊柱を安定させることが可能になることで結果効率よく

活動，移動することができるのである[33]。からだの奥にある骨に近い支える筋にアプローチできるのが呼吸法やピラティスである。呼吸法からからだに耳を傾けること，無意識の動作や姿勢が整い日常やゴルフのパフォーマンスアップに直結する。

呼吸や姿勢において上虚下実という言葉がある。下半身に力が安定し，上半身の力は抜けている身体の自然な状態を指し，これはリラックスした状態であり，効果的に力を発揮することができる[34]。

生下時から常にバランスをとっている身体，一方，同じ姿勢を強いられる現代においても休みなくはたらいている身体に感謝の気持ちを再確認すべきである。そのような観点からも，長持ちできる身体，歩きたくなる身体，を目指すことができるゴルフは人生100年時代の全世代において大変重要な運動である。

キャット＆ドッグは呼吸を連動させることで脊柱の可動性を高めるエクササイズである。四つ這い（図10-4A）から肩の下に手，股関節の下に膝，のスタートポジションから吐く息で床を押して背中を高く持ち上げ顎を胸に近づける（図10-4B）。次の呼吸で骨盤から順番にしならせる（図10-4C）。首と腰を反らないことがポイントである[36]。

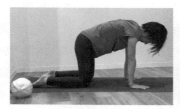
図10-4A　キャット＆ドッグ最初の姿勢四つ這い

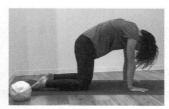
図10-4B　キャット＆ドッグ　丸くなる動き

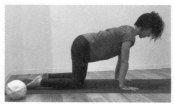
図10-4C　キャット＆ドッグ　しなる動き

最初は動きを感じられないことがあるが，諦めずに継続することで脊柱の可動性が高まる。呼吸法やエクササイズを日常生活に取り入れるとよい。

ゴルフで重要な2大因子が体幹軸を中心にした筋肉の回旋運動と呼吸法であることと，ピラティスで重要な2大因子が体幹筋のバランス向上と呼吸法にあること，の偶然にしては奇遇な二つの類似点から，ピラティスがゴルフパフォーマンス向上へ効果があるとの夢は膨らむ。一方，ピラティスがゴルフプレーを改善するとの明確な科学的エビデンスは現時点でなく，今後の宿題の一つと捉えられている。

③　ゴルフとピラティスにおける呼吸法の重要性

ゴルフのスイングにおいて適切な呼吸法を学ぶことで，リズムやテンポが安定し，ミスショットを減らす効果を期待できる[35]。一般的には，バックスイング時に息を吸い，ダウンスイングとフォロースルーで息を吐く方法が推奨されている[13]。また，パッティングでは，後ろに引く際に息を吸い，ストローク時に息を吐く。強く息を吐くことで腹部の筋肉が活性化し，スイング時のコアの力を高める効果がある。さらに，呼吸を意識することで筋肉の過度な緊張を防ぎ，スイングのスピードやパワーを最大限に引き出すことが可能である[35]。プレッシャーのかかる場面でも，集中力を高め，安定したパフォーマンスを発揮できるようになる。

Column　1．ゴルフは業種を超えるコミュニケーションスキル

　学生時代にゴルフ授業やゴルフ実習などの機会をもてることは，社会に出る前のよいチャンスになる（例：大東文化大学ではゴルフ授業がカリキュラムにある）。若く体力がある時期に繊細なスポーツであるゴルフの基礎を磨くことができるし，卒後はビジネスの場でも大いに役立つコミュニケーションスキルであり，世代や業種を超えて人の交流や幅を広げることが可能である。

　ゴルフは審判のいない唯一のスポーツである。自ら正直に申告することが求められている。また，ゴルフ規則の1にはプレーヤーの行動基準が記され，他者やコースに対して配慮やマナーが明示されている（Additional Information 1 p.211参照）。さらに，ゴルフは，コミュニケーション面でもメリットがある。ゴルフ場では，4人一組で1日5～6時間一緒に過ごすことから，他のプレーヤーとコミュニケーションをとる機会が生まれ，相手の性格や人柄にも触れる機会にもなり得る。

　その反面で，ゴルフは金銭的負担が大きいとの印象がある。この問題は工夫により軽減できそうだ。例えば，道具をレンタルできる施設も多い。また道具を揃える際には，必要最低限のクラブ本数からスタートし，上達に合わせて本数を増やすことも可能である。駅前には24時間利用できる練習施設，ゴルフ場には，クラブバスや電車を利用できる施設もある。

　多くの人を虜にしているゴルフは人生の縮図でもある。風や地形のアンジュレーションで同じ状況は決してない自然を相手にしたターゲットゲームであるゴルフ。同時に，ゴルフはメンタルスポーツともいわれ，ミスショットやプレッシャーの中で，いかに自分をコントロールするかが重要である。人生は，ゴルフと同じで予測不可能なことに遭遇し，しかも経過には運と不運がつきものである。人生と同様にゴルフでは，「人間万事塞翁が馬」あるいは「禍福は糾える縄の如し」なのである[8]。

　ゴルフには人生を豊かにする大切なキーワードが溢れており，楽しく人間性を磨き，より豊かな人生を送ることできる素晴らしいスポーツである。

2．ピラティス×ゴルフ でストレスをコントロール

　WHOによると，学業ストレスは若年層にとって最も一般的なストレス要因の一つであり，うつ病や不安障害を引き起こす可能性があるとされている。ピラティスは，大学生の学業ストレス軽減に有意な効果を示した[37]。また，緊張型頭痛をもつ大学生を対象とした研究では，4回のピラティスセッションで70%が心理的ストレスの改善を示したと報告されている[38]。特にストレスと抑うつの低下[39]，および睡眠の質の向上[40]が過去の研究結果とも一致していた。

　一方で，ゴルフはテニス，エクササイズクラスとともにストレス解消に役立つスポーツの一つである[41]。週1回以上プレーするゴルファーは，心理的苦痛の発生率が低い傾向を示す[42]。また，重度の精神疾患をもつ参加者が，ゴルフを通じてメンタル面や社会面での利益を享受し得るとの研究もある[43]。ゴルフは，プレーヤーにとって，様々な心理的な意味をもつスポーツである。「ゴルフでストレスが発散できる」「冷静なコントロール感が生まれる」など感想を有するプレーヤーもいる[44]。一方，パフォーマンスへの不安や事前興奮がストレスの原因になることもあり得るため，ゴルフのプレッシャーを適切にコントロールする介入も課題とされる[45],[46]（総論3章 p.29参照）。

　では，ピラティスのゴルフに対するストレス軽減効果はどうであろうか。大学生を対象とした研究では，ピラティスとスナッグゴルフを組み合わせた場合，ストレスの指標となる唾液アミラーゼ値が有意に低下することが確認された[47]。この研究から，ピラティスをゴルフに取り入れることは，ゴルフのストレス軽減効果に繋がる可能性が示唆される。

1. ゴルフルールとマナー

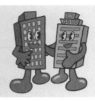

1 ゴルフのマナー・エチケット

　ゴルフは，紳士・淑女のスポーツといわれている。これは，ゴルフのプレー中における，ほとんどの場面には審判が不在であり，プレイヤー自らが審判となり，ルールを厳格に守るとともに，他のプレイヤーに配慮するマナーやエチケットが重要視されるスポーツだからである。

　プレーヤーは，ゴルフ規則（ルールブック）によって，行動においても精神においても紳士・淑女であることが求められている[1]。とはいうものの，マナーやエチケットはルールブックに載っているものでなく，ゴルファーが気持ちよくプレーするための行儀や作法なので，難しく敷居の高いものに感じてしまう人もいるかもしれない。

　この章では，ゴルフのルールやゴルフ場でのマナーについて学んでいく。

＜ R&A（スコットランド）と USGA（アメリカ）＞

　これらの団体は，共同でゴルフ規則を制定している。USGA はアメリカ合衆国とその準州およびメキシコで，R&A はその加盟ゴルフ団体の同意を得て，世界中のその他すべての地域で，共同してこのゲームを世界的に統轄し，その解釈をすることを含み，規則の管理に責任を有している[2]。

（公財）日本ゴルフ協会＜JGA：Japan Golf Association＞

　「わが国におけるゴルフ界を統轄し代表する機関として，ゴルフの健全な普及と振興を図り，もって国民体力の向上，社会・文化の発展並びに国際親善に寄与することを目的とする」という目的遂行のため，1924（大正13）年10月に創立された。以来，アマチュアリズムに則ったゴルフ精神の正しい遵守，ナショナルハンディキャップ制度の実施，公式競技の開催，ゴルフのルールとエチケット・マナーの正しい普及などに努め，ゴルフの健全な発展と普及を図り社会に貢献するという理念を掲げ，各種委員会活動を通じて，ボランティア委員の協力を得て活発な運営を続けている[3]。

> 「JGA ホームページ」や「R&A 公式ゴルフ規則アプリ」にゴルフ規則の全文が掲載されているため確認しながら進行していくことを推奨する（QR コード）。

【JGA ホームページ】　　　　　　　　　【R&A 公式ゴルフ規則アプリ】

JGA HP　　2023ゴルフ規則の　　　　iOS 版　　　　Android 版
　　　　　オフィシャルガイド

出典：JGA より許可を得て転載

服　装

① ゴルフ場への入退場

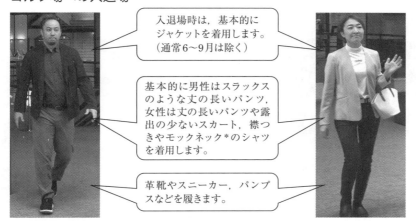

入退場時は，基本的にジャケットを着用します。（通常6〜9月は除く）

基本的に男性はスラックスのような丈の長いパンツ，女性は丈の長いパンツや露出の少ないスカート，襟つきやモックネック*のシャツを着用します。

革靴やスニーカー，パンプスなどを履きます。

＊モックネック：タートルネックほど長くなく，ゴルフウェアでは人気が高い。一部のゴルフ場では，襟付きのシャツとして認められない場合もある。
＊スニーカー：ゴルフ場によって認められない場合もある。

② プレー中

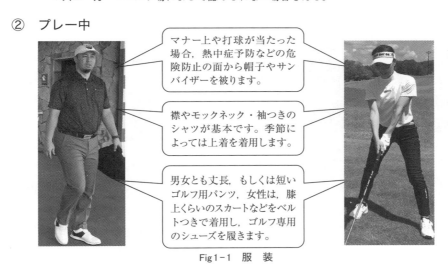

マナー上や打球が当たった場合，熱中症予防などの危険防止の面から帽子やサンバイザーを被ります。

襟やモックネック・袖つきのシャツが基本です。季節によっては上着を着用します。

男女とも丈長，もしくは短いゴルフ用パンツ，女性は，膝上くらいのスカートなどをベルトつきで着用し，ゴルフ専用のシューズを履きます。

Fig1-1　服　装

＊ベルト：基本的に男女とも着用が必要である。ゴルフ場によって違うので，HPなどで確認が必要である。

③ NGな服装例

● TシャツやVネックシャツなどの襟なしやアロハシャツのような派手なトップス，露出度の高いキャミソールだけの着用など（ゴルフ場によっては，パーカーもNG）
● ジーパン，デニムパンツ，ジャージ，スウェットパンツ，露出度が高いミニスカートやショートパンツ，ゴルフ場によっては，カーゴパンツもNG（基本的に入退場時やプレー中はベルトを着用する）
● サンダル，草履，雪駄，下駄，ハイヒール，ピンつきのスパイクシューズなど（ゴルフ場によっては，スニーカーもNG）

注）ゴルフ場によって，ドレスコードが違うので，HPなどでの確認が必要である。

2　ゴルフ場の到着からスタートまで

（1）到着から入場

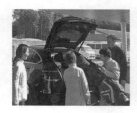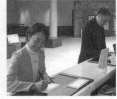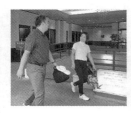

Fig1-2　到着から入場まで

- ゴルフ場には，少なくとも45分前には到着することが望ましい。到着したらキャディバッグ，手荷物，シューズなど必要なものをゴルフ場のスタッフに預ける。
- クラブハウス内でチェックインして，ロッカーキーとスコアフォルダを受け取る。
- ロッカールームでラウンド用のゴルフウェアに着替える。

（2）入場からラウンドスタート

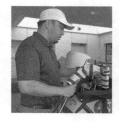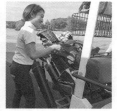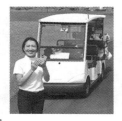

Fig1-3　スタートまでの確認

- キャディマスター室前で自分のキャディバッグを確認する。
- カート（ゴルフ場で移動の際に使用する車）に，自分のキャディバッグが積まれたことを確認して，ボールやティーなどを準備する。
- スタートの10分前には，指定されたスタートホールのティーイングエリア付近に集合する。スタート時間が変更になる場合があるので注意が必要である。

3　基本的なルール

　　ルールブックでは，規則1～25まで記載されているが，ここでは実際にゴルフをプレーする際，最低限覚えておきたいルール（トラブルとペナルティ）とマナーを，定義された5つのコースエリア（ジェネラルエリア・ティーイングエリア・ペナルティエリア・バンカー・パッティンググリーン）を中心に紹介する。

　　ここでは一般的なストロークプレー*を対象に説明を進めているが，競技ゴルフでのマッチプレー*など場合はルールが異なってくるので注意が必要である。

　　＊ストロークプレー：決められたホール数（18ホール以上）の打数の合計で勝敗を決める競技方法（規則3参照）
　　＊マッチプレー：プレーヤーと相手がホールの勝ち・負けまたはタイに基づいて互いに対して競う競技方法（規則3参照）

（1） ゲーム，プレーヤーの行動，規則，用具など

 ゲーム，プレーヤーの行動，規則
規則の目的：
規則1はプレーヤーに対してこのゲームの主要な原則を説明している：
- コースはあるがままにプレーし，球はあるがままにプレーする。
- 規則に従い，ゲームの精神の下でプレーする。
- 規則に違反した場合は，マッチプレーの相手やストロークプレーの他のプレーヤーたちより潜在的な利益を得ることがないように自分自身で罰を適用する責任がある。

（公財）日本ゴルフ協会，2023[2)]ゴルフ規則1を引用

 プレーヤーの用具
規則の目的：
規則4はラウンド中にプレーヤーが使用することができる用具を扱っている。ゴルフはその成功がプレーヤーの判断力，技術，能力によって決まる挑戦するゲームであるという原則に基づいて，プレーヤーは：
- 適合クラブと適合球を使用しなければならない。
- 14本以下のクラブに制限される。
- プレーヤーのプレーに人工的な援助を与える他の機器の使用は制限される。

（公財）日本ゴルフ協会，2023[2)]ゴルフ規則4を引用

ラウンドスタート時やラウンド中に，14本を超えるクラブを使用してはいけない。

コース
規則の目的：
規則2はコースについてすべてのプレーヤーが知っておくべき基本事項を説明している：
- 5つの定義されたコースエリアがある。
- プレーの障害となる可能性のあるいくつかの種類の定義された物や状態がある。

これらは球をプレーするときや救済を受けるときのプレーヤーの選択肢に影響を及ぼすことが多いため，球があるコースエリアと障害となっている物や状態のステータスを知ることは重要である。

（公財）日本ゴルフ協会，2023[2)]ゴルフ規則2を引用

（2） コースについて

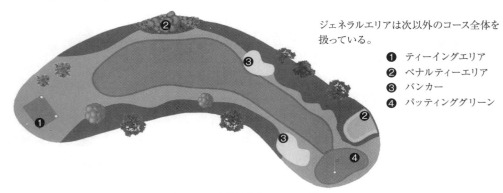

Fig1-4 定義されたコースエリア

(公財) 日本ゴルフ協会，2023[2]ゴルフ規則2を基に作成

 ホールをプレーすること
規則の目的：
規則6はホールのプレー方法を扱っている。例えば，ティーイングオフに関する特定の規則，取り替えが認められている場合を除いてホールを通して同じ球をプレーすることの要件，プレーの順番（ストロークプレーよりマッチプレーにおいて重要），そしてホールを終了すること。

(公財) 日本ゴルフ協会，2023[2]ゴルフ規則6を引用

1） ティーイングエリア

●プレーのスタートについて

プレーヤーは，ティーイングエリアから（規則6.1b），自分のスタート時間（遅くても早くてもだめ）に（規則5.3a）ホールをスタートしなければならない。

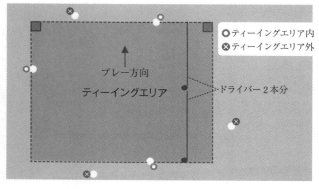

点線はティーイングエリアの外側の縁を定めている（規則2定義「ティーイングエリア」参照）。球の一部がティーイングエリアに触れている，またはその上にある場合，その球はティーイングエリアの球となる。

Fig1-5 球がティーイングエリア内にある場合

(公財) 日本ゴルフ協会，2023[2]ゴルフ規則6を基に作成

●プレーの順番（規則6.4）

最初のティショットは，打つ順番が決まっていない場合，クジやコイントスで順番を決める。ティショット以降は，基本的に最も遠い人から打つが，安全が確認でき

- れば準備ができた人からプレーができる。
- プレーヤーは球を地面の上にティーアップ，または地面からプレーすることができる（規則6.2b(2)）。
- 素振りやアドレスでティからボールが落ちた。…罰打なし（規則6.2b(5)）
- 打つ順番を間違えた。…罰打なし（規則6.4）
- ティーイングエリア外からティショットを打った。…2罰打（規則6.1b）
- ティショット（第1打）がOBとなった。…1罰打（規則18.2b）
    1罰打が科せられ，3打目としてティショットを打ち直す。
    注〕ローカルルールで特設ティ（プレーイング4）が設置されているコースでは，特設ティから4打目として打つこともできる。
- ティショット（第1打）がペナルティエリアに入った。…1罰打（規則17.1d）
    1罰打が科せられ，ティショットを打ち直すか救済措置を受け3打目から打つ。
    注〕ローカルルールでドロップエリア（プレーイング3）が設置されているコースでは，特設ティから3打目として打つこともできる（(3)ペナルティエリア参照）。

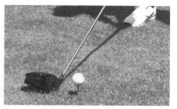

Fig1-6　ティーアップ

規則18　ストロークと距離の救済，紛失球，アウトオブバウンズ，暫定球

規則の目的：

規則18は，ストロークと距離の罰に基づく救済を受けることを扱っている。球がペナルティーエリア以外の場所で紛失したり，アウトオブバウンズに止まった場合，ティーイングエリアからホールへとプレーすることの連続性が途絶える：そのプレーヤーは直前にストロークを行った場所から再びプレーをすることによってその連続性を取り戻さなければならない。この規則はインプレーの球がアウトオブバウンズとなったかもしれない，またはペナルティーエリア以外の場所で紛失したかもしれない場合に時間節約のために暫定球をプレーすることができる場合と方法を扱っている。

（公財）日本ゴルフ協会，2023²⁾ゴルフ規則18を引用

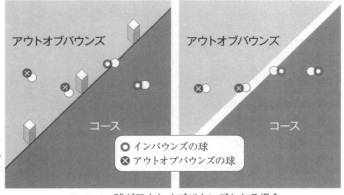

Fig1-7　球がアウトオブバウンズとなる場合

（公財）日本ゴルフ協会，2023²⁾ゴルフ規則18を基に作成

＜ティーイングエリア＞でのマナー

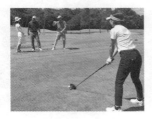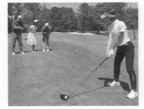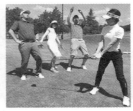

Fig 1-8　ティーインググラウンド

- 打つ人の邪魔になるような大声で話したり，動いたりしないように注意する。
- 視界に入ると邪魔になるので，打つ人の前方や後方には立たないようにする。
- 危険なので打つ人の近くに立たないようにする。

2）ジェネラルエリア

- ロストボール（球がなくなってしまった場合）は1罰打（規則18.2a）
  ペナルティエリア以外でもボールが発見できない場合（探す時間は3分以内）はロストボールとなる。ルールでは直前のショット位置に戻って打ち直しであるが，暫定球を打っていなかった場合は，時間短縮措置のため，ボールが落下したと思われる地点から新しいボールで2打加えて打つこともできる（規則18.2a）。
- コース上やコース外のどこででもプレーヤーは罰なしに，ルースインペディメント（木の葉や石などの自然物）を取り除くことができる。その方法は問わない（例えば，手，足，クラブ，その他の用具を使用する）（規則15.1）。
- アンプレヤブル（球を打つことができない場合）は1罰打（規則19）
  木の根元や植込みの中など，ショットができない状況での救済措置

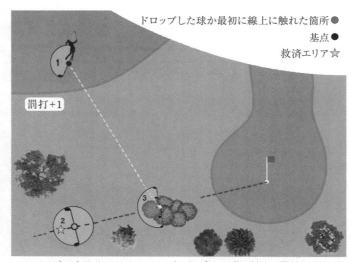

Fig 1-9　ジェネラルエリアのアンプレヤブルの球に対する救済の選択肢

（公財）日本ゴルフ協会，2023²⁾ゴルフ規則19を基に作成

プレーヤーはブッシュ中の球をアンプレヤブルにすることを決めた。そのプレーヤーには**3つの選択肢**があり，それぞれ**1罰打**を加え，プレーヤーは次のことができる：

① 直前のストロークを行った箇所に基づき救済エリアから球をプレーすることによってストロークと距離の救済を受ける。
② 元の球の箇所とホールを結んだその元の球の後方線上に球をドロップ＊することによって後方線上の救済を受ける。
③ ラテラル救済を受ける。救済を受けるための基点は元の球の箇所で，球は2クラブレングスでその基点よりホールに近づかない救済エリアの中にドロップし，その中からプレーしなければならない。

＊**ドロップ**：球を持ち，その球をインプレーにする意図を持って空中を落下するように離すこと。インプレーとはコース上にあり，ホールのプレーで使用しているプレーヤーの球の状態

＜ジェネラルエリアでのマナー＞

- スロープレーで進行を妨げないように，プレーファーストを心掛ける。
- 基本的に前の組と1ホール以上の間隔を開けない。
- 自分の打順がくる前に，次に使うクラブを決めておく。
- 次の地点まで歩いたほうが早く到着する場合はカートに乗らず歩いていく。
- 次に使うと思われるクラブを2，3本持ってボール地点に向かう。
- ホールアウト後は，素早い移動を心掛ける。
- ディボット跡の目土，ピッチマークを修復する。
- 危険な打球や隣のホール，前の組に打ち込んだ場合は，大きな声で「ファー」と叫び危険を知らせる。

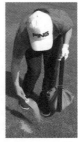

Fig1-10　ジェネラルエリアのマナー

3）ペナルティエリア

ペナルティーエリアは赤か黄のいずれかで標示されている。この色はプレーヤーの救済の選択肢に影響する（規則17.1d参照）。

規則17 ペナルティーエリア

規則の目的：
規則17はペナルティーエリア（球が紛失したり，プレー不能となったりすることが多い水域や，委員会が定めた他のエリア）に対する特別規則である。プレーヤーはそのペナルティーエリアの外からプレーするために1罰打で特定の救済の選択肢を使用することができる。

（公財）日本ゴルフ協会，2023[2)]ゴルフ規則17を引用

ペナルティエリアでプレーヤーが救済を受けたい場合には1罰打で，イエローペナルティエリアでは2つ，レッドペナルティエリアでは3つの選択肢がある。

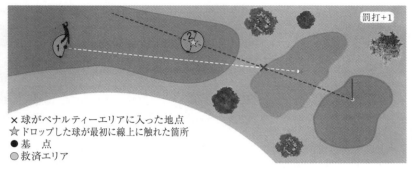

Fig1-11A　イエローペナルティーエリアの球に対する救済

球がイエローペナルティーエリアにあることが分かっているか，事実上確実で，プレーヤーが救済を受けたい場合，そのプレーヤーは**2つの選択肢**がある．それぞれ1罰打でプレーヤーは次のことができる：
① 直前のストロークを行った場所に基づき救済エリアから球をプレーすることによってストロークと距離の救済を受ける．
② ホールとX点を結んだ後方線上のペナルティーエリアの外に球をドロップすることによって後方線上の救済を受ける．

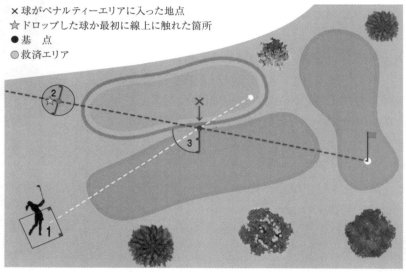

Fig1-11B　レッドペナルティーエリアの球に対する救済

(公財)日本ゴルフ協会，2023[2])ゴルフ規則17を基に作成

球がレッドペナルティーエリアにあることが分かっているか，事実上確実で，プレーヤーが救済を受けたい場合，プレーヤーには**3つの選択肢**がある．それぞれ1罰打で，プレーヤーは次のことができる．
① 直前のストロークを行った場所に基づき救済エリアから球をプレーすることによってストロークと距離の救済を受ける．
② ホールとX点を結んだ後方線上のペナルティーエリアの外に球をドロップすることによって後方線上の救済を受ける．
③ ラテラル救済を受ける（レッドペナルティーエリアに限る）．救済を受けるための基点はX点で，球は2クラブレングスでX点よりホールに近づかない救済エリアの中にドロップし，その中からプレーしなければならない．

4）バンカー

> **規則12** バンカー
> **規則の目的：**
> 規則12はバンカーのための特別規則である。バンカーは砂地から球をプレーするプレーヤーの能力をテストするために特別に作られた区域である。プレーヤーがこの挑戦に立ち向かうことを確実にするため，ストロークを行う前に砂に触れることや，バンカーの球に対して受けることができる救済の場所に関していくつかの制限がある。

(公財) 日本ゴルフ協会，2023[2)]ゴルフ規則12を引用

バンカー内の球をプレーすること(規則12.2)
- バンカー内の球をプレーする前に，プレーヤーはルースインペディメントと動かせる障害物を取り除くことができる(規則12.2a)
- バンカー内の砂にクラブが触れた場合は，2打(規則12.2b)

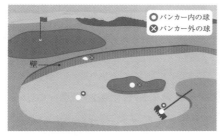
バンカーの定義と規則12.1に従って，この図は球はバンカー内にある場合と外にある場合の例を説明している。

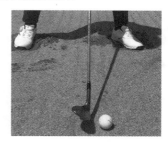
バンカーにクラブをつけてはいけない

Fig1-12　球がバンカー内にある場合

(公財) 日本ゴルフ協会，2023[2)]ゴルフ規則12を基に作成

- 球がバンカーにある場合，選択肢のいずれかに基づいて1罰打でアンプレヤブルの救済を受けることができる(規則19.2)。

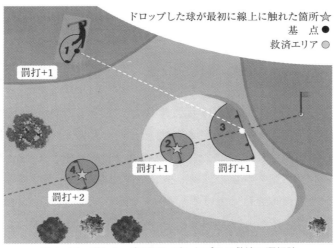

Fig1-13　バンカー内でアンプレヤブルの救済の選択肢

(公財) 日本ゴルフ協会，2023[2)]ゴルフ規則19を基に作成

プレーヤーはバンカー内の球をアンプレヤブルであると決めた。そのプレーヤーには**4つの選択肢**がある。
① 1罰打で，プレーヤーはストロークと距離の救済を受けることができる。
② 1罰打で，プレーヤーはバンカー内で後方線上の救済を受けることができる。
③ 1罰打で，プレーヤーはバンカー内でラテラル救済を受けることができる。
④ 合計で2罰打で，プレーヤーはバンカーの外で後方線上の救済を受けることができる。

＜バンカーでのマナー＞ （Fig1-10動画参照）

- バンカーは，ボールに近く低いところからレーキを持って入る。
- ショット跡や足跡などを，次の人のためにレーキでならしておく。

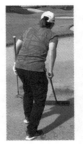

Fig1-14　バンカーのマナー

5）パッティンググリーン

> **規則13　パッティンググリーン**
>
> **規則の目的：**
> 規則13はパッティンググリーンのための特別規則である。パッティンググリーンは球を地面の上で転がしてプレーするために特別に作られており，各パッティンググリーンのホールには旗竿がある。したがって，他のコースエリアとは違った特定の規則が適用となる。
>
> **13.1　パッティンググリーン上で認められる，または要求される行動**
>
> **規則の目的**
> この規則はプレーヤーがパッティンググリーン以外の場所では通常認められていないことをパッティンググリーン上ではすることを認めている。例えば，球をマークして，拾い上げ，ふいてリプレースすることを認めているし，パッティンググリーン上の損傷を修理したり，砂やバラバラの土を取り除くことを認めている。またパッティンググリーン上で球やボールマーカーを偶然に動かす原因となったことに対して罰はない

（公財）日本ゴルフ協会，2023[2)]ゴルフ規則13を引用

- **損傷の修理**（規則13.1c(2)）
  プレーヤーは，一定の要件を満たす場合，できるだけ元の状態にパッティンググリーンを復元するための合理的な行動をとることによって罰なしにパッティンググリーン上の損傷を修理することができる（一定の要件は規則13.1c(2)を参照）。
- パッティンググリーン上の球は，拾い上げてふくことができる（規則14.1）。
- マークをせずに球を拾い上げる（マークを忘れて拾った場合）は，1罰打（規則14.1a）。

規則 14 球に対する処置：マークすること，拾い上げること，ふくこと：箇所にリプレースすること：救済エリアにドロップすること：誤所からプレーすること

規則の目的：
規則14はプレーヤーがいつ，どのようにして止まっている球の箇所をマークし，その球を拾い上げ，ふくことができるのか，そして球を正しい場所からプレーするために，どのような方法で球をインプレーに戻すのかを扱っている。
- 拾い上げた球や動かした球をリプレースすることになる場合，同じ球を元の箇所に置かなければならない。
- 罰なしの救済，または罰ありの救済を受ける場合，取り替えた球または元の球は特定の救済エリアにドロップしなければならない。

これらの処置を使用した際の誤りは球をプレーする前であれば，罰なしに訂正することができるが，プレーヤーが誤所からその球をプレーした場合，そのプレーヤーは罰を受ける。

(公財)日本ゴルフ協会，2023 ゴルフ規則14を引用

＜パッティンググリーンでのマナー＞
- グリーン上では，芝を傷つけないよう静かに歩き，跳ねたり走ったりしない。
- 他のプレーヤーのパッティングラインを確認し，踏まないように気をつける。
- 打つ人の近くや視線に入る正面やパッティングライン前方，後方線上には立たない。
- カップのフチを踏んだりして崩さない。
- 芝につけたボールマーク（ピッチマーク）をグリーンフォークなどで平らに直す。

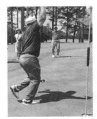
Fig 1-15　パッティンググリーン上のマナー

＜その他のマナー＞
- クラブハウスに入るときは，シューズや服についた泥を落とし，帽子，サンバイザー，サングラスをとって入ることを心がける（各論9章 p.193参照）。

珈琲ブレイク

皆さんコーヒーは好きでしょうか？ 様々な時間帯に手軽に楽しまれているコーヒーですが，コーヒーに含まれるカフェインが，競技スポーツの世界でパフォーマンスを上げると大変注目されています。

カフェインは国際オリンピック委員会が認めている科学的根拠のある栄養サプリメントの一つになっており[4]，コーヒーに含まれる程度の適度なカフェインの単回摂取は，注意力や持久的運動のパフォーマンスを向上させる[5]との報告があり，ゴルフにおいては飛距離，ショット精度，パーオン回数，合計スコアの競技パフォーマンスに効果が認められています（総論7章 p.73参照）[6]。皆さんもラウンド前や昼食時にコーヒーを一杯飲んでみませんか。

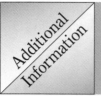

2. ゴルフに必要な基本的技術と知識

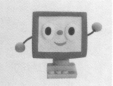

1 ゴルフクラブを握る

　人間の手のひらは，人差し指から小指までの4本の指と親指が向かい合うようになっている。ゴルフをしたことのない子どもにクラブを握らせると親指がグリップの上には乗らず，他の4本の指を包み込むように握るはずだ。それが本能で握るグリップのスタイルである[4]。

　しかし，ゴルフクラブの構造上，フェース面が左右にブレないようクラブヘッドが垂れ下がらないように握る必要がある。そのため指の密着感が求められ，それらを考えて今のグリップのスタイルになったと思われる[3]。

　基本はオーバーラッピンググリップとよばれる持ち方である。

　正しいグリップの基点となるのは，腕を脱力した自然体である。右手でグリップエンド（グリップの後端）をつまんでから左手から握ることで，いつも同じ持ち方ができる[1]。

（1）グリップの手順

① 自然体に立ち，上半身を少し前に傾け，腕をだらりと下げた状態にする。
② クラブフェースを目標線に直角に合わせ，シャフトをからだの中心に向けたら右手でグリップエンドをつまむ。
③ 左手の親指の付け根の位置が変わらないよう，握手をするように左手でグリップを握る。
④ 指と指の隙間がないように握り，左手の親指がグリップの中央より右側にあることを確認する。
⑤ 右手をグリップにあてがい，左手の親指を包み込むように握る。
⑥ 右手の小指は左手の人差し指と中指の谷間に重ねるようにする。
⑦ 右手の親指はグリップの中央よりやや左側にあるように持つ。
⑧ 最後に左右の手とも親指と人差し指の隙間がないことを確認する。

これがオーバーラッピンググリップである（Fig 2-1）。

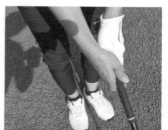

Fig2-1　グリップ手順

（2）グリップの注意点

① グリップを強く握りすぎないように，グリップエンドは，指一本程度余らせて握る。そのため，右手でグリップエンドをつま

んでから握る習慣が大切である。
② 左右の親指の位置に気をつける。左手親指はグリップの中央から右側。右手親指はグリップの中央からやや左側になる。親指がこの位置にないと、左右の手の力感が不自然になってしまう。
③ グリップしたときに、左手の親指と人差し指でつくられるY字が右肩と首の右つけ根の中間を指すようにする。
④ グリップしたときに、右手の親指と人差し指でつくられるY字が首の右つけ根を指すようにする。
⑤ グリップを握る強さはクラブヘッドを人に回してもらい、ヘッドが回らない程度で、左右の手は同じ力加減で握る。
　クラブを長く持ち過ぎないようにし、親指と人差し指でできるY字の向きに気をつける。握る強さは弱過ぎず、強過ぎず、左右の手は同じ力加減で握る[1]。

（3） グリップの考え方[1]

① 正しくグリップして構えると左手のナックルといわれる指のつけ根の関節部分が2つ見え、ツーナックルグリップとよばれるスクエアグリップになる。これがボールにクラブヘッドが当たるインパクト時に、クラブフェースがスクエア（直角）に向きやすいグリップになる。そして正しくスイングをすれば、インパクト時に自然とツーナックルの状態に左手が戻るようになる（Fig2-2）。
② アドレス時に左手のナックルが1つしか見えないウィークグリップでは、インパクトでクラブフェースは開くようになり、ナックルが3つ以上見えるストロンググリップでは、インパクトでクラブフェースが閉じることになる。左手のナックルがツーナックルになるやすい現象を使うことで、応用としてこれを使いボールを左右に曲げることが可能になる（Fig2-3, 4）。
③ ニュートラルグリップという概念がある。自然体に立ち腕をだらりと下げた状態では、人により左手の親指の向きが微妙に違うことがある。腕の上腕部の内旋傾向が強い人は親指が内側になりやすく、腕の上腕部の外旋傾向が強い人は親指が外側になりやすい。したがって、自然体における親指のつけ根の向きを変えない状態でグリップを握ることがとても重要になる[5]。

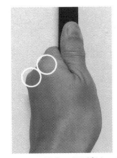
Fig2-2　スクエアグリップ

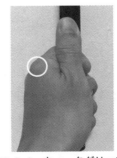
Fig2-3　ウィークグリップ

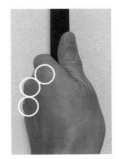
Fig2-4　ストロンググリップ

前述したオーバーラッピンググリップを含め，大きく3種類のグリップのスタイルがある。

① オーバーラッピンググリップ

右手の小指を左手の人差し指と中指の谷間に重ねるように握る，最もポピュラーな握り方である。その昔，ゴルフクラブのシャフトが木製のヒッコリーシャフトの時代にハリー・バードンというプレーヤーが，シャフトのグリップ部に残った木の節の部分を避けるために握り方を工夫した際に思いついたとされており，その名をとってバードングリップともよばれている[3]（Fig2-5）。

② インターロッキンググリップ

右手の小指と左手の人差し指を絡ませて握る。両手の一体感や右手を使いやすいなどのメリットから，ビギナーや女性向けのグリップといわれている。近年ではタイガー・ウッズがこのグリップスタイルのため人気となっている。しかし，長年このグリップスタイルだと右手の小指が変形するというデメリットも考えられる（Fig2-6）。

③ テンフィンガーグリップ

野球のバットの握り方に似ているが，左手の親指はグリップの上にある握り方になる。上記2種類との違いは，左右の指を重ねたり絡めたりしないことになる。力を伝えやすい握り方となり，ジュニアや年配者に向いている。また，近年プロゴルファーにこのグリップスタイルの選手が増えている[3]（Fig2-7）。

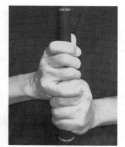 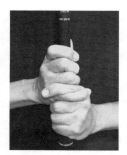 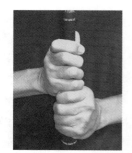

Fig2-5 オーバーラッピンググリップ　　Fig2-6 インターロッキンググリップ　　Fig2-7 テンフィンガーグリップ

2 ボールの前に立つ

足裏にかかる重心位置はつま先でもかかとでもなく土踏まずにあるイメージをもち，左右の足への体重配分は50：50でからだの中心に重心を感じながら立つようにする。足踏みをすると前後左右のバランスがとれ，小さくジャンプをすると上下のバランスがとれる[1]。

● 両足均等にバランスよく立つ。
● 肩の力が抜けた姿勢で上半身を前傾する。

●腕は肘が肩の真下になるようにダラリと垂らす(Fig2-1)。

(1) 立ち方の考え方
　　前傾姿勢は長短どのゴルフクラブを持っても約30度になる。ゴルフクラブにはシャフトがクラブヘッドに刺さるライ角といわれる角度(地面とシャフトでつくられる角度)があり平均で60度になる。この角度は長いクラブほど鈍角になり,短いクラブほど鋭角になっている。地面にクラブヘッドのソール(底の部分)の中央が設置するよう,各クラブのライ角通りに置いて構えれば,いつも,ほぼ30度の前傾姿勢になる[1](Fig2-2)。
　　アドレスとよばれる目標に向かってスイングをするための立ち方であるが,正しいアドレスがボールの飛距離と方向性を安定させることになる。そして肩・腰・両肘・両膝・両足の向きは目標線に平行になる。またボールが曲がったときには,目標に向かって正しく立っているかを最初に確認してみる。

＜正しいアドレスの注意点＞
① 前傾した際には,あごが上がり過ぎ・引き過ぎがないような首筋の力感になる。
② 背筋は自然体で直立した力感のまま股関節から前傾をする。
③ 左手より右手が前の状態でグリップを握るので,少し右肩が下がる。
④ 肘は肩の真下にある位置となり,ここが一番力の出るポジションになる。
⑤ グリップを握った両手の位置は,左足のつけ根(左鼠径部)を基本とする。

(2) スタンス幅とボールの位置
① スタンス幅はクラブが長くなると広くなる。
② 足のつま先を少し外に向けて立ち,ボールは常に左足かかと内側の延長線上にセットする。
③ 使用クラブによって自分とボールまでの距離が変わる。
　スタンス1：ウエッジなどの短いクラブからショートアイアン(1足幅)
　スタンス2：ミドルアイアンからフェアウェイウッドまで(2足幅)
　スタンス3：ティーアップしたフェアウェイウッドやドライバーショット(3足幅)
　足幅とはスタンス幅の目安となり,両足かかと内側に自分の足が何足分入るかを考える。傾斜地やバンカーなどでは状況により,その足幅の広さが変わることがある。
　なぜ,ボールの位置が常に左かかと内側の延長線になるのかというと,両足を揃え,その中心にボールをセットし,使用クラブにより右足を動かすことで,クラブが変わっても同じ感覚でボールを打てることになるからだ。
　ドライバーでは右足を広げ,ボールを右斜め横から見るようになり払い打てるようになる。ミドルアイアンからフェアウェイウッドでは,ドライバーより右足を狭めることにより軌道の最下点でボールを打つことができる。ショートアイアンでは,右足をさらに狭めることでボールを上から見ることができ,すくい打ちにならず,上からボールを打つことができる。また,左足かかと内側の延長線上が,クラブヘッドのスピードが最

大になると考えられる[1]。

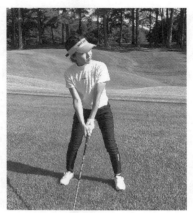

Fig2-8A　アドレス

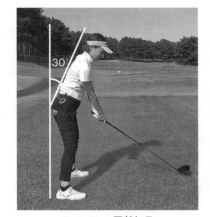

Fig2-8B　アドレス

3　スイング-ゴルフクラブを振る

- スイング動作の一部分だけを速く，一部分だけを力感を強くしないことが大切である。
- 腕と上半身の一体感をもってゴルフクラブを振ることを心がけよう。
- ボールに当てる意識ではなく，スイングの途中にボールがある位置がインパクトだと考える。

（1）　10ポジションスイング

　ゴルフスイングを10のポジションに分割するこの考え方は，世界中のトップゴルフ指導者によって用いられている。ゴルフスイングの理解は，特に初心者にとって重要になる。スイングを Position 1〜10（Fig2-9）に分けて理解することで，より効果的なスイング改善が可能になる。各ポジションでのからだとクラブの関係性を正しく把握し，それぞれの段階で何を意識すべきかを学ぶことが重要である[2]。

Position 1：アドレス（以下図2-9について，Position を P とする）

　ゴルフスイングの開始前の構えがアドレスのポジション。時計の文字盤でいえば，クラブヘッドが6時の位置になる。からだを固めて構えるのではなく，ボールを打つために前項(1)，(2)のように立つことが大切であり，バランスよく楽に動けることを心がける。これはゴルフスイングの最も重要な部分になる。アドレスのポジションは，正しいスタンスとクラブの位置を定めることが重要であり，続くスイング動作に大きな影響を与える。アドレスの際には，からだのバランス，膝の曲げ方，クラブの握り方など細かいポイントに心をくばることが必要である（Fig2-9 P-1）。

Position 2：ハーフウェイバック

　クラブシャフトが地面と平行になるポジションのこと。バックスイングの初期動作をテークバックといい，よいショットを打つためには最も重要な動作だと考えられる。手

と腕と上半身が一体となり目標の反対側へ動かす。クラブを引き上げる際には，腕とからだの連動が重要。からだの回転とともにクラブが上がるようにする(Fig2-9P2)。

Position 3：スリークォーター

　テークバックでの左腕が地面と平行になるポジション。スリークォーターでは，腕の位置とからだの回転が同期することで，スムーズなスイングにつながる。前傾姿勢を保ちながら上半身を捻転すると，徐々に体重が右足に乗るようになる。そして右肘が曲がり始め，手首が親指方向に曲がるコックが起こり，クラブヘッドが上方に上がる(Fig2-9P3)。

Position 4：トップオブスイング

　スイングの最高点であり，ゴルフクラブを振り上げる動作と振り下ろす動作，その切り返しの一瞬をトップオブスイングという。トップのポジションでは，クラブの高さと方向，腕の位置，からだの回転具合が重要となり，ここでのポジションがスイングの方向性を決定する。スイングの大きさにより手の位置は異なるが，フルスイングでは右耳の高さまで両手が上がる。上半身は胸板が目標方向の反対側まで向き，からだのねじれを右足で受け止めると体重を右鼠径部で感じることになる(Fig2-9P4)。

Position 5：切り返し

　ダウンスイングにおいて，左腕が地面と平行になるポジション。スイングの方向が変わる瞬間であり，バックスイングで右にねじった上半身を戻す動作がダウンスイングになる。少し右に動いた左足をアドレスの位置に戻すよう，左足かかとを踏み込む動作から始める。また，人により左膝から動かす意識の方がやりやすい場合もある。切り返しでは，からだの重心移動とクラブの動きが同期することが重要で，スムーズな切り返しがスイングの効率を高める(Fig2-9P5)。

Position 6：ハーフウェイダウン

　ダウンスイングにおいて，クラブシャフトが地面と平行になるポジション。インパクト直前の瞬間であり，このときのポジションがインパクトの質に大きく影響する。ハーフウェイダウンでは，クラブの軌道とからだの回転が重要で，正しいポジションにより力強いインパクトを生み出すことができる。トップオブスイングでつくられた両手首の角度を保ち，左腕を主としてゴルフクラブを引き下ろすように動く(Fig2-9P6)。

Position 7：インパクト

　クラブヘッドとボールが当たる瞬間がインパクト。力を入れるポイントではなく，スイング中にゴルフクラブが通過する途中にボールがあると考える。インパクト時に左腕とシャフトは真っ直ぐに伸ばされるが，右肘は少し曲がった状態になる。一番重要なのがビハインドザボールという動作になり，インパクト時に頭の位置をボールの少し後ろに保っておくことになる。これにより正しいインパクトができることになる(Fig2-9P7)。

Position 8：ハーフウェイスルー

　フォロースルーにおいて，クラブシャフトが地面と平行になるポジション。インパクト直後のポジションであり，インパクトの後にゴルフクラブが振り抜かれていく動作が

フォロースルーになる。右肘も伸ばされ両腕も伸び切り，その後に左肘が地面を向きながら曲がっていく。ハーフウェイスルーでは，クラブの軌道とからだの回転の同期が重要で，スムーズなフォロースルーへとつながる（Fig2-9 P8）。

Position 9：フォロースルー

フォロースルーにおいて右腕が地面と平行になるポジション。フォロースルーでは，からだのバランスとクラブの方向性が重要となる。インパクト直後にクラブヘッドは目標方向に振り出されるが，その後は飛球線の左側のスイングプレーンとよばれる場所に沿って通過する。頭はからだの回転と共に上がり始め，打ち出されたボールを目線が追っていく（Fig2-9 P9）。

Position 10：フィニッシュ

Fig2-9では，スイング動作の終点がフィニッシュになる。バランスを保ちリズミカルにスイングされた結果としてできるものになる。フォロースルーでの両手，両腕は体重が左足に移動するにつれ，からだの回転方向に沿って上がる。からだと顔は目標方向に向き，右足裏が後ろの人に見えるようにめくれる。ダウンスイングで左足を踏み込む動作がうまくできていれば，バランスのよいフィニッシュになる（Fig2-9 P10）。

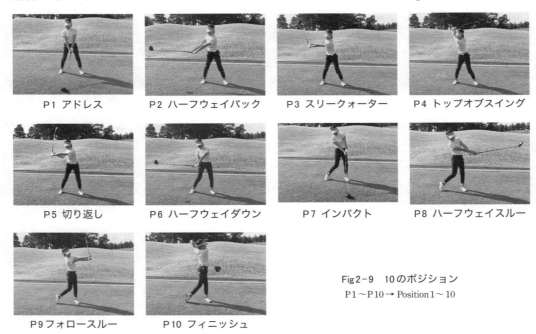

Fig2-9　10のポジション
P1～P10→Position 1～10

（2）　スイングの3要素

3要素とはスイング軸，スイングプレーン，スイング軌道である。3つの要素は独立しているのではなく，互いに影響するものになる。

3つの要素すべてが正しく作用したとき，正しいスイングになる（Fig2-10）。

① スイング軸

アドレスで前傾した上半身の「背骨に沿ったイメージ上の円柱」のことになる。スイ

ング中，からだや頭は，その円柱に沿って動くがその場で回転するのではなく，左右に少しずれるような動きになる。上半身を両足の太ももつけ根あたりから曲げて前傾姿勢をとると，曲がり過ぎず伸び過ぎない姿勢となり，正しいスイング軸をつくれることになる。

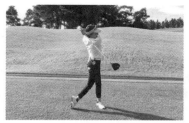

Fig2-10　スイング

② スイングプレーン

　ボールと両肩を結んだ仮想の平面のことをスイングプレーンとよぶ。ゴルフクラブはこのスイングプレーンに沿って上がり，下りていく。長いクラブでは，このスイングプレーンの平面の傾斜が緩やかになり，短いクラブは傾斜が急になる。スイング中にスイングプレーンは，常に平面である必要がある。スイングプレーンが乱れているということはスイング軸がぶれていて，ボールは正しくインパクトされない。

③ スイング軌道

　スイング中にクラブヘッドが描く軌道のことで，スイングプレーンに沿った円軌道となる。ダウンスイングでクラブヘッドは飛球線に対してインサイド（からだに近い側）から下り，ボールにクラブフェースが真っ直ぐに当たるスクエアなインパクトを迎える。そしてクラブヘッドは，フォロースルーで再びインサイドへと向かっていく。この動きをインサイドインとよび，滑らかな円軌道を描くことが望ましい。また，スイングアークとよばれる円弧の大きさは，左腕とゴルフクラブの長さで決まり，長いクラブほど大きな円弧になる[1]。

（3）ゴルフスイングの目的とは

　ゴルフとは，自分の正面の止まっているボールを次の「理想の場所まで運ぶターゲットスポーツ」である。最終的にはカップの中にボールを入れることが目的だが，ボールが飛ぶイメージを意識し過ぎて本来の目的を見失っているプレーヤーが多い。目指すのは格好よく美しい飛行線を描いたボールを打つことではなく「少ない打数でカップインする」ことが目的だ。

　もう一つ間違いやすいのが「どこに向かってクラブを振るのか」ということ。多くのプレーヤーは「ボールの飛行方向にクラブを振る」という意識をもっているが，これは大きな間違いである。「ボールに向かって振る」が正解である。世の中に出回る様々なスイング理論に振り回され，本来の目的を見失ってしまう人ほど，このことを理解してほしい[5]。

　またゴルフコースでプレーしているときに，スイングしている時間は18ホール合わせても3分ほどであり，プレーの大半は「考えている」時間になる。ゴルフは頭や神経を使うスポーツである。とはいえ考え過ぎてもよくなく，考えないのもまたよくない。なんとも難しい競技である[6]。

Column　1. ゴルフの発祥と歴史

　ゴルフというスポーツがいつどこでどのように始まったのか？ゴルフの起源は明確にはわかっていない。いろいろな説があり，どれが本当かはっきりしていないが有力な3つの説がある[7]。

　1つ目はスコットランドの羊飼いが棒で石を転がし，穴に入れる遊びからゴルフが始まったという自然発生説だが，はっきりとした記録は残っていない。

　2つ目はオランダで14世紀頃に行われていた「コルベン」という遊びがゴルフの起源だという説だ。これは真鍮製の長い棒でクリケットボールぐらいの大きさのボールを打つ遊び。12メートルから40メートル離れたポールに少ない打数で当てた者が勝ちというルールである。冬でも氷上で行われ，この遊びが海を渡ってスコットランドに伝わり発展したといわれている。コルベンに関する記録が残っており，この説は比較的有力である。

　3つ目はローマ帝国がスコットランドに侵攻した際に，兵士たちによって伝えられた「パガニア」という球技が土着しゴルフに発展したという説である。

　その他にもイタリア説，イギリス説，フランス説，さらには中国の捶丸（すいがん）を起源とする説まであるが，決定的な証拠はない。結局のところゴルフの起源については有力な説は3つあるが，はっきりはわからないというのが答えになる。

　また，ゴルフという名前の由来に関しては，スコットランド語の「gowf（打つ）」が語源だとする説と，オランダ語の「kolf」または「kolven」がスコットランドに渡った際に頭の「k」が「g」に変わったとする説がある。

　ゴルフコースの起源でいえばスコットランドの「リンクスランド」とよばれる場所であり，野生の芝草や背の低い灌木がある広大な海辺の砂丘地帯のことをいう。リンクとは「つなぐ」いう意味で，海と陸をつなぐ土地のことを示している。リンクスが出来るには，大量の砂を運んでくる河川が必要になるが，その大量の砂を強い風と波が陸へ押し上げ長い年月をかけ，この自然現象を繰り返しリンクスといわれるゴルフコースが出来上がる。

　そして時間の流れとともに成長と浸食を繰り返して，ゴルフコースはその姿を変えていく。野生の鳥が芝草の種を運び芝生が生え，小動物が灌木の草木を食べることで姿を変える。それらを繰り返し砂丘の表面の芝生の姿も変わっていく。

　また，スコットランドの土地の周りは，温暖な海流であるガルフストリームとよばれるメキシコ湾流が流れているため，日本の北海道よりも高緯度のこの地を一年中温かく包み，適度な湿気が芝生の成長に役立っている。このリンクスランドに兎の巣穴と同じ大きさの約10.8センチの穴を掘り，1打目を打つティーグランドを造成。ホールとよばれるコースと回る順番を決め，ゴルフコースとしてのリンクスが出来た。ゴルフをプレーすることをラウンドというのは，スタート地点からゴルフをプレーしてコースを回って戻るのでラウンドとよばれている。

　ゴルフは600年ほど前にスコットランドにおいて誕生し，50年ぐらいの間に瞬く間に広がったといわれている[8]。文献にもあるように15世紀に4回も出されたジェームス2世によるゴルフの禁止令がその証拠だ。ゴルフ禁止令が対象としたゴルファーたちがプレーしていたのは，エディンバラ城から4kmほど北東に下ったフォース湾沿いにあるリンクスランドである

　このリンクスランドに，後に「リースリンクス(Leith Links)」という5ホール，全長2,221ヤードのパブリックコースがつくられた。リースリンクスは世界最古のコースといわれているが，残念ながらこのリースリンクスは1888年に都市開発のため姿を消した。現在は，その跡地に銘板が残っている。

　そのリースリンクスでプレーした後近くの居酒屋に集まっていたゴルファーたちが1744年に「ジェントルメン・ゴルファーズオブリース」を結成。そして史上初のクラブ競技のために「(前の)ホールから1クラブ以内にボールをティーアップしなければならない」という第1条から始まる，13か条のゴルフ規則をつくった。この13か条が現代のゴルフ規則の基礎になる。

この第1条によれば，パッティンググリーンはティーイングエリアを兼ねていたことがわかる。というよりもグリーンもティーイングエリアも存在しなかった。リンクスランドの長い芝草を「サイズ」という長柄の大鎌で短く刈ったフェアウェイの端に小さな穴，いまでいうカップの穴を掘っただけであったのだ。

　日本においては，スコットランドよりも数百年後，神戸の六甲山の開祖とよばれたイギリス人であるアーサー・ヘスケス・グルームが仲間たちとゴルフをするために造った4ホールが日本で初めてのゴルフ場「神戸ゴルフ倶楽部」の始まりとされる[9]。ブルドーザーのない時代，人力で山を切り拓いた手造りであり，1903年に9ホールに増え1904年に18ホールとなった。開場当時グリーンは芝ではなく，土を固めてくぼみをつくりそこに砂を入れてならした，砂を固めたサンドグリーンであった。

　以来，1世紀を経て日本のゴルフ人口は1,000万人を超えるまでになり，1999年には国民体育大会の正式種目になるなど，国民的スポーツとして発展を遂げた。初めは外国人中心の貿易や娯楽に使われることが多かったゴルフ場だったが，徐々に日本中にゴルフ場が増え，ゴルフ文化も根づいた。2023年の時点では日本には2,123のゴルフ場があり，最もゴルフ場が多い都道府県は千葉県で157コース，次いで兵庫県の150コースになっている。

2. 家でできるゴルフのためのタオルエクササイズ

　ゴルフのためのエクササイズというと，単純に胴体を捻るとか腕を振るなどのイメージがあるかと思う。しかし，人間が安定した運動をするためには関節を上手に使うことが求められる。例えば，腕を使って物を遠くに投げる際には肩，肘，手首の関節を順番に使わなければうまくできない（総論6章 p.64，各論3章 p.135参照）。また連続した運動を行うには運動の中心となる部分をつくる必要がある。そこで安定して連動する運動を覚えるゴルフのためにお勧めするのが，タオルを使ったエクササイズである。

　全長30センチ程度のフェイスタオルの長辺を横半分に折り，今度は短辺を縦半分に折る。折り曲げたタオルの両端を左右にひっ張り，タオルが張った状態でのまま両手の甲が上を向いた状態で握る。そこからそのまま腕を伸ばして胸の前に出してみると，両腕と胸タオルでつくられた長方形がみられるはずだ。

　その長方形を崩さないよう腕を伸ばしたまま，左右の手で張られたタオルが緩まないよう上半身を捻転してみる。左右の足の幅は肩幅程度。踵体重にならないよう，土踏まずの垂線上に頭があるように立つ。

　このときに目線は前を向いたまま，決して腕の動きを目で追わないようにする。何回か上半身を捻転し続けていると，上半身が下半身より動く量が大きいことを実感できるはずだ。肘が曲がらないよう，タオルの張りが緩んでいないか意識しながら10往復3セットのエクササイズを行う。

　次にタオルを左右に張ったままの状態で両腕を頭の真上に伸ばす。立ち方は前述と同じよう，踵体重にならないよう気をつける。そこから足を使って全身を捻転するように動く。できれば足の裏から動くように意識ができることが望ましい。目線や腕を伸ばし続けることは前述同様。このエクササイズを続けていると下半身から動きだし，上半身の捻転に連動することが実感できるはずだ。こちらも10往復3セットのエクササイズを行う。

　最後に同様の折りたたんだタオルを両手でゴルフクラブをもつように握り，ゴルフのアドレス姿勢をとる。このときも踵体重にならないように土踏まずに重心を保つように立つ。まずは上半身の捻転運動を行うが，胴体の正面に両腕でつくられた二等辺三角形があるイメージを持ったままエクササイズを行う。動く大きさは左右とも左腕が地面と水平に位置するあたりまで。この動きに慣れてきたら足の裏から動き出し，下半身から動き上半身の捻転へ連動することが分かる。こちらも10往復3セットのエクササイズを行う。

　ゴルフのスイング動作は日常の生活では，あまりない動作になるが，このようなエクササイズを定期的に行うことで器用に動く手先に頼らず，からだの大きな部分である体幹部や両足を使うことをからだに覚えさせることになる。そして常にボールを打つ練習をしなくても不安なくゴルフコースに出ることができるようになる。

3. 日常生活の意識から上達できるゴルフ

　スポーツの世界には「立ち姿がカッコいい人は上手い」という言葉がある。逆を言えば、立ち姿がわるければ上手くなれない。そのくらい「立つ」という簡単なことが重要になる。人間が普通に立つ姿は踵側に体重がかかる。いわゆる「気をつけ」の姿勢になり、そこからはすぐに動けない状態になっている。この「気をつけ」という姿勢は、上の人が下の者に指示をする際に都合のよいものである。気をつけでは、すぐに動けない（抵抗できない）だから上の人はそのように指示をするのである。

　話は変わりスポーツの現場で、選手が小刻みにジャンプをする仕草や屈伸を何回もすることを目にするが、あれらにはすべて意味がある。同じ動作を連続で行うのにはからだの中心を感じ安定し、全身が連動していることになる。つまり、すぐに動ける状態になっている。では、すぐに動ける状態になる立ち方とはどのようなものなのか？

　スポーツでよく言われているのが「母趾球で立つ」ということだが、間違って欲しくないのは、母趾球に体重を乗せることではない。母趾球が地面に着いた状態で踵をパタパタと上げられる姿勢であるということ。これがすぐに動ける状態になる。直立した姿勢から、頭をほんの少しつま先側に動かす。頭が土踏まずの真上にある位置。すると母趾球が地面に着いた状態で踵をパタパタと上げられる姿勢になる。

　日常生活で歩く際に、この母趾球が地面に着き踵が上がる歩き方を意識して行う。すると自然と歩くスピードがいつもより上がると思う。といっても無理に足を動かすスピードを上げる必要がなくスムーズに歩けることになる。ゴルフの上級者がゴルフ場を歩くスピードは思ったより早い。つまりこの正しい姿勢ができて歩いていることになる。

　そして前述のように歩けるようになったら、目線の高さが変わらないように歩いてみる。頭が上下に動くことや左右に揺れないよう気をつけることが必要になる。顎も引き過ぎず上がり過ぎず、胸を張り過ぎる姿勢や背中を丸めることもよい姿勢にはならない。上半身が脱力をした状態で、土踏まずの真上に頭がある意識を抜かずに歩いて欲しい。これらができてくると、からだのコア（中心）を感じることになり、自然と体幹を使って歩けることになる。そして体幹を使えるようになると、手先に頼るゴルフスイングからの脱却に結びつくのである。

索　引

あ

R&A･･････････････････5, 208
アイアン･････122, 129, 140, 152, 199, 223
アイシング･･･････････････99
アイフレイル･････････････54
アウトオブバウンズ･･･････213
アウトサイドイン･････････138
アクチン･･･････････････13
アクティブリカバリー･･･････49
足関節････････････62, 150
脚の運動･･････････････28
アスリート･･････58, 77, 92, 96, 130
アドレス････････104, 105, 224, 229
アプローチ････････････198
アマチュア････････････166
アミロイドβ･････････50, 57
アライメント････････134, 154
アリストテレス･････････3
アルツハイマー病･･････50, 196
アンジュレーション･･････207
アンプレヤブル････････214, 217
イエローペナルティーエリア････216
意識の高揚･････････････83
意思決定･･････････････82
椅子立ち座りテスト････････109, 188
1RM･･･････････21, 69, 129
1回拍出量（SV）･･･････････24
移動能力･････････････119
イリシン･･･････････････42
インクルーシブ社会･･･････185
インサイドイン･････････227
因子･･････････････････119
インスリン･････････････75
インターロイキン-6（IL-6）･･････174
インターロッキンググリップ････222
インパクト････65, 103, 128, 139, 224
インプレー･･･････････213
ウィークグリップ･･････････221
ウエッジ･････････････223
ウェルビーイング･･･4, 9, 77, 78, 88, 179
ウォームアップ･････94, 97, 106, 171, 187
打ちっ放し･････････････10
腕立て伏せ･･････････91, 133, 141
腕の運動･････････････28
運動器････････････････58

運動強度･･････････････42, 68
運動耐容能･･･････････160
運動単位･････････････19
運動ニューロン･････････13, 123
運動不足････････････109
HR-pQCT（高解像度末梢定量的コンピュータ断層撮影）･････163
HDL（善玉）コレステロール･････161
栄養補給･････････････72
AED･･･････････････37, 165
ATP-PCr（クレアチンリン酸）系･･････14
エチケット････････193, 207, 208
Xファクター･･･････････67
Na（体液量）･･･････････39
NSCA････････････････23
NK（ナチュラルキラー）細胞････44, 46
エネルギー産生栄養素バランス（PFC）･･････21
エネルギー消費･･･････71, 74
エネルギー代謝･･･････････68
エビデンスの強さ････････55
エビデンスレベル････････55
FGF21（線維芽細胞増殖因子21）････156
MCI（軽度認知障害）･･･････52
MZ世代････････････････80
LDL（悪玉）コレステロール････161
炎症･･････････123, 174, 180
横断研究･･･････78, 111, 164
横断面積（CSA）････････127
オーバートレーニング症候群････49
オーバーユース････････97
オーバーラッピンググリップ････222
OB･･････････････････213
オープン・ウィンドウ･･････46
オープン・キネティックチェーン（OKC）･･････64
オーラルフレイル･････････53
オッズ比････････････79, 119
オルタネート形式･･･････186

か

カート･･････70, 111, 117, 158, 184, 192, 210
回外･･････････････････60
回旋････63, 95, 103, 104, 106, 127, 135, 141, 142, 163, 206
外旋･････････････････142

回旋運動････････････････60
回旋筋腱板･･････････････134
改訂J-CHS基準････････････53
外転･････････････････142
解糖系（乳酸系）･････････14
回内･･････････････････60
介入研究･･････････114, 120, 164
拡張期血圧･････････････156
拡張末期容積（EDV）･･････25
獲得免疫･････････････44
加速期･･････････････113, 139
加速度計･･････････････120
肩･･････････････････141, 167
片足立ち････････62, 149, 154, 175
肩関節･･････････････････61
カップ････････････････219, 229
可動域（ROM）･･･････････93, 99
カフェイン･･････････････73, 219
過負荷（オーバーロード）の原理･･････19
カルシウム･･････････････13, 59
カルボーネン法･････････35, 68
加齢･････････････････39
がん･･････････････6, 48, 180
感覚統合テスト（SOT）･････148
換気閾値（VT）････････32, 34
環境再評価････････････84
観察研究･･････････････121
関節････････････････58, 108
関節可動域････････････101
冠動脈疾患････････････29, 37
記憶障害････････････････56
喫煙･････････････････157
拮抗筋･･････････････････170
キヌレニン経路･･･････････57
キネティックチェーン（運動連鎖）･･････64, 135, 139
キノリン酸･･････････････57, 173
基本チェックリスト（KCL）･･････53
脚伸展ブリッジ･･･････････151
脚力･････････････････109
キャディ････････････････165
キャディバッグ････････70, 112, 210
キャリー距離････113, 122, 126, 127, 140
救済エリア････････････216
急性腎障害（AKI）･････････43
胸鎖乳突筋････････････132
切り返し････････････････226

筋持久力	22, 127, 169	
筋脂肪症(myosteatosis)	124	
筋線維	12, 124, 178	
筋損傷	171	
筋トレの原理・原則	90	
筋肉の質(SMRA)	124	
筋パワー	22, 23, 91	
筋肥大	19, 22, 91	
筋力	6, 88, 94, 101, 110, 169	
筋力トレーニング(筋トレ)	69, 88, 90, 112	
クールダウン	97, 106	
屈曲	142	
屈伸	63	
クラウス-ウェーバー(KW)変法	130	
クラブチャンピオン	85	
クラブハウス	193, 219	
クラブフェース	138, 220	
クラブヘッド	220	
クラブヘッドスピード	95, 113, 121, 127, 129, 136	
グランドマンスリー	85	
グリップ	61, 220	
グリップエンド	220	
クレアチン(Cr)	74	
クローズド	138	
クローズド・キネティックチェーン(CKC)	64	
傾向	158	
経口補水液	43	
ケイシー・マーティン	8	
傾斜	152	
軽度認知障害(MCI)	51, 56	
ケーブルウッドチョップ	128	
ゲーム	211	
けが	6, 96, 122, 203	
血圧	39	
月経異常	59	
血糖値	75	
血糖値スパイク	21, 73, 77	
血流再分配	24, 26	
血流配分率	26	
月例	85	
健康	2, 3, 9	
健康運動実践指導者	102	
肩甲挙筋	132	
肩甲上腕帯	205	
健康増進	81	
健康づくりのための身体活動・運動ガイド2023	23	
懸垂(プルアップ)	140	

腱紡錘	19	
減量	20, 71, 76	
コア	92, 203, 230	
効果量	114, 176	
交感神経	25, 27	
高血圧	40, 156	
抗体(免疫グロブリン)	45	
好中球	46	
行動変容	82	
広背筋	118	
幸福	2	
高齢者	4, 6, 36, 51, 79, 81, 95, 110, 187	
コーエンのd(Cohen's d)	114	
コースエリア	211	
股関節	116, 143	
股関節周囲	169	
呼気ガス分析装置	31, 70	
呼吸性代償ポイント(RCP)	32	
呼吸法	203, 206	
腰	167	
骨格筋	12	
骨粗鬆症	50, 59, 164	
骨年齢	58	
骨盤底筋	203	
骨量(骨密度)	162	
コホート研究	41, 108	
固有受容感覚	146, 149	
ゴルフ&ヘルスプロジェクト	5	
ゴルフ観戦(spectating)	8	
ゴルフクラブ	220, 229	
ゴルフコース	78, 165, 228	
ゴルフサミット会議	191	
ゴルフ場	78, 194	
ゴルフ部	85	
ゴルフ練習場	78	
コンディショニング	99, 100, 105	
コンペ	192	

さ

最高酸素摂取量(peak $\dot{V}O_2$)	68	
最大酸素摂取量($\dot{V}O_2$ max)	25, 30, 32, 33, 40	
サイトカイン	45, 178	
サルコペニア	50, 123, 147	
サルコメア(筋節)	12	
三角線維軟骨複合体(TFCC)	168	
酸素消費量	159	
酸素摂取量($\dot{V}O_2$)	31, 68	
酸素摂取量予備能($\dot{V}O_2$ Reserve)	35	
暫定球	214	

GIP/GLP-1アナログ	76	
Gちゃれ	201	
G4Dオープン	183	
GLP-1アナログ	76	
CGM	72	
Jカーブモデル	45	
J字現象	164	
ジェネラルエリア	214	
紫外線	181	
視覚	146, 148	
視覚的イメージ	176	
自覚的運動強度(RPE)	69	
糸球体ろ過量(GFR)	38	
持久力	30, 160	
自己肯定感(self-esteem)	7, 81	
自己効力感(self-efficacy)	7, 80, 82, 179, 204	
自己再評価	84	
事前興奮	12, 29, 160, 172, 207	
自然免疫	44	
持続可能な開発目標(SDGs)	2, 9, 190	
持続グルコースモニタリング(CGM)	77	
自尊心(self-worth)	7, 81	
自重トレーニング	88	
死亡率	109	
シミュレーター	79	
社会的開放	84	
若年成人がん生存者(YACS)	181	
社交性	8	
シャフト	222	
収縮期血圧	156	
柔軟性	92, 141, 168	
ジュニアゴルファー	180	
寿命	9, 108, 117	
傷害	89	
障害	143	
障害者	182	
生涯スポーツ	9	
障がいを持つプレーヤーのためのゴルフ規則の修正	188	
静脈還流量	26, 28	
上腕骨内側上顆炎(ゴルフ肘)	96, 99, 168	
上腕骨外側上顆炎	168	
上腕三頭筋	90, 133, 137, 164	
上腕二頭筋	133, 137	
ショートゲーム	86	
ショートコース打ちっぱなし場	70	
食事誘発性熱産生(DIT)	20	
除脂肪体重(FFM)	21, 71	

暑熱環境	27	
進化	58	
心筋	12	
心筋梗塞	29, 76	
心筋収縮力	26	
神経可塑性	57	
神経筋接合部	13	
心血管系ドリフト	28	
心血管疾患	4, 6, 158	
腎血流量	40	
腎臓リハビリテーション	42	
身体活動	4, 69, 120	
身体障害者	182	
伸張性筋力	137	
伸張性収縮	17, 18	
伸張反射	170	
心停止	165	
伸展	103, 142	
心肺蘇生法	165	
心拍出量	24, 27	
心拍数（HR）	24, 159	
心拍予備能（HRR）	35, 68	
心理的幸福感（psychological happiness）	81	
推奨レベル	55	
スイングアーク	227	
スイング軌道	227	
スイング軸	226	
スイングプレーン	227	
スクエアグリップ	221	
スクランブル競技	86	
スクワット	62, 91, 98, 187	
スコアカード	191, 192	
スコアフォルダ	210	
スター・エクスカーション・バランス・テスト（SEBT）	101, 145	
スタティック・バック・エクステンション	118	
スタティックストレッチング	93, 170	
スタンス幅	223	
ストレス	80, 84, 156, 157, 204, 205, 207	
ストレスホルモン	49	
ストレッチ・ショートニングサイクル	136	
ストレッチング	93, 102, 106	
ストローク	216	
ストロークプレー	210	
ストロンググリップ	221	
スナッグアウト	200	
スナッグゴルフ	10, 196, 198	
スナッグフラッグ	200	

スナッグボール	199	
スペシャルオリンピックス日本（SON）	185	
スポーツ外傷	96	
スポーツサプリメント	73	
スポーツ障害	30, 96	
スポーツ心臓	33	
スポーツ損傷	171	
スポーツマーケティング	10	
スリークォーター	225	
スループレー	197	
スロープレー	193, 215	
生活習慣病	74	
生活の質（QOL）	42, 123, 181	
制御性T細胞（Tレグ）	45	
整形外科的損傷	166	
脆弱性骨折	162	
精神障害者	182	
精神的緊張	29	
精神的なウェルビーイング	7	
静的（スタティック）収縮	17	
静的バランス	101, 144	
生理的予備能	53	
世界ゴルフ財団（WGF）	5	
世界保健機関（WHO）	2, 81, 182	
脊柱起立筋	118	
脊椎	143	
赤筋	15	
セルフ・コンパッション	179	
漸増運動負荷	55, 68	
漸増運動負荷試験	31	
前庭感覚	146, 148	
前腕	167	
相関係数	116, 121, 129	
僧帽筋	118, 132	
ソール	223	
ゾーン	172	
側腹筋	125	
速筋	15	
速筋解糖型線維（FG）	16	
速筋酸化解糖型線維（FOG）	16	
側屈	63	

た

ターゲットゲーム	207	
体液量依存性高血圧	40	
体温	27	
大学ゴルフ研究会	201	
大学ゴルフ部	171	
体格指数（BMI）	20, 71, 164	
体幹伸展筋	118	
大胸筋	132	

体脂肪率	20	
代謝性血管拡張	26	
体重移動	62, 153, 205	
大腿四頭筋	98, 108, 110, 116	
大腸がん	181	
大殿筋	116, 169	
ダイナミック運動療法	130	
ダイナミックストレッチング	93, 170	
ダイバーシティ（多様性）	183	
タイプⅠ筋線維	15	
タイプⅡ筋線維	15	
タイムド・アップ・アンド・ゴー（TUG）テスト	145, 147, 177, 188	
体力	37, 66, 110	
ダウンスイング	67, 113, 134, 136, 142, 172, 206, 225	
単群試験	115	
短縮性収縮	17, 18	
弾性バンド	130, 188	
タンデムウォーク	144	
タンデムテスト	144	
たんぱく質	59, 72, 73	
遅筋	15	
遅筋酸化型線維（SO）	16	
チッピング	173	
チップショット	126, 187	
知的障害者	182	
地反力	67, 150, 152, 163	
地反力計	148	
注意	56	
中性脂肪	161	
中殿筋	116, 169	
張力	18	
椎間関節	63, 103	
ツーナックルグリップ	221	
痛風	43	
つま先タッチ	151	
手	167	
ティーアップ	155, 213, 228	
ティーイングエリア	155, 212, 229	
ティーイングオフ	212	
DX（デジタルトランスフォーメーション）化	192	
T細胞	46	
ティーショット	155, 198	
ディープ・スクワット	94	
ティショット	212	
ディボット	215	
手打ち	61, 64, 143	
テークバック	67, 136, 150, 224	
テーピング	99, 102	

手首·················167
デュアルタスク
　（二重課題）···········176, 201
電解質·················43
殿筋··················111
転倒発生率比（IRR）·········149
テンフィンガーグリップ········222
10 ポジションスイング········224
糖質················72, 73
等尺性筋力···········121, 137
等尺性収縮············17, 18
透析··················43
透析療法···············40
等速性筋力··············135
等速性収縮··············18
等張性収縮··············17
動的（ダイナミック）収縮·······17
動的バランス········101, 104, 144
糖尿病··············74, 123
洞房結節···············25
動脈硬化···············75
動脈硬化疾患·············30
特設ティ（プレーイング 4）·····213
突然死···············29, 37
トップ·················65
トップオブスイング··········225
ドライバー·····66, 121, 126, 140, 198
ドライバーショット··········223
ドライビングレンジ·······173, 180
ドラマティック・リリーフ·······84
トランスセオリティカル・
　モデル···············82
トレイル足··············147
トレーニングの原理・原則·······19
ドレスコード········190, 193, 209
ドロップ···············215
ドロップエリア（プレーイング
　3）·················213

な

内転筋群···············116
ナッジ·················79
斜め懸垂···············90
二酸化炭素排出量（VCO$_2$）·····32
二次分析···············158
二重盲検プラセボ対照試験·······73
日本ゴルフツアー機構（JGTO）···201
日本ゴルフ協会（JGA）········208
日本ゴルフ場経営者協会········192
日本視覚障害ゴルファーズ協会
　··················185
日本障害者ゴルフ協会（DGA）···185

日本スナッグゴルフ協会········200
日本デフゴルフ協会··········185
乳酸············15, 33, 159
乳酸閾値（LT）············34
ニュートラルグリップ·········221
尿路結石···············44
認知機能············51, 56, 201
認知機能簡易チェックリスト
　（BCCL）··············52
認知症······51, 56, 174, 177, 196, 202
認知的フレイル············54
熱中症·················43
ネフロン···············39
脳卒中················176
脳波·················179
脳由来神経栄養因子（BDNF）····174

は

パーキンソン病············177
バーグ・バランス・スケール
　（BBS）·············146, 174
パークゴルフ·············82
パーセンタイル···········113
ハーフウェイースルー·········225
ハーフウェイダウン··········226
ハーフウェイバック··········224
ハーフラウンド···········197
バイオメカニクス·········67, 95
背筋·················119
爆発的な筋力·········23, 90, 205
ハザード比···············158
白筋··················15
バックスイング···113, 128, 142, 151,
　206, 224
パッティング······64, 114, 140, 176,
　178, 199
パッティンググリーン······155, 218
パッティングライン··········219
パット··············126, 198
パフォーマンス············100
ハムストリングス·····108, 111, 116,
　151, 169, 205
ばらつきの指標 I^2···········175
パラリンピック········185, 186
バランス能力·········101, 175
バランスバッテリーテスト······146
バリアフリー·············184
バリスティックストレッチング····170
バンカー············126, 217
ハンディキャップ·······66, 74, 115,
　149, 160, 183

反応性低血糖··············77
反応的バランス············145
PNF ストレッチング··········170
p 値（probability value）······157
ピークトルク············135
B 細胞··············45, 47
PGA ツアー············5, 8
皮下脂肪厚··············164
非機能的オーバーリーチング····49
飛距離············112, 136
ピクニックゴルフ···········196
膝関節··········61, 98, 108
膝関節症···············184
膝伸展トルク·············51
肘··················167
肘まる体操··········143, 154
非対称性緊張性頸反射（ATNR）···65
ピッチマーク·······190, 215, 219
ピッチング··············173
非認知能力··············178
皮膚がん···············181
皮膚血流············27, 28
肥満··········48, 71, 75, 124, 157
日焼け止め··············181
ピラティス············88, 202
疲労回復···············89
疲労骨折···············59
貧血··················33
ヒンジ角度··············139
不安··················84
ファンクショナル・リーチ・テ
　スト（FRT）·······101, 145, 147
ファンクショナル
　トレーニング·········93, 95
ファンクショナル
　ムーブメント············204
VLDL（超低比重リポタンパク）
　コレステロール···········161
$\dot{V}O_2$max················159
フィットネスジム············90
フィットネス············10, 202
フィニッシュ·············226
フェアウェイ··········85, 229
フェアウェイウッド··········223
フォロースルー····66, 103, 113, 128,
　134, 152, 154, 206, 225
腹横筋················125
副交感神経··············25
腹斜筋············125, 127, 129
腹直筋············125, 134
腹筋··················92
フック·············138, 150

プッシュ	150
プッシュアップ	94, 133
フットゴルフ	195
プライオメトリクス	136
フライト	160
プラスチック	190
プランク	92, 104, 106, 125
フランク・スターリングの心臓の法則	25
フリーウェイト	89
振り子	139
フレイル	53, 202
フレイルドミノ	53
プレースタイル	197
プレーファースト	215
プレーヤー	211
プレショットルーチン	172
プロ	166
フロー	84
分泌型IgA (sIgA)	45
ペナルティ	200
ペナルティーエリア	215
ヘルパーT細胞	45
変形性関節症	122
ベンチプレス	91, 133
ボールスピード	113
ボールマーカー	190, 218
歩行	120, 157
歩行速度	51
母趾球	135, 230
ボディスキャン	179
ボディターン	65, 151
ボディワーク	202
ホメオスタシス	38
ホリスティック	8
ボルグ (Borg) スケール	35

ま

マーク	218
マインドフルネス	178, 204
マシントレーニング	89
マッチプレー	8, 86, 210
マナー	10, 193, 208
慢性炎症	47, 48, 57
慢性腎臓病 (CKD)	38, 40
ミオグロビン	15, 43
ミオシン	13
未調整モデル	124
ミトコンドリア	15, 33
無酸素閾値 (AT)	32, 33
無酸素系	14
メカニカルストレス	97, 105
メタ解析	41, 122, 175
メタボリック症候群	164
メッツ	32, 69
メディカルチェック	171
メディシンボール	65, 137
免疫監視機構	48
メンタルローテーションテスト (MRT)	177
MoCA-J	52

や

USGA	208
要介護	110
腰痛	101, 105, 119, 120, 130, 168
腰方形筋	134
ヨーロッパ障害者ゴルフ協会 (EDGA)	183
余暇の身体活動 (LTPA)	148
予測的バランス	145
予防医学	5

ら

ライ	7
ライ角	223
RICE	99
ラウンド	228
ラテラル救済	216
ラン	113
ランジ	94, 115
ランダム化比較試験 (RCT)	21, 41, 72, 115
ランチパッド	200
ランチャー	199
リード足	147
理学療法	100
リサイクル	191
リストターン	60, 66
リハビリテーション	100, 184, 186, 194, 203
リプレース	218
菱形筋	132
リリース	139
リンクス	228
ルースインペディメント	214, 217
霊魂論	3
レーキ	218
レジャー	79
レッドペナルティーエリア	216
レップ数	22
レニン・アンジオテンシン系 (RAS)	39
ローラー	199
ロコモティブシンドローム	36, 53
ロコモ度テスト	36
ロストボール	214
肋間筋	204
ロバスト	53
ロンベルグテスト	144

わ

ワッグル	173

執筆者紹介

編著者

平尾　磨樹（ひらお　まき）
　　大東文化大学スポーツ・健康科学部健康科学科　教授
　　　著書：健康づくりの新・運動生理学，アイ・ケイ コーポレーション（2021）
　　　　　　新装版医学探偵ジョン・スノウ コレラとブロードストリートの井戸の謎，大修館書店（2021）

渡會　公治（わたらい　こうじ）
　　帝京科学大学医学教育センター　特任教授
　　　著書：教養としての身体運動・健康科学，東京大学出版会（2009）
　　　　　　美しく立つスポーツ医学が教える3つのA，文光堂（2007）

只隈　伸也（ただくま　しんや）
　　大東文化大学スポーツ・健康科学部スポーツ科学科　教授
　　　著書：大学長距離走者における疾走速度の変化による疾走動作の変容，日本学生陸上競技連合（2016）
　　　　　　「ゴルフって楽しい!!」を伝えたい，ゴルフ用品界社（2020）

栗山　哲（くりやま　さとる）
　　東京慈恵会医科大学直属　客員教授
　　　著書：これでわかる腎性貧血の診かたと治療改訂第2版 CKD実践医療のための手びき，南江堂（2013），腎臓病診療ゴールデンハンドブック，南江堂（2009）

杉森　裕樹（すぎもり　ひろき）
　　大東文化大学スポーツ・健康科学部看護学科　教授
　　　著書：読んでわかる！疫学入門，大修館書店（2019）
　　　　　　健康づくりの新・運動生理学，アイ・ケイ コーポレーション（2021）

分担執筆者

東　宏一郎（あずま　こういちろう）	練馬総合病院　副院長，慶應義塾大学スポーツ医学研究センター　研究員
今井　一博（いまい　かずひろ）	東京大学大学院総合文化研究科生命環境科学系身体運動科学研究室　准教授
大路　駿介（おおじ　しゅんすけ）	順天堂大学保健医療学部理学療法学科　助教
勝俣　康之（かつまた　やすゆき）	大東文化大学スポーツ・健康科学部スポーツ科学科　准教授
加藤　博久（かとう　ひろひさ）	富士通株式会社健康推進本部事業推進部　マネージャー
北　徹朗（きた　てつろう）	武蔵野美術大学身体運動文化研究室　教授
楠山　卓（くすやま　たく）	一般社団法人レッシュ・プロジェクト　マスター級トレーナー
國枝　洋太（くにえだ　ようた）	順天堂大学医学部附属順天堂東京江東高齢者医療センターリハビリテーション科　主任
五代　恵未（ごだい　えみ）	日本女子プロゴルフ協会　ティーチングプロフェッショナル
小林　大祐（こばやし　だいゆう）	国立がん研究センター東病院リハビリテーション科　理学療法士
杉崎　宏哉（すぎさき　ひろや）	ダイエット＆ボディメイクサロン・ネバトレフィットネス　代表
関口　高史（せきぐち　たかし）	富士通ディフェンス＆ナショナルセキュリティ株式会社安全保障研究所　主席研究員
薗田　憲司（そのだ　けんじ）	そのだ内科糖尿病・甲状腺クリニック渋谷駅道玄坂院　院長
三穂　乙哉（みほ　おとや）	医療法人社団優穂会三穂クリニック　院長
横山　格郎（よこやま　かくろう）	株式会社サウンドMBジャパン スキンストレッチ　代表

（五十音順）

＜本書出版の動機＞

編著者 平尾磨樹は，高校時代をアラスカ州で過ごし，クロスカントリースキーを日常的に行う環境にあり，運動の重要性と健康の深い結びつきを強く体感した。

　タフツ大学で生化学／カリフォルニア大学デイビス校で生理学を研究し，ワシントン大学において生体分子構造設計学を専門とし，博士（化学）を取得，続いて北海道大学医学部を卒業後，血液内科医としてエビデンスに基づく正確な診断と標的治療計画の必要性を感じつつ多くの患者の診断・治療に力を注いできた。

　現職に至った今，多くの特殊な体験が「ゴルフとからだ」の出版のキッカケをつくった。医学とスポーツ科学の融合は，多くの人にとって貴重な財産となる。

　本書の執筆動機は，「科学の目でスポーツを見つめる面白さ」を広く共有したいという思いからである。そこで文系・理系分野の共著者の力をかり，健康維持や疾患予防に役立つ具体的アプローチをまとめた。本書の知見を活かし，多くの人がより豊かなスポーツライフを実現できることを願っている。

ゴルフとからだ　健康科学へのアプローチ

初版発行　2025年4月30日

編著者　平尾磨樹　渡會公治　只隈伸也
　　　　栗山　哲　杉森裕樹

発行者　森田　富子

発行所　株式会社 アイ・ケイ コーポレーション
　　　　東京都葛飾区西新小岩 4-37-16
　　　　メゾンドール I&K ／〒124-0025
　　　　TEL 03-5654-3722, 3番
　　　　FAX 03-5654-3720番

表紙デザイン　㈱エナグ　渡部晶子
組版　㈲ぷりんてぃあ第二／印刷所　㈱エーヴィスシステムズ

ISBN978-4-87492-404-4 C3047

♣ 総論1章, 2章, 3章 SECTION 1

ワークシート

提出日：　　　年　　　月　　　日

学籍番号：　　　　　　　　　　　　学生氏名：

総論1章　ウェルビーイングの観点を取り入れ，ゴルフ（スナッグゴルフを含む）やゴルフ観戦を活用して，地域や大学で住民・学生の健康とウェルビーイングを向上させるための具体的プログラムを立案しなさい。なお，プログラムの対象，実施体制，評価方法，SDGsとの関連などにも言及すること。

総論2章　骨格筋の収縮様式，エネルギー供給機構，筋線維タイプが，ヒトの運動の種類やパフォーマンス特性にどのように関与するか，簡潔に説明しなさい。

総論3章　**Section 1**　ゴルフは低～中強度の有酸素運動として冠動脈疾患の予防に役立つ一方，突然死リスクが報告されることもある。本文を参考に，ゴルフ中の突然死リスクを高める主な原因と，そのリスクを軽減する方法についてまとめなさい。

キリトリ

総論3章 Section 2〜3，4章

ワークシート　　　　　　　　　　　　　　　　　　提出日：　　年　　月　　日

学籍番号：＿＿＿＿＿＿＿＿＿＿＿＿　　学生氏名：＿＿＿＿＿＿＿＿＿＿＿＿

総論3章　**Section 2〜3**　①全身持久力（心肺機能・心肺持久力）について，最大酸素摂取量（$\dot{V}O_2$ max），無酸素閾値（AT），メッツの用語を用いて簡潔に述べなさい。
②ゴルフで求められる全身持久力について，特に内的ストレス（疲労，脱水，睡眠不足など），外的ストレス（気温，湿度，標高など）の影響を含めて簡潔に述べなさい。

総論4章　**Section 1〜2**　腎臓は排泄器官だが，同時に血圧・貧血・骨・血液pH（アルカリ度）の調節系として身体の恒常性を維持している。例えば，過剰の食塩負荷では高血圧，脱水時には低血圧のリスクがある。高齢者や腎疾患を有する人では，腎機能が低下しており腎保護対策が必要になる。ここでは，炎天下のゴルフラウンドを想定して腎保護や身体保護についての対策をいくつか簡潔に記述しなさい。

総論4章　**Section 3〜5**　免疫機能を高める運動強度とは，どのような運動強度だろうか。また，その免疫機能を高める運動強度について，①健康な若年者（20代），②健康な高齢者（70代）それぞれに対し，具体的にどのような運動（例：ウォーキング，サッカー，ゴルフなど）が適しているかを挙げ，簡潔に説明しなさい。

総論 5〜7 章

ワークシート

提出日：　　年　　月　　日

学籍番号：　　　　　　　　　　　学生氏名：

総論 5 章　ゴルフのパフォーマンスを加齢変化による体力・機能低下を把握するためには，どのような点に着目して評価したらよいだろうか。フレイル，サルコペニア，アルツハイマー病，軽度認知障害，MCI をキーワードとして踏まえて，簡潔に記述しなさい。

総論 6 章　ゴルフのスイング動作，歩行の基本となる身体の運動器の構造，機能，運動連鎖，姿勢反射，共同運動のメカニズムなど複雑な仕組みを学んで「へー」と思ったことを仲間に伝えるよう，簡潔に記述しなさい。

総論 7 章　本文では，ゴルフの運動強度（4〜5メッツ程度）やラウンド中のエネルギー消費，栄養素・水分管理の重要性などが解説されている。これらを踏まえ，ゴルフが健康維持や生活習慣病予防にどう役立つか，栄養と水分補給のポイントも含め，簡潔にまとめなさい。

総論8〜10章

ワークシート

提出日：　　年　　月　　日

学籍番号：　　　　　　　　　　　　学生氏名：

総論8章　体育実践における目標管理の重要性と目標決定のプロセスについて，具体的な事例を使って説明しなさい。

総論9章　①筋トレにおける「超回復」のメカニズムを簡潔に説明し，ゴルフのトレーニングにおいて超回復を考慮することの重要性を述べなさい。②ゴルフにおける柔軟性の重要性を，スタティックストレッチングとダイナミックストレッチングのそれぞれの特徴を踏まえて説明しなさい。また，ゴルフのウォームアップに適していると考えられるストレッチングの種類を挙げなさい。③ゴルフスイングのバイオメカニクスを活用することで，どのようなメリットが期待できるか，具体的な例を挙げながら，筋トレとの関連性について簡潔に説明しなさい。

総論10章　スポーツ障害からの回復において「負荷量の調整」「原因となる姿勢・動作の修正」「機能障害のコンディショニング」の三つが重要である。あなたが関心のあるスポーツ種目で生じやすい特定のスポーツ障害を一つ挙げ，これら三つの観点からどのようなリハビリテーションが効果的か，メカニカルストレスの観点を踏まえて説明しなさい。

♣ 各論1〜3章

ワークシート

提出日：　　年　　月　　日

学籍番号：＿＿＿＿＿＿＿＿＿＿　　学生氏名：＿＿＿＿＿＿＿＿＿＿

各論1章　本文では，下半身の筋肉（特に大腿四頭筋や股関節周りの筋群）が健康長寿やゴルフスイングのパフォーマンス向上に重要であることが示されている。ゴルフプレー中の歩行やキャディバッグ運搬，また筋トレの実践などを踏まえ，下半身の筋力強化がどのように健康維持と飛距離アップに寄与するか簡潔にまとめて答えなさい。

各論2章　本文では，ゴルフが「背筋や腹斜筋など体幹筋の持久力向上に有効」であり，腰痛予防やクラブヘッドスピード向上，さらにはサルコペニアの予防にも寄与するとされている。これらを踏まえ，体幹を鍛えるゴルフの利点と，簡単なトレーニング例や注意点を含めて簡潔にまとめて答えなさい。

各論3章　本文では，上半身や肩甲帯，体幹の筋肉の役割，キネティックチェーンの重要性，プライオメトリクストレーニングの効果などが解説されている。ゴルフスイングを安定させ，飛距離を伸ばすために，これらをどのように活用・注意すべきか，簡潔にまとめて答えなさい。

♣ 各論4〜6章

ワークシート

提出日：　　年　　月　　日

学籍番号：　　　　　　　　　　　　学生氏名：

各論4章 ゴルフを通じてバランス能力を高め，転倒リスクを下げるにはどのような点に注意すべきだろうか。静的・動的・予測的・反応的バランスや，視覚・前庭感覚・固有受容感覚のはたらき，片足立ちの重要性を踏まえ，記述しなさい。

各論5章 本文では，ゴルフが血圧や心血管リスクの低減，脂質代謝の改善，骨密度向上，そしてBMIの低下など，様々な健康効果をもたらす可能性が示されている。ゴルフを通してこれらのメリットを得るために，どのようなプレースタイル(歩行の有無・頻度・強度)や生活習慣(食事・休養・喫煙習慣など)に配慮すべきか，あなたの考えを簡潔にまとめなさい。

各論6章 ゴルフに多い損傷部位を3つ挙げなさい。また，ゴルフによる損傷を予防するために，普段から行うこと，ゴルフ前に行うことについて記述しなさい。

♣各論7～9章

ワークシート

提出日：　　　年　　　月　　　日

学籍番号：＿＿＿＿＿＿＿＿＿＿＿　　学生氏名：＿＿＿＿＿＿＿＿＿＿＿

各論7章　本文では，ゴルフがストレス軽減や認知機能維持，非認知能力（マインドフルネスや自己効力感など）の育成，さらに，がんを含む病気の予防・回復に寄与する可能性が示されている。ゴルフを継続的に楽しむうえでの心身両面のメリットや注意点（紫外線対策・家族のサポートなど）について，あなたの考えを簡潔にまとめなさい。

各論8章　本文では，ゴルフが障害者や高齢者の身体機能向上や心身の健康維持に役立つ「治療的スポーツ」として注目されている一方，バリアフリーや女性・若年層の参加促進など未解決の課題も指摘されている。ゴルフの社会的役割や健康効果を踏まえ，どのように環境整備（設備・指導・機会提供）や認知向上を進めるべきか，あなたの考えを簡潔にまとめなさい。

各論9章　本文では，ゴルフ場での使い捨てプラスチック大量消費や，会員制特有のドレスコード・スロープレー問題など，ゴルフが抱える課題と今後の展望が示されている。これを踏まえ，なぜ日本のゴルフ場では環境・共生社会の観点で変革が必要とされているのか，具体的な例（プラスチック削減やプレースタイルの多様化など）も含め簡潔にまとなさい。

♣各論10章，Additional Information 1～2

ワークシート

提出日：　　年　　月　　日

学籍番号：＿＿＿＿＿＿＿＿＿＿＿　　学生氏名：＿＿＿＿＿＿＿＿＿＿＿

各論10章　認知症予防の観点からデイサービス施設などでのスナックゴルフやピラティス呼吸法を取り入れる際に，車椅子に座ったままできるグループ活動では，どのようなプログラムが効果的と考えられるか記述しなさい。

Additional Information 1.　R&A と USGA が共同で制定するゴルフ規則や JGA の指針を踏まえ，ゴルフが「紳士・淑女のスポーツ」とよばれる理由と，プレー時に特に重要となる服装・マナー・ルールを説明しなさい。

Additional Information 2.　ゴルフスイングにおいて，なぜ10 position が世界的標準の指導の基本的な考え方になったかを考察しなさい。